临床麻醉研究与实践

钱 莹◎著

U0335330

长江出版传媒 湖北科学技术出版社

图书在版编目(CIP)数据

临床麻醉研究与实践/ 钱莹著. -- 武汉：湖北科
学技术出版社，2022.7
ISBN 978-7-5706-2113-2

Ⅰ. ①临… Ⅱ. ①钱… Ⅲ. ①麻醉学-研究 Ⅳ.
①R614

中国版本图书馆CIP数据核字(2022)第122992号

责任编辑：许可   封面设计：胡博

出版发行：湖北科学技术出版社   电话:027-87679426
地　　址:武汉市雄楚大街268号   邮编:430070
　　　　　(湖北出版文化城B座13-14层)
网.　　址:http://www.hbstp.com.cn

印　　刷:山东道克图文快印有限公司   邮编:250000

787mm×1092mm　　1/16   14.5印张　　337千字
2022年7月第1版   2022年7月第1次印刷
　　　　　　　　　　　　　　　　　　　　　　定价：88.00元

前　　言

　　随着麻醉专业的内涵和外延的加速拓展,麻醉医学正快速向围术期医学发展,在自身进步并为相关学科的发展提供广阔空间的同时,麻醉学科正在成为医院中的重要枢纽和临床平台学科。我国麻醉事业蓬勃发展,麻醉学科医师的执业范围在不断扩大,麻醉医师除了传统上主要服务于外科手术平台,现在还服务于手术室外的诊断检查、内科操作治疗,以及疼痛与重症监测治疗等领域。因此,麻醉医师要以书本的知识为基础,结合循证医学证据,对临床病例进行分析处理。而这种思维方式应该贯穿到每一例麻醉的实践中,尤其是年轻医师的培养过程中。

　　本书是根据临床麻醉医师的实际需要,反映麻醉学的基本理论、基本技术和基本技能,力求根据新形势下学科定位提供尽量新的学术进展。全书主要包含了麻醉学科的基础知识、麻醉相关技术、临床各科室常用手术麻醉,以及疼痛的诊断与治疗等内容。本书主要读者对象为麻醉学专业医学生、住院医师,也可供进修医师和相关学科医师参考,希望能够帮助他们迅速了解麻醉的基本知识及科室的工作常规,尽快进入麻醉医师的角色。

　　本书从酝酿到撰写花费了很长的时间,倾注了大量的心血,查阅了大量的资料。但是编者能力有限,在本书的编写当中,还存在一些不足:①对整合思想本质的把握不够准确;②对整合知识体系的凝练和梳理不够合适;③对国内外追踪要点的理解和分析不够透彻。敬请读者提出宝贵的意见。

编　者

目 录

第一章 术前评估与麻醉前准备

第一节 麻醉危险性估计

一、访视与检查

麻醉前要对病历资料进行系统性复习,尽可能做到全面详细的了解。

(一)个人史

个人史包括劳动能力,能否胜任较重的体力劳动和剧烈活动,是否出现心慌气短,有无饮酒、吸烟嗜好及每天量多少,有无长期咳嗽、咳痰、气短史,有无吸毒成瘾史,有无长期服用安眠药等历史,有无怀孕等。

(1)吸烟与嗜酒:必须询问每天的摄取数量和持续时间。吸烟可产生某些不利作用,包括黏膜分泌与清除能力减弱、小气道口径缩小、免疫反应改变等。术前应劝说患者至少停止吸烟2个月,即使术前停止吸烟不到24小时,对心血管生理也可能有益。

(2)依赖性药物应用史:术前应询问是否应用违禁药品或毒品,是否已形成习惯使用,对这类病例应列入高危病例,因有可能感染人类免疫缺陷病毒,须进行鉴别诊断试验。一旦确定患者已有依赖性药物应用史(无论是规定处方药或违禁药),围术期都应对戒断综合征采取预防或治疗措施。

(3)对已出现戒断综合征的患者,除非急诊,应延期麻醉和手术。对术前因治疗而使用阿片类药或因滥用阿片类药的患者,术中和术后应用阿片类药时,应考虑增加剂量。

(4)对运动员患者应询问是否应用促蛋白合成甾体类药,因这类药物对肝脏可产生显著的不良反应,可出现胆汁淤积性黄疸。

(二)既往史

了解以往疾病史,特别注意与麻醉有关的疾病(如抽搐、癫痫、高血压、脑血管意外、心脏病、冠心病、心肌梗死、肺结核、哮喘、慢性支气管炎、肝炎、肾病、疟疾、脊柱疾病、过敏性疾病或出血性疾病等),同时追询曾否出现过心肺功能不全或休克等症状,近期是否还存在有关征象,特别对心前区疼痛、心悸、头晕、昏厥、活动后呼吸困难、夜间憋醒、长期咳嗽多痰等征象应引起重视,还须判断目前的心肺功能状况。

(三)过敏史

(1)患者的过敏反应史具有重要性,但对过敏反应与不良反应,应予明确鉴别。对以往任何药物过敏史,都应该有详细的文字记录,应对过敏反应的真实性质(系过敏反应还是不良反应)有所判定,以利于为以后的处理提供判断参考。例如,可待因可引起呕吐(系不良反应)或瘙痒性皮疹(系过敏症状),两者都习惯被称为患者"过敏"。又如,牙科应用含肾上腺素的利多卡因施行局麻,患者常出现心动过速的不良反应,而患者常会主诉对局麻药过敏。

(2)真性过敏反应是客观存在的,青霉素与头孢菌素之间的交叉过敏反应率可达

10％～15％。如果患者曾有注射青霉素出现即刻高敏反应史(表现过敏性休克、血管性水肿和荨麻疹),就不能改用头孢菌素作替代。如果患者有青霉素延迟型过敏反应史者,则可考虑改用头孢菌素。对碘过敏史的患者,应避免含碘的麻醉药(如碘甲筒箭毒、加拉碘铵);如果因放射科必须应用含碘对比剂静脉注射,则应预防性使用皮质激素和抗组胺药,一般能减轻或避免过敏反应。

(3)患者对麻醉药的真性过敏反应极为罕见。酯类局麻药过敏反应,可能系其分解代谢产物对氨基苯甲酸所引起。酰胺类局麻药也曾有真性过敏反应的报道,但比酯类局麻药过敏者更为罕见。对有麻醉药过敏史的患者,在择期手术或神经阻滞麻醉前,有必要邀请过敏学专家会诊指导,慎重施行皮内过敏试验。

(四)治疗用药史

有些手术患者因治疗需要,常已应用降压药、β受体阻断药、糖皮质激素、洋地黄、利尿药、抗生素、降糖药、抗癌药、镇静安定药、单胺氧化酶抑制药、三环类抗抑郁药等药,应了解其药名,用药持续时间和用药剂量,有无特殊反应。

(五)外科疾病史

明确患者当前患有哪几种外科疾病。麻醉处理取决于拟施行的手术类型,也取决于术前的治疗和准备程度,同时要指出麻醉处理的危险所在,还需要做哪些补充检查和治疗。例如:颅骨骨折施行气脑检查后的患者,禁忌采用氧化亚氮麻醉;拟取坐位姿势施行后颅窝手术的患者,要警惕静脉空气栓塞的危险,尽可能施行中心静脉穿刺置管、监测心前区多普勒超声检查和呼气末二氧化碳浓度。又如,伴有高钙血症的甲状旁腺手术患者,要警惕发生术前未能诊断出的多发性内分泌腺瘤综合征的可能。

(六)以往麻醉手术史

(1)以往做过哪种手术,用过何种麻醉药和麻醉方法,麻醉中及麻醉后是否出现特殊情况,有无意外、并发症和后遗症,有无药物过敏史,家庭成员中是否也发生过类似的麻醉严重问题。

(2)以往手术可能影响麻醉方案,例如,以往颈椎固定手术史患者,对其麻醉处理就不同于正常颈椎和呼吸道的患者。又如,对正在进行动静脉瘘血液透析的患者,应避免在患肢上施行静脉穿刺置管或缚扎血压充气套囊。

(3)了解以往对某些麻醉药的不良药物反应(如患者对琥珀胆碱曾出现异常肌松延长史,或恶性高热史),今次麻醉须避免再采用。

(4)重点询问麻醉后的并发症问题,在上次麻醉后是否出现过异常情况,如果患者答复是"我对琥珀胆碱过敏"或"术后恶心呕吐难受"。这样,今次麻醉方案就要据此进行改变。例如,改用其他肌松药或区域阻滞麻醉,选用以丙泊酚为主的麻醉方法,尽早使用抗呕吐药等。

(七)今次手术情况

麻醉前访视中须与手术医师交谈,了解手术意图、目的、部位、切口、切除脏器范围、手术难易程度、出血程度、手术需时长短、手术危险所在,以及是否需要专门麻醉技术(如低温、控制性低血压等)配合。此外,还须了解手术的急缓程度。

(1)对择期手术(如胃溃疡胃部分切除术、肾结核肾切除术等),手术时机无严格限定者,理应做好充分的麻醉前准备,使手术能在最安全的条件下进行。

(2)对限期手术(如甲亢已用碘剂准备者、胃幽门梗阻已进行洗胃及纠正电解质紊乱者、各种癌症等),手术时间虽可选择,但不宜拖延过久,应抓紧术前有限的时间,尽可能做好各项准备,以保证手术安全施行。

(3)对急症手术,虽病情紧急,生理紊乱重,全身情况差,手术时机不容延误,但需要尽最大的努力调整全身情况和脏器功能,以提高患者对手术麻醉的耐受力,一般可在诊断与观察的同时,抓紧术前1~2小时有限的时间开始补液、输血、吸氧等调整全身情况的措施。

(八)内科疾病史

许多内科疾病从麻醉处理角度看属高危病例,与麻醉手术预后有密切关系,须从病史中获得所需的有关资料。

(1)心血管系统。①高血压、瓣膜病、缺血性心脏病、周围血管病病史应列为重点,重点询问风湿热史和心脏杂音史,是否出现过昏厥史,后者常发生于二尖瓣脱垂病和肥厚性心肌病患者。对高血压病应了解患病的时间、接受何种治疗、治疗时间、是否有效等问题。合并高血压未经治疗或治疗不恰当的患者,围术期血流动力学波动幅度大,危险性倍增,死亡率较高。对中年以上冠状动脉病患者,应询问是否有心绞痛史、陈旧性心肌梗死史或充血性心力衰竭史。据报道,术前伴心肌梗死不足6个月(称近期心肌梗死)的非心脏手术患者,其围术期的再心肌梗死率和死亡率都显著增高。因此,对近期心肌梗死患者的择期手术应予以推迟,如系急诊手术,围术期应加强血流动力学监测,手术全过程要时刻警惕再发心肌梗死,需要有心脏科医师协助诊治。此外,要核对当前所用的治疗药物;记录静息无疼痛期的心率和血压;记录运动诱发心绞痛时的心率-血压乘积;明确是否存在肺动脉高压和充血性心力衰竭。冠心病患者常伴有焦虑,应利用术前药、麻醉处理和其他方法使患者充分安静休息,防止儿茶酚胺大量释放。手术前晚应使患者充分睡眠。术前药宜用地西泮或劳拉西泮(0.15 mg/kg)诱导前1小时口服及吗啡(0.1 mg/kg)和东莨菪碱(0.2~0.5 mg)肌内注射。患者入手术室后,在诱导前只限于安置血压计袖套、心电图极板和开放外周静脉通路,不可施行其他疼痛性操作,因疼痛可促发心肌缺血。心血管疾病常合并糖尿病,尽可能避用全麻,因与全麻药之间存在相互不良作用。局麻的恶心呕吐发生率低,术后可迅速恢复经口饮食和服药,对糖尿病患者特别有益。②心律失常:重点注意心律失常的性质与类型,是否已安装心脏起搏器。衡量患者的脉搏和神志的关系。症状性心律失常同样具有重要性。术前指诊摸出室性期前收缩的患者,择期手术前应加以治疗。有心动过速史的患者,手术期间可能出现阵发性室上性心动过速。某些心律失常(包括非窦性心律、房性期前收缩和每分钟超过5次的室性期前收缩),围术期可能发生心脏意外。③心脏起搏器:需要安置起搏器的患者,提示已确诊存在严重心血管系疾病,同时还可能并存其他器官退行性变性。因此,术前除需要估计和调整心功能外,还必须处理其他器官系统功能衰竭。术前需要测定患者的清醒程度,这不仅与脑灌注有关,也反映心输出量现状。须牢记,起搏器电极与心脏直接相连,且心脏完全依靠它才能较正常地跳动。因此,术前必须了解起搏器的类型与安装部位;在安置体位时,要特别注意防止起搏器电极与心脏脱开,同时必须将起搏器系统与任何电器设备隔绝,严格防止外界电源误传至心脏而引起心室纤颤意外。手术中使用电灼,可干涉起搏器的功能,因此,术前有必要更换为非同步型起搏器,后者不受电灼干扰。明确起搏器安装部位的另一个理由是,便于事先设计安置电灼极板的恰当位置,使电灼电流尽可能地少经过起搏器。刚安置起搏器的患者,多数主诉不舒适,这与较长时间躺卧硬板床保持不动的姿势有关,有时须用镇痛药以谋减轻。鉴于安置起搏器的患者多数系老年人,药物代谢慢,镇痛药剂量必须减小,建议分次使用芬太尼,每次剂量 $10\sim20~\mu g$,用药后必须吸氧,同时监测呼吸。应避免使用影响神志清晰度的药物。有些镇静催眠药具有抑制心肌(如巴比妥)或改变外周血管阻力(如氟哌利多、吩噻嗪)的作用,老年人耐受力差,容易出现低血压,应予避免。不少患者给予镇静催眠药后,可能诱发阵发性激动和心前区疼痛,无迅速逆转的拮抗药,抑制状态维持时间过长,故不适用。事实证明,医师对激动和不舒适的患者,如果采取关怀和体贴的措施,其效果常比使用药物更为安全且有效。

(2)肺脏系统。重点在对肺气肿、支气管炎、哮喘、近期上呼吸道感染、经常性或非经常性咳嗽,以及鼻窦炎患者进行估计。①须了解患者的日常活动能力,通过询问即可初步获知。但心脏病同样也可发生呼吸困难,须加以鉴别。②对慢性阻塞性肺疾病患者应了解每天咳痰量:如果每天痰量增多或痰颜色与平时不一样,提示患者已合并急性呼吸道感染,此时,择期手术应推迟,直至感染痊愈以后 2 周再进行。③患者突发不能控制的剧咳,往往是哮喘或胃内容物反流和误吸的唯一征象。④患有鼻窦炎或鼻息肉的患者,应禁用经鼻气管内插管。

(3)胃肠系统。胃内容物误吸是麻醉期间最危险的并发症之一。麻醉前对患者是否面临反流误吸危险,必须作出明确的判断。下列因素如疼痛、近期损伤、禁食时间不足、糖尿病、肥胖、妊娠或应用麻醉性镇痛药、β 肾上腺素能药物或抗胆碱药等,均可延迟胃内容物排空或改变食管下端括约肌张力,显然会增加误吸的机会。食管裂孔疝患者是误吸危险性病例,其"烧心"症状往往比食管裂孔疝本身更具有诊断意义。对肝病患者应询问输血史、肝炎史、呕血史、慢性肝病如肝硬化和低血浆白蛋白史,这类病例的药物药代学和药效学常发生明显改变。此外,肝功能不全患者常出现凝血机制异常。

(4)生殖泌尿系统。①肾功能不全,也可能来自泌尿系统以外的其他器官疾病,如糖尿病、结缔组织病、高血压或周围血管病等,应详细询问肾功能不全的症状和体征。对慢性肾功能衰竭患者应明确最后一次血液透析的时间,因透析前后体内的血容量和血浆钾浓度常会发生显著改变。②应询问患者近期是否有慢性泌尿道感染史。③对生育年龄妇女应询问近期是否怀孕。

(5)内分泌系统。①对每一例患者都应常规询问是否有糖尿病史。因糖尿病常合并静息性心肌缺血、自主神经系统疾病和胃麻痹症,应重点注意心血管系统和其他器官系统改变。②肾上腺功能抑制与使用皮质激素有关。对经常使用皮质激素治疗的患者(如哮喘、溃疡性结肠炎和风湿性关节炎等),应询问其用药剂量和最后一次用药时间。肾上腺皮质功能抑制不能预测,取决于激素的用药剂量、药效和频度,以及激素治疗时间的长短。泼尼松累积剂量$>0.4~g$,即可发生肾上腺皮质功能抑制,且可延续至停止用药后 1 年。③甲状腺疾病有甲状腺素补充型(甲状腺功能低下)或抗甲状腺素型(甲状腺功能亢进)两类。近年资料表明,对稳定型的甲状腺功能低下患者,允许施行择期麻醉和手术,但为慎重计,也可推迟择期手术,其间适当补充甲状腺素治疗。④其他内分泌疾病,如甲状旁腺功能亢进,提示患者存在多发性内分泌赘生物综合征,须进一步排除其他内分泌异常,如嗜铬细胞瘤或甲状腺髓体癌。

(6)神经系统。询问患者是否患有中枢和周围神经系统疾病,颅内压改变情况。①颅内病变可并发颅内高压。②垂体瘤可引起内分泌异常,围术期须特别小心处理。③近期曾有脑缺血发作史者,术前必须对其神经系统情况进行仔细评估,大致可分为三类:一过性缺血发作,其症状和体征的持续时间一般不超过 24 小时;可逆性缺血损害,其症状和体征持续一般不超过

72 小时;完全性脑缺血,如脑血管意外,遗留永久性体征。④有癫痫史者,应询问癫痫病史,包括癫痫的类型、发作频度、最后一次发作时间,以及是否已用抗癫痫药治疗。⑤有脊髓损伤史者,必须测定其神经损害平面:损害平面超过 T7 者,给以持续性皮下刺激或内脏膨胀刺激可诱发自主神经系反射亢进发作。近期脊髓损伤患者应避用琥珀胆碱,因去极化过程可促使细胞内钾大量释出而引起高血钾。⑥肌肉骨骼系统改变常见于类风湿性关节炎史患者,可引起麻醉问题,应预先估计,如喉头解剖学改变,颈椎、颞颌关节活动度受限等可致呼吸管理发生困难;颈椎不稳定常发生于寰枢关节,气管插管期对头位的要求,须加倍谨慎处理;因类风湿性关节炎致关节活动显著受限时,麻醉诱导后安置和固定手术体位常可能遇到困难。

(7)体壁系统。近期烧伤患者应禁忌使用去极化肌松药,因有发生高血钾的危险,需要急诊手术者,要特别重视呼吸道管理,以及适宜的输液扩容治疗。

(8)血液系统。询问患者以往是否有异常出血病史,是否需要经常输血,初步判断在围术期是否会出现异常出血。如果术前有足够的时间,应考虑采用自体输血技术。已证实对这类患者采用自体输血是有效的节约用血措施。应用红细胞生成素可增加术前自体采血的有效性和采血量。

二、ASA 体格情况分级

根据麻醉前访视结果,将病史、体格检查和实验室检查资料,联系手术麻醉的安危,进行综合分析,可对患者的全身情况和麻醉手术耐受力作出比较全面的估计。麻醉死亡的发生率介于 0.0005%~0.01%,此数据只是原发于麻醉死亡的总发生率,不单纯指医源性原因的麻醉死亡。1941 年,萨克拉德(Saklad)首先提出根据患者全身健康情况与疾病严重程度,对患者术前情况进行 7 级评估分级,以后于 1963 年由德里普斯(Dripps)对上述评估分级加以修订为 5 级,并被美国麻醉医师协会(ASA)引用,定名为"ASA 体格情况分级",见表 1-1。尽管不同的观察者在运用 ASA 体格情况分级上存在着判断上的差异性和含糊性,但许多作者指出,ASA 体格情况分级对非心脏性死亡的预测是一个良好指标,适用于整体死亡的评估,但用于预测与麻醉有关的死亡则缺乏敏感性。一般讲,Ⅰ、Ⅱ级患者对麻醉的耐受力均良好,麻醉经过平稳;Ⅲ级患者接受麻醉存在一定危险,麻醉前须尽可能做好充分准备,对麻醉中和麻醉后可能发生的并发症要采取有效措施,积极预防;Ⅳ、Ⅴ级患者的麻醉危险性极大,更需要充分细致的麻醉前准备。ASA 分级法沿用至今已数十年,对临床工作确有其一定的指导意义和实际应用价值,但其标准仍嫌笼统,在掌握上可能遇到欠正确的具体问题。

表 1-1 ASA 体格情况评估分级

分级	评估标准
Ⅰ	健康患者
Ⅱ	轻度系统性疾病,无功能受损
Ⅲ	重度系统性疾病,有一定的功能受损
Ⅳ	重度系统性疾病,终身需要不间断的治疗
Ⅴ	濒死患者,不论手术与否,在 24 小时内不太可能存活

我国临床根据患者对手术麻醉耐受力的实践经验,将患者的全身情况归纳为两类四级,详见表1-2。对第Ⅰ类患者,术前无须特殊处理或仅作一般性准备,可接受任何类型手术和麻醉;对第Ⅱ类患者必须对营养状况、中枢神经、心血管、呼吸、血液(凝血功能)、代谢(水、电解质代谢)及肝、肾功能等做好全面的特殊准备工作,方可施行麻醉和手术,必要时宜采取分期手术,即先做简单的紧急手术,例如大出血止血、窒息气管造口、坏死肠袢外置等,待全身情况得到改善后,再进行根治性手术。

表 1-2　我国手术患者全身情况分级

类、级	全身情况	外科病变	重要生命器官	耐受性
1类1	良好	局限,不影响全身	无器质性病变	良好
1类2	好	轻度全身影响,易纠正	早期病变,代偿	好
2类1	较差	全身明显影响,代偿	明显器质性病变,代偿	差
2类2	很差	全身严重影响,失代偿	严重器质性病变,失代偿	劣

第二节　气道评估

一、常规评估

(1)张口度:正常应大于三指宽(6 cm),小于两指则无法置入常规成人喉镜片。

(2)张口可见度:Mallampati 分级(图1-1)。

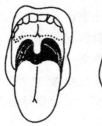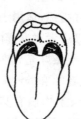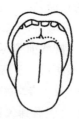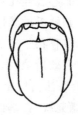

图 1-1　Mallampati 分级

(3)甲颏距离:正常为三指宽(6 cm),较短时(小下颌,声门高)很可能出现咽部暴露困难。

(4)颈部活动度:正常应该后仰>30°,后仰受限时影响声门的暴露。

(5)下颌前移活动度:下颌前移受限时将影响声门暴露。

(6)牙齿:牙齿活动、缺齿也可增加插管难度。

二、其他评估

(1)对于拟行鼻插管的患者应了解其鼻中隔是否有偏移或其他异常,同时应了解哪侧鼻孔更为通畅。

(2)生长激素异常增多患者可能伴有咽部软组织增生,导致面罩通气和插管困难。

(3)了解患者是否存在睡眠呼吸暂停和严重打鼾史,有助于了解气道梗阻情况。

（4）对于有气道肿物、胸腔肿物或巨大腹部肿物而影响呼吸的患者,应询问最舒适的体位,以便在诱导前或必要时采取该体位,减轻气道压迫。

三、常规术前检查

对于常规术前检查,各个医院都有自己的规定和常规。术前检查的目的是在手术和麻醉前提供必需的信息,帮助了解患者主要脏器功能,以便评估风险并针对病情设计麻醉和手术方案。术前检查项目及相对指征见表 1-3。

表 1-3　术前检查项目及相对指征

检查项目	相对指征	检查项目	相对指征
血常规	较大的手术		糖尿病患者
	疑有贫血	心电图	年龄＞50 岁
	所有女性及年龄＞40 岁的男性		有心脏功能异常症状者
肝、肾功能	较大的手术		高血压和周围血管病变患者
	临床表现提示肝、肾功能障碍		有严重肺部疾病的患者
	使用利尿剂		有严重贫血、电解质紊乱的患者
	糖尿病患者	胸片	心血管病史
凝血功能	较大的手术		呼吸系统病史
	有出血倾向		有近期呼吸功能异常表现
尿常规	较大的手术		甲状腺肿物有气管受压表现

（1）缺血性心血管疾病的患者可耐受血红蛋白 60～70 g/L（6～7 g/dL）,而冠状动脉疾病患者应维持血红蛋白＞90 g/L（9 g/dL）,以减少心肌缺血的风险。

（2）无电解质紊乱症状和相关诱因（利尿、肠道准备、禁食、呕吐等）的患者,术前不必常规测定电解质。

（3）尿常规很少作为常规术前检查用于无相关症状的患者。

（4）对育龄妇女怀疑妊娠的应该接受妊娠试验。

（5）运动试验（运动心电图）多用于静态心电图正常但有运动时心肌缺血症状的患者,以明确是否存在心肌缺血。运动试验阳性提示心肌对缺血、缺氧的耐受性差,发生心血管意外的风险较大。

（6）超声心动图能确定心脏解剖改变,了解心室功能（射血分数）、局部心肌运动情况、瓣膜功能、肺动脉压力等。

（7）术前冠状动脉造影指征:①无创检查结果提示大面积心肌梗死。②充分药物治疗下仍有不稳定心绞痛。③Ⅲ级和Ⅳ级心绞痛。④拟行中、高危手术的不稳定心绞痛。⑤急性心肌梗死恢复期内拟行急诊非心脏手术。

（8）肺功能检查:①在较严重肺部疾病患者应进行肺功能检查,FEV_1（%）和 FEV/FVC 是用来评估气道阻塞程度的主要指标,同时还提供弥散功能指标。②对于接受肺叶和一侧肺切除的患者,肺功能有助于评估术后耐受,决定是否能拔管。③动脉血气的测量可帮助了解肺功能代偿情况,与单纯血氧饱和度比较还可提供二氧化碳浓度及酸碱平衡情况。

第三节　脏器功能评估

一、心血管系统的评估

对于心肌缺血、充血性心力衰竭、心脏瓣膜病变、心律失常、高血压等方面的评估尤为重要。

(一)冠心病

(1)对于冠心病患者,术前需要明确的主要问题是:心肌受损的面积和程度、心肌缺血的诱发阈值、心室功能、粥样斑块稳定程度。

(2)不稳定心绞痛患者围术期心肌梗死的风险明显增加。

(3)心肌梗死6周内是梗死心肌的恢复期,6周后再次心肌梗死决定于冠状动脉的稳定性。如果没有心肌缺血的症状,择期手术可考虑在心肌梗死6周后进行。

(4)对于非恶性或非急症手术,建议在心肌梗死后6个月再进行手术,可显著降低再次发生心肌梗死的风险。

(5)经皮冠状动脉腔内球囊成形术(percutaneous translumimal coronary angioplasty,PTCA)后,治疗部位的血管恢复需要1周,而再狭窄一般在6～8周后发生,所以在接受PTCA术1周后、6～8周内接受手术比较合适。

(6)冠状动脉支架置入后2周内容易发生血栓,8周后容易发生再狭窄,支架内再狭窄一般发生在介入治疗后8～12个月内。因此,冠状动脉支架置入术后2周以后、8周以内或1年后行非心脏手术比较安全。

(二)心力衰竭

术前可以通过以下主要指标来评估心脏功能情况。

(1)运动耐量:代谢当量。

(2)典型心力衰竭症状:肺水肿、夜间阵发性呼吸困难、外周水肿、双肺啰音、第三心音、X线显示肺血管再分布等。

(3)药物治疗效果。

(4)超声心动图(ultrasonocardiography,UCG)显示的射血分数、心脏扩大程度和肺动脉压力等。

心力衰竭的发生,说明患者心脏疾患到了失代偿的程度,围术期严重心血管事件的发生率显著升高,死亡率也显著升高。

(三)心脏瓣膜病变

(1)UCG显示的瓣膜狭窄或反流程度、是否发生相关临床症状、是否引起心力衰竭和肺动脉高压是判断心脏瓣膜病变的重要因素。

(2)心脏瓣膜患者常并发心力衰竭、房颤、心房血栓等。

(3)接受过机械瓣膜置换者长期服用抗凝药物,如华法林,应考虑其对凝血功能的影响,必要时改用短效抗凝药物,如低分子肝素。

(四)心律失常

(1)心律失常对麻醉和手术耐受性的影响决定于其发生频率、性质,以及是否影响循环,必要时进行心电图动态监测。

(2)室性心律失常如果没有症状,即不影响循环,则不显著增加围术期的心脏风险。

(3)室上性心动过速可能显著增加心肌耗氧量,加重心肌缺血,术前需要进行治疗。

(五)高血压

(1)对于高血压患者,应了解高血压对其心脏、血管、脑、肾脏等靶器官的损害程度(如脑血管意外的发生、心肌肥厚、心律失常或心力衰竭,以及肾动脉狭窄、肾衰竭等)。

(2)某些降压药物(如苯磺酸氨氯地平、利血平)与麻醉药物协同作用,可导致顽固性低血压,对升压药反应差,应引起重视。

(3)对于其他类的降压药物可考虑继续服用至术日清晨,以降低术前焦虑和插管引起的心血管反应。

(4)术前高血压如果是 3 级以下[收缩压低于 24.0 kPa(180 mmHg),舒张压低于 14.7 kPa(110 mmHg)],且无严重靶器官损害,则不显著增加围术期的心脏风险。

(5)高血压 3 级及以上的患者,接受择期手术时,术前应先控制血压。比较保守的标准是收缩压高于 21.3 kPa(160 mmHg),舒张压高于 13.3 kPa(100 mmHg)时推迟择期手术。

二、呼吸系统的评估

对呼吸功能的评估可以通过运动耐量、氧饱和度、肺功能检查和血气检查等进行分析。对于哮喘、严重慢性阻塞性肺疾病(chronic obstructive pulmonary diseases,COPD)和阻塞性睡眠呼吸暂停低通气综合征(obstructive sleep apnea hypopnea syndrome,OSAHS)患者的呼吸系统应进行重点评估。术前加强呼吸功能的优化:①禁烟至少 8 周;②治疗气道阻塞(COPD和哮喘患者);③治疗呼吸道感染,必要时延期手术;④呼吸锻炼。

(一)哮喘患者

判断哮喘患者的病情主要通过下列因素。

(1)是否曾因哮喘发作住院。

(2)目前双肺听诊是否存在哮鸣音。

(3)哮喘发作时对药物的反应性。

(4)是否使用激素。

(5)是否合并肺部感染或心血管病变。

围术期多种刺激都可能诱发哮喘的发作,如精神紧张、寒冷、环境变化、各种穿刺、气管插管、拔管及术后疼痛等。对于哮喘没有得到控制的患者(双肺明显哮鸣音)或频繁发作哮喘的患者,在外科情况允许的条件下,应首先接受内科治疗,改善肺功能,然后再接受手术。

(二)COPD 患者

(1)肺功能中正常人第 1 秒中呼气量 FEV_1(%)和 FEV_1/用力肺活量(FVC)均有助了解COPD 的严重程度。

(2)COPD 患者常合并心血管疾病(肺心病),应结合起来分析。

(三)OSAHS 患者

OSAHS 患者应预计有困难气道的可能。

三、内分泌系统

(1)对糖尿病患者应了解当前用药方案和血糖控制情况,空腹血糖应控制于(7.77 mmol/L)以内,餐后 2 小时血糖应低于(11.1 mmol/L)。

(2)控制不佳的甲亢患者有发生围术期甲亢危象的可能,死亡率很高,术前应了解甲亢控制情况。甲状腺的肿大可能压迫气管或使气管移位,应结合体检、是否存在憋气症状及气管像进行气道评估。

(3)嗜铬细胞瘤患者术前准备十分重要,应通过以下主要指标评估术前准备是否充分:①头痛、冷汗和心悸"三联征"的发作是否有显著减少;②血压和心率是否得到有效控制;③体位性低血压症状是否有减轻;④体重是否增长;⑤血细胞比容是否降低;⑥是否出现鼻塞症状。

四、其他脏器功能

(1)肝脏功能:蛋白异常和肝脏功能异常将影响药代动力学,导致麻醉药物起效时间和作用时间的变化。

(2)肾脏功能:肾脏功能的异常也会导致药物代谢特点的变化,应根据肾脏功能的损害程度选择用药和剂量。同时应注意电解质平衡和液体管理。

(3)神经系统:神经系统功能障碍和有相关病史的患者围术期发生心血管意外和认知功能障碍的风险显著增加。术前应仔细记录神经系统障碍情况,麻醉恢复后进行比较。

(4)对于有强直性脊柱炎、颈椎病、外伤患者,应了解颈部活动情况和张口度。

第四节　麻醉选择

麻醉方法的选择,根据手术病种、手术方法、患者的病情或年龄的不同,其麻醉方式的选择有所不同。

一、病情与麻醉选择

凡体格健壮、重要器官无明显疾病,几乎所有的麻醉方法都可以适应。凡体格基本健康,但合并程度较轻的器官疾病者,只要在术前将其全身情况和器官功能适当改善,也不存在麻醉选择问题。凡合并有重要的全身性或器官病变的手术患者,除在麻醉前尽可能改善全身情况外,麻醉的选择首先重视安全,选择对全身影响最轻、麻醉者最熟悉的麻醉方法。如果病情严重达垂危程度,但又必须施行手术治疗时,在改善全身情况的同时,应选择对全身影响最小的麻醉方法。如局麻、神经阻滞;如果选择全麻,必须施行浅麻醉;如果选择椎管内麻醉,必须少量、分次使用局麻药。

二、手术要求与麻醉选择

麻醉的主要任务是在保证患者安全的前提下,满足镇静、镇痛、肌肉松弛和消除内脏牵拉反应等手术要求。根据手术部位不同,选择不同麻醉,如颅脑手术选用全麻、局麻或强化局麻;上肢手术选择臂丛神经阻滞麻醉;胸腔内手术选用气管内插管全麻。腹腔或盆腔手术选用椎管内麻醉或全麻等。根据肌肉松弛要求程度不同,麻醉选择不同,如腹腔、盆腔手术,某些大关节矫形或脱臼复位,都需要良好的肌肉松弛,可选择臂丛阻滞、椎管内麻醉或全麻并用肌松药。根据手术时间的长短选择不同的麻醉,如短于 1 小时的手术,可选用局麻、单次脊麻、氯胺酮静脉麻醉等。长于 1 小时的手术,可选用连续硬膜外麻醉,长效局麻药的神经阻滞或气管插管全麻等。根据手术创伤和刺激性大小、出血多少选择麻醉,如对复杂而创伤性极大或易出血的手术,应选择全麻,而不宜选择容易引起血压下降的椎管内麻醉。

目前,许多医院将局麻或椎管内麻醉与全身麻醉联合应用,进行联合麻醉,取长补短,利用各种麻醉方法的优点,使患者受益,尽量减少一些药物对身体的危害,减少麻醉后并发症,促进患者尽快康复。

第五节 麻醉前患者准备

一、麻醉前一般准备

(一)精神状态准备

(1)术前患者存在种种思想顾虑,如恐惧、紧张等,均可以导致中枢神经或交感神经系统过度活动,由此足以削弱对麻醉和手术的耐受力,术中、术后容易出现休克。

(2)术前应解释、鼓励、安慰患者,设法解除患者的思想顾虑和焦急情绪,取得信任,争取合作。

(3)过度紧张而不能自控的患者,手术前数日即开始服用适量的安定类药物,晚间给催眠药。

(二)营养状态准备

(1)营养不良导致蛋白质和某些维生素不足,进而常伴有低血容量、贫血、组织水肿和营养代谢异常,可以明显降低对麻醉和手术的耐受力,术中容易出现循环功能或凝血功能异常,术后抗感染能力低下。

(2)营养不良的患者,手术前如果时间允许,应尽可能经口补充营养;如果时间不充裕或患者不能(不愿)经口饮食,可通过少量、多次输血及注射水解蛋白和维生素等进行纠正,蛋白低下者,最好给浓缩白蛋白注射液。

(三)适应手术后需要的训练

有关术后饮食、体位、大小便、切口疼痛或其他不适,以及可能需要较长时间输液、吸氧、胃肠减压、导尿及各种引流等情况。手术前应该向患者解释说明,以争取配合;必要时,手术前进行锻炼。

(四)胃肠道准备

在择期手术中,除用局麻做小手术外,不论采用何种麻醉方式都必须常规排空胃,目的在于防止手术中或手术后返流、呕吐,避免误吸或窒息等意外。为此,成人一般应在麻醉前至少 8 小时,最好 12 小时开始禁食、禁饮以保证胃彻底排空;小儿术前也应该至少禁饮、禁食 8 小时,但哺乳婴儿术前 4 小时可喂一次葡萄糖水。

(五)膀胱的准备

患者进入手术室前应嘱其排空膀胱,以防止术中尿床和术后尿潴留;危重患者或复杂大手术,均需要安置留置导尿管,以便观察尿量。

(六)口腔卫生的准备

患者住院后应早晚刷牙,饭后漱口;进手术室前应将活动假牙摘下,以防麻醉时脱落,甚或被误吸入气管或嵌顿于食管。

(七)输液输血的准备

(1)行中等以上的手术前,应检查患者的血型,准备一定数量的全血。

(2)凡有水、电解质或酸碱失衡者,术前均应常规输液,尽可能作补充和纠正。

(八)治疗药物的检查

病情复杂的患者,术前常已经接受一系列药物治疗;麻醉前除要全面检查药物的治疗效果外,还应重点考虑某些药物与麻醉药物之间存在相互作用的问题,有些容易在麻醉中引起不良反应。为此,对某些药物要确定是否继续使用、调整剂量再用或停止使用。

(九)手术前晚的检查

手术前晚应对全部准备工作进行复查。如临时发现患者感冒、发热、妇女月经来潮等情况时,除非急症,手术应推迟施行;手术前晚宜给患者服用安定镇静药,以保证有充足的睡眠。

二、不同病情的准备

(一)心血管系疾病

(1)长期应用利尿药和低盐饮食患者,有可能并发低血容量、低血钾和低血钠,术中容易发生心律失常和休克。低血钾时,洋地黄和非去极化肌松药等的药效将增强。应用利尿保钾药螺内酯后,如果再用去极化肌松药琥珀胆碱,易出现高血钾危象。因此,术前均应做血电解质检查,保持血清钾水平在 $3.5\sim5.5$ mmol/L;术前一般宜停用利尿药 48 小时;对能保持平卧而无症状者,可输液补钠、钾,但须严密观察并严格控制输液速度,谨防发作呼吸困难、端坐呼吸、肺啰音或静脉压升高等危象。

(2)心脏病患者如伴有失血或严重贫血,携氧能力减弱,可影响心肌供氧,术前应少量、多次输血。为避免增加心脏负担,除控制输血量和速度外,输用红细胞悬液优于全血。

(3)对正在进行的药物治疗,须进行复查。对有心力衰竭史、心脏扩大、心电图示心肌劳损或冠状动脉供血不足者,术前可考虑使用少量强心苷,如口服地高辛 0.25 mg,每天 $1\sim2$ 次。

(4)对并存严重冠心病、主动脉瓣狭窄或高度房室传导阻滞而必须施行紧急手术者,须做到以下七点:①桡动脉插管测直接动脉压;②插 Swan-Ganz 导管测肺毛细血管楔压;③定时查动脉血气分析;④经静脉置入带电极导管,除用作监测外,可随时施行心脏起搏;⑤准备血管扩张药(硝普钠、硝酸甘油)、正性变力药(多巴胺、多巴酚丁胺)、利多卡因、肾上腺素等;⑥准备电击除颤器;⑦重视麻醉选择与麻醉管理。

(二)呼吸系疾病

麻醉患者合并呼吸道疾病者较多,尤其以老年患者为然。麻醉前必须做好以下准备。

(1)禁烟至少 2 周。

(2)避免继续吸入刺激性气体。

（3）彻底控制急慢性肺感染，术前 3～5 天应用有效的抗生素，做体位引流，控制痰量至最低程度。

（4）练习深呼吸和咳嗽，作胸部体疗以改善肺通气功能。

（5）对阻塞性肺功能不全或听诊有支气管痉挛性哮鸣音者，须雾化吸入麻黄碱、氨茶碱、肾上腺素或异丙肾上腺素等支气管扩张药治疗，可利用第 1 秒用力呼气容积（FEV_1）试验衡量用药效果。

（6）痰液黏稠者，应用蒸气吸入或口服氯化铵或碘化钾以稀释痰液。

（7）经常发作哮喘者，可应用肾上腺皮质激素，以减轻支气管黏膜水肿，如可的松 25 mg，口服，每天 3 次或地塞米松 0.75 mg，口服，每天 3 次。

（8）对肺心病失代偿性右心衰竭者，须用洋地黄、利尿药、吸氧和降低肺血管阻力药进行治疗。

（9）麻醉前用药以小剂量为原则，哌替啶比吗啡好，因有支气管解痉作用，阿托品应等待体位引流结合咳嗽排痰后再使用，剂量要适中，以防痰液黏稠而不易咳出或吸出。

一般来讲，伴肺功能减退的呼吸系统疾病，除非存在肺外因素，通常经过上述综合治疗，肺功能都能得到明显改善，这样，在麻醉期只要切实做好呼吸管理，其肺氧合和通气功能仍均能保持良好。这类患者的安危关键在手术后近期，仍然较易发生肺功能减退而出现缺氧、二氧化碳蓄积和肺不张、肺炎等严重并发症。因此，必须重点加强手术后近期的监测和处理。

（三）内分泌系疾病

并存内分泌系疾病的患者，麻醉前须做好以下准备工作。

1.血压和循环功能

有些内分泌病可促使血压显著增高，但实际血容量恰是明显减少的，常见情况如下。

（1）嗜铬细胞瘤，由于周围血管剧烈收缩致血管内液体外渗，实际是处于低血容量状态，一旦肿瘤血运完全切断时，可立即出现顽固性低血压，因此在术前必须做专门的术前准备，包括：术前数天开始服用酚苄明（每次 10 mg，每天 2 次），适当配用 β 受体阻断药以控制高血压和心律失常，应用适量地西泮（10～20 mg 口服）以控制焦虑，术中做到及时补充血液和白蛋白以尽快恢复血容量。做到这些措施，往往就可完全避免术后顽固性低血压并发症。

（2）肾上腺皮质功能不全时，由于钠、水经尿道和肠道异常丢失过多，可致血容量减少，术前必须至少两天输注生理盐水，并口服氟氢可的松 0.1～0.2 mg，手术当天还须至少每 6 小时肌内注射可溶性磷酸氢化可的松或半琥珀酸盐可的松 50 mg。

（3）尿崩症患者，由于大量排尿，可出现显著的血液浓缩、血容量减少和电解质紊乱，应在术前每 4 小时肌内注射抗利尿激素 10～20 单位或静脉滴注 5% 葡萄糖溶液 1000 mL，待血浆渗透压降达正常后再施手术。

2.呼吸通气

进行性黏液水肿患者，呼吸通气量明显减少，手术应推迟，须先用甲状腺素治疗；如果手术必须在 1 周内施行者，可口服三碘甲状腺原氨酸（T_3），每天 50～100 μg；如果手术允许推迟到 1 个月以后进行者，可口服甲状腺素（T_4），每天 0.1～0.4 mg。服药期间可能出现心绞痛或心律失常，剂量应减少或暂停。内分泌病并存过度肥胖者，呼吸通气量也明显减少，术中与术后必须给以全面的呼吸支持治疗以策安全。

3.麻醉耐受性

未经治疗的肾上腺皮质功能不全、脑垂体功能不全或垂体促肾上腺皮质激素分泌不足的患者,机体的应激反应已消失或接近消失,对麻醉期间的任何血管扩张,都容易发生循环虚脱,有生命危险。由于对这类意外事先难以预测,估计有可能发生者,术前可预防性肌内注射磷酸氢化可的松 100 mg。

4.渗血

库欣综合征患者的肾上腺糖皮质激素活性显著增高,可使小动脉和较大血管的收缩功能严重丧失,因此可出现手术野渗血,止血困难,失血量增多。此时只有通过谨慎结扎血管以求止血。

5.感染

库欣综合征患者的肾上腺糖皮质激素分泌过多,机体防御功能显著减弱,又因吞噬作用和抗体形成不完全,切口容易感染。未经治疗的糖尿病患者,其吞噬作用也显著减弱,切口也容易感染,均须注意预防,以选用杀菌性抗生素比抑菌性抗生素为佳。

6.镇痛药耐量

库欣综合征患者常处于警醒和焦虑状态,因此须用较大剂量镇静药。未经治疗的艾迪生病患者,对镇静药特别敏感,故须慎用。甲亢患者因基础代谢率高,甲状旁腺功能低下患者因神经肌肉应激性增高,故镇静药和镇痛药均须加量。甲状腺功能低下患者,对镇静药和镇痛药特别敏感,均须减量。

(四)肾脏疾病

麻醉前准备的基本原则是保护肾功能,维持正常的肾血流量和肾小球滤过率,具体应尽可能做到以下七点。

(1)术前补足血容量,防止因血容量不足所致的低血压和肾脏缺血。

(2)避免使用缩血管药,大多数该类药易导致肾血流量锐减,加重肾功能损害,尤其以长时间大量使用时为严重,必要时只能选用多巴胺和美芬丁胺。

(3)保持尿量充分,术前均须静脉补液,必要时同时并用甘露醇或呋喃胺酸以利尿。

(4)纠正水、电解质和酸碱代谢失衡。

(5)避免使用对肾脏有明显毒害的药物,如汞剂利尿药、磺胺药、抗生素、止痛药(非那西丁)、降糖药(盐酸苯乙双胍)和麻醉药(甲氧氟烷)等,尤其是某些抗生素的肾脏毒最强,如庆大霉素、甲氧苯青霉素、四环素、两性霉素 B 等均须禁用。某些抗生素本身并无肾脏毒性,但如果复合应用,则肾脏毒性增高,例如头孢菌素单独用并无肾脏毒性,若与庆大霉素并用则可能导致急性肾功能衰竭。

(6)避免使用完全通过肾脏排泄的药物,如肌松药戈拉碘铵和氨酰胆碱,强心药地高辛等,否则药效延长,难以处理。

(7)有尿路感染者,术前必须有效控制炎症。

(五)肝脏疾病

肝功能损害患者的麻醉前准备特别重要。肝功能损害患者经过一段时间保肝治疗,多数可获得明显改善,对手术和麻醉的耐受力也相应提高。保肝常用治疗方法如下。

(1)高碳水化合物、高蛋白质饮食,以增加糖原储备和改善全身情况,必要时每天静脉滴注极化液(10%葡萄糖液 500 mL 加胰岛素 10 U,氯化钾 1 g)。

(2)低蛋白血症时,间断给 25%浓缩白蛋白液 20 mL,稀释成 5%溶液静脉滴注。

(3)少量、多次输新鲜全血,以纠正贫血和提供凝血因子。

(4)应用大剂量维生素 B、维生素 C、维生素 K。

(5)改善肺通气,若并存胸腔积液、腹水或浮肿,限制钠盐,应用利尿药和抗醛固酮药,必要时术前放出适量胸腔积液、腹水,排放速度必须掌握缓慢、分次、少量的原则,同时注意水和电解质平衡,并补充血容量。

(六)血液病

1.慢性贫血

慢性贫血的原因很多,主要为缺铁性贫血和各种先天性或后天性溶血性贫血。中度贫血者,术前经补充铁剂、叶酸和维生素 B12,一般纠正尚无困难,术前只要维持足够的血容量水平,并不会增加麻醉的危险性;必要时术前给以少量、多次输新鲜血,纠正可较迅速,不仅提高血红蛋白和调整血容量,还可增加红细胞携氧和释放氧所必需的 2,3-双磷酸甘油酯。于急症手术前通过输红细胞悬液也较易纠正。

2.巨母细胞贫血

巨母细胞贫血多见于恶性贫血和叶酸缺乏,手术宜推迟,待叶酸和维生素 B12 得到纠正,一般需 1～2 周后方能手术。

3.镰刀状细胞贫血

镰刀状细胞贫血易发生栓塞并发症,特别容易发生肺栓塞,尤其在面临缺氧或酸中毒时,镰刀状细胞增多,栓塞更易形成,手术和麻醉有相当危险。对这类患者术前均应输以全血,直至血红蛋白恢复正常后再手术。输全血还有相对稀释镰刀状细胞,阻止其堆集成柱而堵塞小血管的功效。

4.血小板减少

只要保持 30×10^9～50×10^9/L($30\ 000$～$50\ 000$/mm^3),即可有正常的凝血功能,但当低于 30×10^9/L,或伴血小板功能减退时,可出现皮肤和黏膜出血征象,手术伤口呈广泛渗血和凝血障碍。遗传性血小板减少较罕见,须输浓缩血小板治疗。获得性血小板减少较为多见,须根据病因进行术前纠正,如狼疮性红斑、特发性血小板减少性紫癜或尿毒症等引起者,可给予泼尼松类激素进行治疗。此外,大多数获得性血小板减少与使用某种药物有密切关系,例如阿司匹林等,有时血小板功能减退可达 1 周,术前须至少停药 8 天方能纠正。已发现有血小板功能减退时,一个 70 kg 患者只需输注 2～5 单元浓缩血小板,就可使凝血异常获得纠正。每输一单元浓缩血小板可增高血小板 4×10^9～20×10^9/L,但血小板的半衰期约为 8 小时。

5.非血小板减少性紫癜

非血小板减少性紫癜可表现为紫癜、血尿,偶尔因血液渗入肠壁而引起急性腹痛,常可继发肠套叠而需急症手术。为防止手术野出血和渗血,术前可试用泼尼松和浓缩血小板治疗。

6.恶性血液病

恶性血液病,如白血病、淋巴瘤或骨髓瘤患者,偶尔需手术治疗,其主要危险在于术中出血和渗血不止及血栓形成。如果疾病正处于缓解期,手术危险性不大;处于部分缓解期时,手术也相对安全。

(1)急性白血病时,如果白细胞总数增高不过多,血红蛋白尚在 100 g/L,血小板接近$100×10^9/L$,无临床出血征象时,手术危险性也不增高。但当贫血或血小板减少较重时,术前应输全血和浓缩血小板做准备。

(2)慢性粒细胞性白血病,如果血小板超过 $1 000×10^9/L$ 或白细胞总数超过$100×10^9/L$,术中可能遇到难以控制的出血,危险性很大。

(3)慢性淋巴细胞性白血病,如果血小板计数正常,即使白细胞总数超过$100×10^9/L$,也非手术禁忌证。

(4)真性红细胞增多症时,术中易致出血和栓塞并发症,当血细胞比积增高达 60%,可出现凝血酶原时间延长、部分凝血活酶时间显著延长和纤维蛋白原显著降低。这类患者须经过放血术、放射疗法或化学疗法,待红细胞总数恢复正常后方可手术,但并发症仍然多见。

(七)阻塞性睡眠呼吸暂停通气综合征(OSAHS)的麻醉前准备

(1)OSAHS常见于肥胖患者,在睡眠中保持呼吸道通畅存在有相当的困难性。长期的呼吸道不通畅,可致肺容量减少,对动脉血二氧化碳分压($PaCO_2$)增高的通气增强反射显著迟钝。术后容易并发肺部并发症;围术期应用镇痛药和肌松药,以及悬雍垂腭咽成形术后的呼吸道水肿,都可加重肺部并发症的危险程度。

(2)值得重视的是许多 OSAHS 患者在术前往往得不到确诊。因此,如果患者或其家属提供白天昏昏欲睡的主诉时,应引起警惕,须请肺科和神经科专家术前会诊,以明确睡眠呼吸暂停问题,并听取围术期处理的建议。为全面估计病情,须作肺功能测定和动脉血气分析,重视静息期 $PaCO_2$升高,因其术后肺部并发症将显著增高。须仔细评估早期肺心病的可能性,其并发症和死亡率将显著增高。

(八)先兆子痫/子痫的麻醉前准备

1.典型表现

典型的先兆子痫表现为高血压、周围水肿、蛋白尿,一般发生于妊娠 20 周后至分娩 48 小时后,主诉头痛、畏光和视力模糊,出现神志状态改变、恶心、呕吐。对具有典型征象的子痫患者应作进一步神经系统检查。对先兆子痫/子痫患者出现昏迷,应作头颅 CT 检查,以排除需要手术处理的病变,如颅内血肿、颅后窝水肿致导水管阻塞性脑积水;同时应采取降低颅内压增高的措施。但对非典型的子痫患者并无 CT 检查的需要。

2.预兆征象

先兆子痫患者常于胎儿娩出后发生子痫抽搐,而很少于妊娠 20 周以前或娩出 48 小时后发生。抽搐发作前常有某些预兆征象,包括头痛持续而加剧、视力模糊、畏光、频繁呕吐、深腱反射亢进伴抽搐。治疗子痫抽搐,首先需要保持通气和氧合良好,防止呕吐物误吸,预防抽搐期外伤。可用硫酸镁控制抽搐,首剂单次静脉注射 4~6 g,继以静脉滴注 1~2 g/h;如果仍抽搐,再在 5 分钟内经静脉推注 2~4 g。对硫酸镁治疗抽搐目前仍存在争议,有人发现硫酸镁不是抗抽搐药,用于子痫主要基于其有效而不良反应极小的传统经验,但临床研究有些抽搐患者虽然抽搐,但血浆镁浓度仍属正常。其他抗抽搐药有静脉注射劳拉西泮1~2 mg 或地西泮5~10 mg或咪达唑仑 2~5 mg,待抽搐停止后,继以静脉滴注苯妥英钠 10 mg/kg(25 mg/min),滴注期间应监测心电图和血压。如果不能经静脉用药,肌内注射咪达唑仑10 mg也可制止抽搐。当抽搐被制止,氧合恰当,呼吸和血压维持稳定后,再进一步作控制血压和胎儿娩出处理。

(九)癫痫(抽搐)的麻醉前准备

(1)对正在接受抗癫痫药治疗的抽搐患者,应明确其抽搐的类型、发作的频率、治疗药物的血药浓度。如果抽搐已被很好控制,即可手术,围术期不必更动抗抽搐药使用方案。如果抽搐频率增加或常出现全身强直痉挛性抽搐,应查明抽搐加剧的潜在原因。常见的原因有药物不匹配、饮酒和患有其他疾病,须作电解质、肌酐、血浆蛋白、血细胞计数及分类和尿液分析,同时测定抗抽搐药血药浓度,如果低于治疗水平,应适当追加药量,手术应推迟,直至抽搐被有效控制时。但患者在术中仍可能发生抽搐,仅是被全身麻醉神经肌接头作用及肌松药的作用所掩盖而已,故仍不能忽视有关抽搐的治疗。术后频繁抽搐的结果是手术伤口裂开、呼吸道不通畅、呼吸循环衰竭。

(2)围术期常用的抗抽搐药物见表1-4。一般经口服用药都能维持有效的血药浓度,术前禁食与术后禁食期间,可鼻饲用药,也可改用苯妥英钠或苯巴比妥静脉用药。术前如果口服用药吸收不佳,可在术前数周换用静脉用药以达到血药稳态,术前一般无须追加静脉负荷剂量。丙戊酸经直肠灌注用于小儿,吸收良好,但用药前须清洁灌肠以保证有效吸收。抗抽搐药的半衰期一般都较长,如果术前将最后一次口服剂量加倍,血药有效浓度可维持手术当天一整天,因此可省略1~2次用药。

表 1-4　抗抽搐药的一般药理

药物	血浆半衰期(h)	有效血药浓度(ng/mL)	剂量相关的不良反应
苯妥英钠	24±12	10~20	眼球震颤,共济失调,萎靡
苯巴比妥	96±12	15~40	萎靡,眼球震颤,共济失调
氨甲酰氮	12±3	12~28	萎靡,复视,视力模糊
扑痫酮	12±6	5~12	萎靡,眼球震颤,共济失调
乙琥胺	30±6	40~100	呃逆,头痛,昏睡,恶心呕吐
丙戊酸	12±6	50~100	恶心,呕吐,昏睡,抽搐隐蔽
氯硝西泮	22~32	5~50	镇静,耐药,行为改变

(3)麻醉方案考虑。局部麻醉药达中毒剂量可诱发抽搐,但抽搐患者施行常规硬膜外麻醉或臂丛阻滞麻醉仍属安全。采用脊髓麻醉较好,因局麻药用量可很小。常用的静脉或吸入全麻药有增强或抑制抽搐活性的作用,取决于剂量大小和当时的患者情况。氯胺酮(特别与茶碱并用)容易诱发癫痫患者抽搐。恩氟烷在较高浓度(>2.5%)用药及过度通气 $PaCO_2 <$ 3.3 kPa(25 mmHg)情况下,脑电图可出现癫痫样激动波,因此,应维持较低浓度用药和保持 $PaCO_2$ 正常水平。氟烷可影响肝脏线粒体酶活性,在体内代谢较多,肝脏毒性的发生率较高。

异氟烷具有强力抗抽搐作用。镇静药的不良反应可影响肝脏代谢和蛋白结合。长时间应用苯妥英钠和氨甲酰氮卓治疗可引起对非去极化肌松药的耐药性。麻醉中须监测脑电生理,必要时请神经专科医师协助。脑电生理监测方法如下。

脑电图的 16 电极通道记录原始脑电压,分析脑电波(赫兹)的频率和幅度,可推测脑活动与代谢状况,见表 1-5。例如抽搐激活期或应用小剂量巴比妥和氯胺酮时,脑电波频率增加;麻醉性镇痛药和深度吸入麻醉时,脑电波频率减慢、幅度增加;缺氧、缺血、大剂量巴比妥时,脑电波频率减慢、幅度降低;脑死亡、深度低温、深度低灌注、巴比妥性昏迷和异氟烷 2 MAC 水平时,脑电波呈等电位线。近年来已采用先进的压缩频谱显示仪(compressed spectral array,CSA),将复杂的原始脑电图信息,通过计算机处理,转换为振幅与频率,使复杂的原始脑电图转变为简单而可理解的图谱资料和波幅、频率曲线面积(正常值占总面积的 85%～99%,平均97%)。但 CSA 监测有时可能不能发现大脑半球的局部缺血。

表 1-5　脑电图波形、特点与解释

节律	频率(Hz)	意识状况
Delta	0～4	昏迷,低氧/缺血,深麻醉
Theta	4～8	入睡,外科麻醉期
Alpha	8～13	松弛,闭眼,浅麻醉
Beta	13～30	清醒,警觉,小剂量巴比妥镇静

诱发电位(evoked potential,EP)可测定中枢神经系统对刺激周围神经所引发的电位变化。根据不同的刺激模式,可将 EP 分为:①躯体感觉诱发电位(somatosensory evoked potential,SSEP),刺激手或腿的周围神经,记录头皮、脊柱、棘间韧带或硬膜外腔产生的神经冲动电位;②脑干听觉诱发电位(brainstem auditory evoked potential,BAEP),用测听棒刺激第 8 对脑神经,记录颅后窝脑干部位产生的电位;③视觉诱发电位(visual evoked potential,VEP),用闪光刺激,记录颅前窝的诱发电位。通过分析 EP 的变化,可了解某特定感觉通路与皮质代表区的功能状态,由此诊断中枢神经系统疾病、监测术中的脑和神经功能。影响 SSEP最轻的麻醉方法是芬太尼伴<60%N$_2$O 或<1%异氟烷吸入,对周围性 SSEP(即颈 SSEP)或短潜伏期的 BAEP 的影响很小。为获得一份可以说明问题的诱发电位记录,需要尽量排除一些影响因素,其中维持稳定的麻醉深度水平是正确记录诱发电位的最重要因素,同时要求麻醉方法与临床环境生命指标,如体温、酸碱状态、红细胞比积和血压等不能有丝毫改变,必须保持在恒定状态。

肌电图(electromyogram,EMG)和神经传导速度监测,可判断手术解剖近侧组织的运动与脑神经通路的完整性,以保证手术操作无失误。

脑电生理监测对下列手术具有特殊指征,麻醉前须做好一切仪器物品的准备:①颈动脉内膜剥脱术(carotid endarterectomy,CEA)或其他可能引起脑缺血危险的手术,可监测 16-通道脑电图(electroencephalography,EEG)、4-通道 EEG(电极置于两侧大脑半球的前和后区)及SSEP。②异常脑组织切除术,可直接在手术显露的脑皮质上测定脑皮质图,适用于癫痫手术,有助于判定异常脑组织或活组织检查的最佳切除范围。大多数静脉和吸入麻醉药对 SSEP 和

BAEP 都产生不同程度的影响,对经颅皮质测定结果的影响比经皮质下测定结果的影响为明显。巴比妥引起轻度潜伏期延长和幅度减小,但即使皮质 EEG 已处于等电位线,SSEP 仍不会消失。吸入麻醉药和 N_2O 对皮质 SSEP 潜伏期延长和幅度减小的影响最显著。阿片类药有延长潜伏期和减小幅度的倾向,但即使应用大剂量麻醉性镇痛药麻醉时仍可测得 SSEP。依托咪酯、氯胺酮和异丙酚可明显增强 SSEP。③颅后窝手术期间施行 BAEP 及刺激面神经(第 7 对脑神经)监测 EMG,可明确颅神经功能不全的压迫、牵拉或缺血等原因。④脊柱手术,特别是脊柱侧弯矫形手术、神经外科脊髓手术,胸主动脉横夹手术都有施行 SSEPs 监测的指征。⑤周围神经移植或切除术采用 EMG 和神经传导速度测定,可确定已损伤的周围神经或需要施行移植的周围神经;于手术分离神经过程中可判断神经通路及其功能,避免可能发生的神经牵拉、压迫或切断等损伤,以提高安全性和有效性。⑥其他指征:利用 EEG 和 SSEP 可监测麻醉深度;了解控制性低血压期间脑和脊髓的血流灌注适宜程度;面临脑缺血危险时可及时获得脑等电位线的信息。

第六节　患者的体液管理

一、与体液相关的基础知识

(一)正常液体分布

(1)体液占总体重的 45%～65%,成年男性约 60%,女性约 55%,计算单位为 L。

(2)体液分布:细胞内液占体重 40%;细胞外液占体重 20%(5% 为血管内液,15% 为组织间液)。

(3)功能性细胞外液(18%):血管内液和紧靠毛细血管和淋巴管的组织间液。

(4)非功能性细胞外液(2%):非功能性细胞外液又称第三间隙。手术创伤和外科疾病可导致其大量增加。第一间隙为组织间液,第二间隙指血浆。

(二)血浆渗透压

在正常情况下,血浆总渗透压为 280～290 mOsm/L。其中胶体渗透压仅占一小部分,但它是决定毛细血管与组织间隙间液体移动的重要因素。液体的这种移动遵循斯塔灵定律,即液体渗出量与毛细血管、组织间隙的静水压和胶体渗透压相关。

(三)液体平衡的调节

液体平衡调节的主要器官是肾脏,并受神经和内分泌反应的影响。抗利尿激素分泌与细胞外液渗透压变化相关联,通过肾远曲小管和集合管,使机体水分保持动态平衡。

二、术前体液变化评估

(一)禁食水缺失量

根据禁食水时间和生理需要量估计(表 1-6)。

表 1-6　每天生理维持量的计算

体重	液体容量(mL/kg)	速度
1～10 kg(不包含 10 kg)	100	4 mL/(kg·h)
10～20 kg(不包含 20 kg)	50	加 2 mL/(kg·h)
以后每个 10 kg	20	加 1 mL/(kg·h)

例:70 kg 患者,禁食 8 小时后液体缺失量计算

液体缺失量＝(4×10＋2×10＋1×50) mL/h×8 h＝880 mL

(二)术前非正常体液丢失

术前非正常体液丢失包括呕吐、腹泻、利尿、体腔引流、发热、出汗等。术前体液的丢失应在麻醉前或麻醉初期给予补充,所用液体采用与丢失液近似的体液成分。

(三)术前高容量状态

高容量状态的表现为组织水肿、高血压和心血管功能不全等。心脏病患者术前可能会存在不同程度的心功能不全,围术期的许多因素均可能导致严重的心功能不全。肝硬化患者门静脉压力增加,肝脏合成蛋白减少,有效血容量减少,促使醛固酮继发分泌过多,导致水钠潴留,主要积聚于腹腔形成腹水。

(四)术前低容量状态

(1)经胃肠道液体丢失:常见原因为呕吐、腹泻及胃肠减压,常伴随混合型酸碱紊乱和低血钾。

(2)第三间隙体液积聚:常见于严重肠梗阻、出血坏死性胰腺炎、腹膜炎、严重挤压伤等。体液积聚在胸腹腔、皮下组织等处,表现为血容量不足。

(3)水摄入减少:术前存在的慢性充血性心力衰竭导致的肺和胃肠道淤血,影响食欲,水摄入减少。

(五)液体状态的监测

(1)动脉压测量:低血容量时动脉压降低,伴脉搏加快。

(2)中心静脉压监测:须与动脉压相结合进行综合判断。

(3)尿量监测:成人每天尿量<500 mL 为少尿,>2 400 mL 为多尿。在判断尿量时,应排除应激或肾脏因素。

(4)血细胞比容和血红蛋白。

三、术前液体治疗

与麻醉相比,手术创伤导致的体液变化更明显,如术前存在机体体液的异常,则术中可能会进一步加剧。因此,术前应尽可能调整体液状态。然而,术前血容量和细胞外液的定量评估有很大困难,更多的是根据相关的病史、体征和检查进行综合分析。术前补液的主要目的是补充有效循环血容量,纠正休克、水电解质紊乱、特别是要调整机体脱水和细胞外液的容量不足。

首先,应考虑补充功能性的细胞外液的缺失,选择以乳酸钠林格注射液为主的晶体液。其次,从保证和维持容量的角度考虑,再选择输注贺斯、万汶、血定安等胶体液。晶胶比一般为

1：1～3：1。必要时应输注红细胞、血浆等血液制品,以保证组织氧供和维持正常的凝血功能。

四、常用液体种类

(一)晶体液

1.乳酸钠林格

电解质浓度与细胞外液(extracellular fluid,ECF)相似,Na^+浓度低于生理盐水,故形成渗透压比生理盐水低。乳酸钠经肝代谢产生的 HCO_3^- 可缓冲酸性物质。作用为降低血液黏稠度、稀释血液、利于微循环灌注、扩容、纠正酸中毒、保护肾功能。常用晶体液的组成成分见表 1-7。

表 1-7 各种晶体液的组成成分

	5%葡萄糖	0.9%生理盐水	乳酸林格液	勃脉力
钠(mmol/L)		154	130	140
钾(mmol/L)			4	5
氯(mmol/L)		154	109	98
钙(mmol/L)			1.5	
葡萄糖(g/d)	5			23
乳酸盐(mmol/L)			28	
碳酸氢根(mmol/L)				50
渗透压(mOsmol/L)	253	308	273	294
镁(mmol/L)				1.5
乙酸根(mmol/L)				13.5

2.勃脉力 A

勃脉力 A 的电解质含量、pH 和渗透压更接近血浆,可有效补充功能性细胞外液。氯离子浓度低于生理盐水和乳酸林格液,大量使用不会导致高氯酸中毒。所含的乙酸根和葡萄糖酸根作为抗酸缓冲物质,避免了肝肾功能不良时大量使用乳酸林格液导致的血浆乳酸根浓度增加。适合术中液体治疗、失血性休克液体复苏及代谢性酸中毒的防治。

3.生理盐水

(1)优点:等渗等张;不含缓冲剂和其他电解质,对脑外伤、代谢性碱中毒或低钠血症患者,较乳酸林格液优越;不含钾,适合高钾患者。

(2)缺点:氯离子含量超过 ECF。主要补充 ECF 丢失和扩容。

4.高张盐溶液

钠离子浓度 250～1200 mmol/L,特点为较小容量获得较好复苏效果,减轻组织水肿。常用制剂 3%、5%、7.5%和高张复方乳酸钠溶液。输入量根据血浆钠缺失量而定,速度50 mmol/h 以下,过量可引起细胞内脱水,细胞外液增加,增加循环负担。

5.5%葡萄糖溶液

特点:不含电解质、等渗。

健康成年人 4 小时内中小手术可不输葡萄糖,超过 4 小时中大手术可补充 25~50 g 葡萄糖。主要用于纠正高钠血症和因胰岛素治疗导致的血糖偏低。

(二)胶体液

1.白蛋白

白蛋白属天然血液制品。5%白蛋白接近生理胶体渗透压,适于血浆蛋白丢失患者。25%白蛋白多用于脑水肿、新生儿及低血容量并有组织间隙水肿患者,与强利尿剂合用效果较好。

2.羟乙基淀粉

(1)贺斯(hydroxyethyl starch,HES):6%HES(200 000/0.5)为中分子量低取代级羟乙基淀粉。用于血液稀释和扩容,在血浆白蛋白>3 g/dL 时,可替代白蛋白,维持胶体渗透压。为避免干扰凝血机制,建议每天用量控制在 2 500 mL。

(2)万汶:相对分子质量 130 000,取代级为 0.4。每天使用量 50 mL/kg。

3.明胶溶液

(1)琥珀明胶:平均分子量为 35 000,血管内停留时间 2~3 小时。主要经肾小球滤过排除。不引起血小板聚集,对凝血系统无明显影响。

(2)尿联明胶:平均相对分子质量为 35 000,扩容能力与琥珀明胶相似,但钙浓度较高,心脏手术中应用须注意。

第二章 全身麻醉

第一节 静脉全麻

将药物经静脉注入,通过血液循环作用于中枢神经系统而产生全身麻醉的方法称静脉全麻。静脉全麻具有诱导迅速,对呼吸道无刺激,患者舒适,无污染及操作方便等优点。但静脉麻醉药多数镇痛不强,肌松较差,一旦过量,只能依靠机体缓慢解毒。

一、静脉麻醉方法

静脉麻醉的方法通常可以按给药方式分类或按药物的具体应用方法分类,如硫喷妥钠静脉麻醉、羟丁酸钠静脉麻醉、氯胺酮静脉麻醉、丙泊酚静脉麻醉、阿片类静脉麻醉,以及静脉联合麻醉等。

静脉麻醉的给药方式包括单次给药、间断给药和连续给药,后者又包括人工设置和计算机设置给药速度。

理想的静脉麻醉的给药方式应该是起效快、维持平稳、恢复迅速。目标是达到预期和满意的药物作用和时间过程。理想的静脉全麻药必须具备以下条件。

(1)麻醉诱导迅速、平顺,一次臂-脑循环即可发挥作用,无肌肉活动和肌张力增高现象。

(2)对循环和呼吸无明显抑制作用。

(3)亚麻醉剂量应具有镇痛作用。

(4)麻醉停止后意识恢复快而平稳,无兴奋现象。

(5)无高敏反应。

(6)对胃肠道、肝、肾无不良影响,不增高颅内压,对脑代谢的降低应超过对脑血流量的减少。

(7)清除快,代谢产物无活性或毒性,长时间用药无蓄积。

(8)理化性质稳定。

(9)麻醉恢复期无不良反应。

单次静脉麻醉用药只能完成一些短小手术;间断给药是早年的常用静脉麻醉方法,缺点是血药浓度上下波动,注药后瞬间产生血药浓度的峰值,然后持续下降直至下一次注药,造成麻醉忽深忽浅。持续给药一般经过4～5个半衰期可以达到一个稳态血药浓度,问题是如何达到和控制血药浓度在一个满意的治疗(麻醉)水平。借助药代动力学模型和理论,完全可以计算出达到满意和期望的血药浓度时间过程的所需给药剂量。这就是靶浓度控制输注麻醉给药系统(target-controlled infusion,TCI)。

用 TCI 麻醉给药系统实施静脉麻醉,如同在麻醉蒸发器上选定吸入麻醉药浓度一样,在静脉麻醉中选定患者所需的麻醉药血药浓度,因此,又被称为"静脉蒸发器"。

　　TCI 是以药代动力学和药效动力学原理为基础,以血浆或效应室的药物浓度为指标,由计算机控制给药输注速率的变化。达到按临床需要调节麻醉、镇静和镇痛深度的目的。计算机的参与使复杂的运算变得较为简单。给药的同时可以显示目标血浆药物浓度、效应室药物浓度、给药时间和累计剂量等。使静脉麻醉的控制变得简便易行。

二、麻醉诱导

　　诱导前打开氧气,氧气流量>5 L/min,将面罩轻柔地放在患者面部以供氧,随后静脉注入麻醉性镇痛药(芬太尼、舒芬太尼或阿芬太尼等)和静脉麻醉药(丙泊酚、依托咪酯、硫喷妥钠或氯胺酮等)。患者意识消失后,应继续给予静脉麻醉药和(或)吸入麻醉药,同时根据手术需要,决定是否给予肌肉松弛药。患者可能持续自主通气或需辅助通气。

(一)丙泊酚

　　成人剂量 1.5~2.0 mg/kg。静脉滴注 30 秒起效,术前使用麻醉性镇痛药能增强诱导效果,但呼吸抑制机会增多,小剂量诱导时须配伍其他药物。

　　据一个多中心的临床报道,丙泊酚 TCI 诱导与人工诱导进行比较。562 例患者,年龄18~85岁,来自 29 个医疗中心。以对口头指令反应丧失为意识消失的指征。人工诱导组采用注射泵以 1 200 mL/h 的速度注射丙泊酚。TCI 诱导组的血浆靶浓度根据麻醉医生经验来选择。结果 TCI 组平均靶浓度为 5.7 μg/mL(2.5~12.0 μg/mL)。意识消失时丙泊酚用量为(1.69±0.50) mg/kg,明显低于人工诱导组的丙泊酚用量,(2.31±0.75) mg/kg($P<0.01$)。意识消失时间,TCI 诱导组为(71±54)秒,高于人工诱导组(61±31)秒,($P<0.05$)。患者麻醉前 ASA 分级不同明显影响 TCI 靶浓度(表 2-1)。

表 2-1　患者 ASA 分级与 TCI 丙泊酚诱导靶浓度

	TCI 血浆浓度(μg/mL)
平均	5.70(2.50~12.00)
ASA I	6.07
ASA II	5.08
ASA III	4.46

　　丙泊酚 TCI 静脉诱导意识消失所需的时间长短与所选的靶浓度有关。来自国内的经验,将丙泊酚诱导靶浓度分别设置为 4 μg/mL、5 μg/mL、6 μg/mL 三组,在与咪达唑仑(0.02 mg/kg)和芬太尼(2 μg/kg)联合诱导下,意识消失所需时间随所设靶浓度的增高而减少。意识消失时三组患者的效应室浓度都尚未达到预定靶浓度,均<3 μg/mL。而丙泊酚的用量三组大体相近,脑电双频指数(bispectral index, BIS)也均降为 60 左右。3 分钟后行气管插管,此时三组效应室浓度已接近该组的预设靶浓度,BIS 也降为 45 左右。尽管三组效应室浓度不同,但是三组均无气管插管的心血管反应(血压、心率)。

(二)咪达唑仑

　　静脉滴注咪达唑仑可用于全麻诱导,主要用于不宜作硫喷妥钠诱导的患者,其剂量受到多种影响,自 0.1~0.4 mg/kg 不等。对高龄、体弱及配伍镇痛药者剂量酌减。

(三)依托咪酯

依托咪酯与琥珀胆碱配合施行气管插管应用于全麻诱导。此药对心血管系统很少影响，冠状循环保持稳定，心肌耗氧减少。常用于心脏和大血管手术的诱导。

三、麻醉维持

(一)静脉麻醉维持期间靶浓度的调节

(1)手术伤害性刺激对 TCI 靶浓度的影响手术的伤害性刺激程度，在手术中并非一成不变的，不同程度的伤害性刺激，如气管插管、切皮等，所需的血浆靶浓度也不同。TCI 系统只能帮助你计算和快速达到你所选定的靶浓度，术中伤害性刺激的变化、患者的反应性变化，都要麻醉医生随时观察，及时调整靶浓度。表 2-2 列出手术中不同条件下常用静脉麻醉药所需的血浆浓度范围。应该注意的是，提前预防性地改变靶浓度来对抗伤害性刺激，比伤害性刺激后机体出现反应才处理要平稳得多，对机体的干扰和影响也小得多。

表 2-2　外科手术时所需麻醉药血浆浓度

药物	切皮	大手术	小手术	自主呼吸	清醒	镇痛或镇静
苏芬太尼(ng/mL)	1～3	2～5	1～3	<0.2	—	0.02～0.2
雷米芬太尼(ng/mL)	4～8	4～8	2～4	<1～3	—	1～2
丙泊酚(μg/mL)	2～6	2.5～7.5	2～6	—	0.8～1.8	1.0～3.0
依托咪酯(ng/mL)	400～600	500～1000	300～600	—	200～350	100～300
氯胺酮(μg/mL)	—	—	1～2	—	—	0.1～1.0
阿芬太尼(ng/mL)	200～300	250～450	100～300	<200～250	—	50～100

(2)TCI 系统如何降低靶浓度：TCI 系统提高靶浓度比较好实现，计算机根据药代动力学原理，计算出给药模式和泵速，很快可以达到麻醉医生预期设置的靶浓度。然而用 TCI 系统降低靶浓度，计算机所能做的工作就是停泵，然后完全依赖该药在体内的重新分布与代谢。根据药代动力学参数，计算出何时下降到麻醉医生预期设置的靶浓度，再重新开启注射泵维持该靶浓度。这方面，TCI 不如吸入麻醉可以人工干预，通过加快药物从呼吸道的排除，来降低吸入麻醉药的靶浓度。

药物在体内下降的快慢，过去认为主要取决于药物消除半衰期的长短。理论上，一般经过4～5 个半衰期，体内的药物基本排除。目前又提出一个新的概念药物持续输注后半衰期。

(3)持续输注后半衰期：持续输注后半衰期是指维持恒定血药浓度一定时间后停止输注，中央室的药物浓度下降50%所需的时间。其意义在于它不同于药物消除半衰期($t_{1/2}\beta$)。研究表明，某些具有较长的 $t_{1/2}\beta$ 的药物可以具有较短的持续输注后半衰期。例如，苏芬太尼的 $t_{1/2}\beta$ 比阿芬太尼要长，但如持续输注8 小时，停止输注后，苏芬太尼较阿芬太尼恢复要快，即持续输注后半衰期要短，反之亦然。从图 2-1 中可以看出常用的静脉麻醉药的持续输注后半衰期随输注时间的延长而变化。芬太尼和硫喷妥钠明显不适于长时间输注。

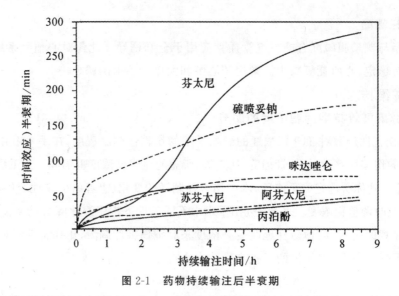

图 2-1　药物持续输注后半衰期

(二)麻醉性镇痛药的应用

镇痛是全麻中重要组分,也是全凭静脉麻醉中的重要成分。TCI 静脉麻醉中同样需要应用麻醉性镇痛药和肌肉松弛药。至于麻醉性镇痛药的用法,可以根据经验和临床需要单次或分次注射,也可以持续输注。目前已有 TCI 系统应用麻醉性镇痛药的方法。

1.适用于 TCI 系统的理想镇痛药

适用于 TCI 系统的理想镇痛药应该具有以下条件。

(1)在血与效应室之间的转运非常迅速。

(2)停药后药物浓度迅速下降。

(3)达到患者清醒和不抑制呼吸的水平。

2.阿片类药持续输注

阿片类药持续输注较间断给药的益处如下。

(1)减少总用药量。

(2)血流动力学稳定。

(3)减少不良反应。

(4)减少追加。

(5)意识恢复迅速。

3.雷米芬太尼

雷米芬太尼是近年阿片类药药理学上的新发展。雷米芬太尼有独特的代谢机制——被非特异性的水解酶持续水解,因此其恢复几乎不受持续输入时间的影响。雷米芬太尼持续输入长达 10 小时,其持续输注后半衰期始终不变,在长时间输注后的恢复方面,它较其他几个阿片类药有很大优势。雷米芬太尼镇痛效能不减,术后无呼吸抑制之虑。相反,由于代谢过于迅速,停药后镇痛作用很快消失,没有术后镇痛作用。

(三)静脉麻醉中知晓

麻醉中知晓包括外显记忆和内隐记忆,一般来说,麻醉下记忆的丧失是与剂量相关的,患者术中的记忆功能随着麻醉药剂量的增加逐渐下降。镇静浓度的丙泊酚尚不能完全消除外显记忆,更不能消除内隐记忆。文献报道,丙泊酚输注速率达 110 $\mu g/(kg \cdot min)$,患者意识消失。但有作者报道,一组患者用丙泊酚 110 $\mu g/(kg \cdot min)$ 联合硬膜外阻滞维持麻醉,根据患者脑电 BIS 的反应,分成 BIS<60 组和 BIS>60 组。两组的 BIS 有显著性差异(72 ± 10.51 与 56 ± 11.86,$P<0.05$),但是无论 BIS 大于或小于 60,两组患者麻醉中的内隐记忆都存在。已经证实,临床认为满意的静脉麻醉,BIS 维持在 40~60,大脑处理听信息的过程仍可发生。大脑仍能接受听刺激,并在一个相当复杂的水平处理这些听信息。即在临床满意的麻醉下仍可存在某些形式的记忆,特别是内隐记忆。新近功能型脑成像技术已开始揭示内隐记忆的解剖学基础和证据。

然而,记忆只能靠术后调查才能发现。如何在麻醉中确保患者没有记忆,没有知晓,目前一个重要的发现就是中潜伏期听觉诱发电位与麻醉下内隐记忆之间的联系。听觉诱发电位(auditory evoked potentials,AEP),AEPI(AEP index)可以作为麻醉下内隐记忆的一个监测指标,它比 BIS 在反映意识的转变和有无记忆方面要更加精确。

四、麻醉的苏醒

在这一阶段,患者从无意识状态向清醒状态转变,并恢复完整的保护性反射。

(一)目标

患者应当清醒,保护性反射和肌张力完全恢复。此时,拔除气管导管后,气道梗阻和误吸的危险将减至最小,有利于立刻对神经系统功能进行评估。当患者患有心血管疾病时,应注意保持苏醒和拔除气管期间的血流动力学稳定。

(二)技术

当手术快结束时,随着手术刺激的减小,麻醉深度也应减浅,以利于术后迅速苏醒。对残余的肌松药作用进行拮抗,患者可恢复自主呼吸。在苏醒前给予麻醉性镇痛药要注意用量,以免影响呼吸和苏醒。

(三)环境

手术室温度不应过低。在手术期间,要注意患者体温的监测并保暖,避免低体温,影响苏醒。

(四)体位

患者在拔管前通常恢复仰卧位。如果麻醉医师能确保患者的气道通畅并能保护气道,可以在侧卧或俯卧位拔管。必须保证可快速将患者恢复到仰卧位。

(五)面罩通气

在拔除气管导管或喉罩后,使用面罩通气应吸入纯氧。在患者意识没有完全恢复前,患者处于浅麻醉状态,在保证呼吸道通畅和气体交换充分的情况下,应避免刺激,因为刺激(如气道刺激)可能诱发喉痉挛。当患者已经完全清醒能遵从口令,并保证足够的通气和氧合时,可以移动患者。

(六)拔管

拔管是关键时刻。当患者呼吸衰竭、低体温、延迟清醒、血流动力学不稳定或气道严重受损时(如广泛的口腔手术),应当在手术后保留导管,直至上述情况好转后再拔管。

1.清醒拔管

通常在患者已清醒并完全恢复保护性反射后,才拔除气管内导管。清醒拔管适用于饱胃、困难气道和刚刚进行了气管或颌面部手术的患者。①标准:拔管前,患者必须清醒,血流动力学稳定,肌力完全恢复,可听从简单的口令(如抬头)并能自主呼吸,氧合和通气在正常的范围内。在浅麻醉状态下,拔管可能引发喉痉挛。②技术:气管内导管可能成为从麻醉到苏醒过程中一个刺激物。利多卡因(0.5~1.0 mg/kg 静脉滴注)可以用来抑制咳嗽,但可能延迟苏醒。给患者吸入纯氧,并进行口咽部吸引。在保持气管导管内轻度正压,气道压 2.0 kPa (20 cmH$_2$O)的条件下套囊放气,并拔出气管导管,经面罩吸入纯氧。拔出气管导管后,麻醉医师重点关注患者的意识、呼吸和循环,直到患者完全清醒、恢复了气道保护性反射、呼吸和氧合良好、血流动力学稳定为止。当拔管刺激消失后,已拔管的患者可能重新入睡,这可能会引起气道梗阻,特别是老年患者。

2.深麻醉状态下拔管

在苏醒过程中,导管的刺激引起的气道反射可以通过在深麻醉状态(第三期)下拔管来避免。深麻醉状态下拔管可以减少喉痉挛和支气管痉挛的发生,因此可以应用于严重哮喘病患者。深麻醉状态下拔管也可避免中耳手术、眼内手术、腹腔和腹股沟疝缝合术后,因咳嗽和屏气而导致的不良影响。

(1)标准:深麻醉下拔管的禁忌证,包括饱胃、困难气道、刚刚进行了气管或口咽部或颌面部手术。麻醉深度一定要足以防止引起气道反射。可以通过单次静脉注射小剂量静脉麻醉药或者吸入高浓度挥发性麻醉药来加深麻醉。

(2)技术:拔除气管导管前要准备好必要的气道管理设备和药物。患者的体位必须保证麻醉医师可以不受限制地接触其头部以管理气道。口咽部要进行充分吸引,将套囊放气,如果套囊放气时患者无反应,则可拔管。可用面罩控制或辅助呼吸,直到患者完全清醒、恢复了气道保护性反射、呼吸和氧合良好、血流动力学稳定为止。深麻醉状态下拔管要注意保护患者的呼吸道通畅,防止反流和误吸的发生。

(七)躁动

在全身麻醉苏醒过程中偶尔会出现严重躁动情况,尤其是青少年和老年患者。首先必须排除生理性原因,如缺氧、高碳酸血症、气道梗阻和膀胱充盈。疼痛是引起躁动的常见原因,可给予小剂量麻醉性镇痛药(如芬太尼 25 μg 或吗啡 2 mg 静脉滴注)来治疗。

(八)延迟清醒

如患者在全身麻醉后不能迅速清醒,必须继续辅助呼吸和保护气道,并同时查找引起延迟清醒或不清醒的原因。

第二节　吸入性全麻

吸入麻醉是指挥发性麻醉药或麻醉气体经呼吸系统吸收入血,抑制中枢神经系统而产生的全身麻醉的方法。在麻醉史上,吸入麻醉是应用最早的麻醉方法,而在今天吸入麻醉已经发展成为实施全身麻醉的主要方法。吸入麻醉药在体内代谢、分解少,大部分以原形从肺排出体外,因此吸入麻醉具有较高的可控性、安全性及有效性。

一、吸入全麻方法

吸入麻醉按重复吸入程度及 CO_2 吸收装置的有无分为开放、半开放、半紧闭、紧闭法四种。

(一)开放法

用带边槽的金属网面罩,覆以 4～8 层纱布,直接将挥发性麻醉药(如乙醚)滴在纱布上。或者用金属口钩挂于患者口唇内侧,将 O_2 和吸入麻醉药的混合气体直接吹入口腔、咽部或气管内。这种方法所用的设备简单,操作简便,但不易有效控制麻醉药量及麻醉深度,且造成环境污染,目前已很少应用。

(二)半开放法

半开放法装置的特点:不用吸入活瓣,无 CO_2 吸收装置,输出麻醉药与氧的混合气体,进入贮气囊和螺纹管供患者吸入。呼出气大部分通过"逸气活瓣"排至外界大气,仅很小部分呼气被再吸入。这种装置称"不用 CO_2 吸收的半紧闭法",又称"半开放法"。

(三)半紧闭法

半紧闭法指呼出气体的一部分排入大气中,另一部分通过 CO_2 吸收装置吸收 CO_2 后,再重新流入到吸入气流中。由于环路中安装 CO_2 吸收装置, CO_2 潴留的可能性比半开放式更小。这是目前最常用的麻醉方法之一,使用的环路为循环式呼吸环路。

(四)紧闭法

紧闭法指呼出的麻醉气体被患者再吸收而反复利用, CO_2 经吸收装置全部被吸收, O_2 流量<1 L/min(仅略大于或等于患者麻醉期间的代谢需要),此法的优点是吸入气体温度及湿度接近体内,不使气道黏膜干燥;因麻醉药重复吸入、耗量很少,且不污染室内空气;还便于施行辅助或控制呼吸。

二、吸入麻醉药的吸收、分布与清除

吸入麻醉药在肺泡被吸收后由血液循环带入中枢神经系统,作用于一些关键部位而产生全身麻醉作用。因此,吸入麻醉药在脑中的分压是决定其麻醉深度的主要因素。脑组织内麻醉药的分压又决定于麻醉药在肺泡气中的浓度。肺泡气吸入麻醉药浓度的高低是通气向肺泡运送吸入麻醉药与血液从肺中摄取麻醉药的平衡结果,其决定因素与以下几点有关。

(一)麻醉药吸入的浓度

吸入气麻醉药浓度越高,进入肺泡的吸入麻醉药越多,肺泡气麻醉药浓度上升越快。

(二)每分钟肺泡通气量的大小

肺泡通气量愈大,则在单位时间内进入肺泡气吸入麻醉药浓度愈大。

(三)血/气分配系数

吸入麻醉药的血/气分配系数越大,流经肺毛细血管的单位体积血液能从肺泡中摄取更多的吸入麻醉药,肺泡气的麻醉药浓度上升越慢。吸入麻醉药的可控性与在血液中溶解度的高低呈反比。

(四)每分钟肺灌流量的大小

理想的肺通气/灌流比率为 0.82,心输出量越大,单位时间里流经肺泡的血液越多,血液从肺泡摄取的吸入麻醉药总量越多,肺泡气的麻醉药浓度上升越慢。

(五)肺泡气混合静脉血麻醉药分压差

此分压差越大,吸入麻醉药从肺泡气向血中转运的速度越快,肺泡气的麻醉药浓度上升越慢。

吸入麻醉药在血液和组织之间也存在分压差,其决定因素为组织/血气分配系数,组织的体积、组织的血流量,以及动脉血与组织中的吸入麻醉药的分压差。前两者之积是组织对吸入麻醉药的容量,后二者是决定血液向组织供应吸入麻醉药速度的因素。总容量与供药速度之间的平衡,是决定血液和组织间分压差的主要因素。混合静脉血吸入麻醉药分压决定于组织从动脉血对吸入麻醉药的摄取量,组织/血分配系数越大,组织血流量越大,动脉血/组织的吸入麻醉药分压差越大,组织从动脉血中摄取麻醉药越快,该组织的静脉血中吸入麻醉药分压越低。

吸入麻醉药的清除大部分从肺呼出,仅有很少部分可由皮肤黏膜和肠道溢出体外或在体内进行代谢。其在体内代谢的程度随不同的麻醉药物而有很大的差别。从肺呼出的速度也基于吸入麻醉药吸收时的几个因素。通气量愈大,则吸入麻醉药的清除愈快。吸入麻醉药溶解度愈大,则清除愈缓慢。吸入麻醉维持的时间越长,则清除率越慢。

三、吸入性麻醉的实施

(一)麻醉前处理

吸入性麻醉的实施与其他全身麻醉相同,主要包括患者身体与心理的准备、麻醉前评估、麻醉方法的选择、相应设备的准备和检查,以及合理的麻醉前用药。此外,还应根据吸入麻醉诱导本身特点,向患者做好解释工作及呼吸道的准备。

(二)吸入麻醉的诱导

麻醉诱导即是使用药物使患者从清醒状态转入深度意识抑制状态。在麻醉诱导之前,要对患者进行吸氧去氮(即让患者吸入纯氧 1～5 分钟),目的是增加体内的氧储备,去除氮气,提高血红蛋白氧饱和度、血中氧溶解量及肺泡中功能余气量的含量。

1.静脉快速诱导法

静脉快速诱导是最常用的诱导方法,本法诱导迅速、平稳,患者舒适,乐于接受。静脉诱导常以硫喷妥钠 6 mg/kg 或丙泊酚 2～2.5 mg/kg,琥珀胆碱 1～2 mg/kg,进行快速诱导。

2.吸入麻醉诱导法

吸入麻醉诱导法适用于不能建立静脉通路的患者的诱导。吸氧去氮完成后,开始给予低浓度的麻醉药,也可联合吸入空气,吸入麻醉药的选择以氟烷为最佳,也可选用其他吸入麻醉药。维持患者呼吸平稳和通畅,每 2～3 次呼吸,增加吸入麻醉药浓度 0.5%,直至最低肺泡有效浓度(minimum alveolar concentration,MAC)达 1 MAC,患者意识消失。

(三)维持

麻醉诱导完成后即进入麻醉的维持阶段。此期间应满足手术要求,维持患者无痛、无意识、肌肉松弛及器官功能正常,应激反应得到抑制,水、电解质及酸碱保持平衡,血液丢失得到及时补充。

平稳的麻醉要求了解手术操作步骤,掌握麻醉药物的药理学特性,能提前 3～5 分钟预测手术刺激,以及时调整麻醉深度。如果为控制呼吸,气管插管后应立即给予肌松药,同时可吸入 65％N_2O、35％O_2 及 0.8～1.2 MAC 挥发性麻醉药。目前,低流量吸入麻醉是维持麻醉的主要方法。术中应根据手术特点,术前用药情况及患者对麻醉和手术刺激的反应来调节麻醉深度。在不改变患者的分钟通气量时,改变麻醉深度主要是通过调节挥发罐开启浓度和增加新鲜气流量来实现。MAC 常用来判断吸入麻醉的深度,1.3 MAC 相当于 95 ％的有效药物剂量(ED95)水平。

尽管吸入麻醉药本身就产生肌松作用,但为了获得重大手术所需的完善肌松,往往需要静脉给予肌松剂,以避免为增强肌松作用而单纯增加吸入浓度而引起的循环抑制。挥发性麻醉药可明显增强非去极化肌松药的阻滞作用,二者合用时应注意减少肌松药的用量。

(四)苏醒及恢复

吸入麻醉患者的苏醒过程与诱导过程相反,可以看作是吸入麻醉药的洗出过程。由于回路内气体的低流量,无法迅速把麻醉药洗出,在手术结束时应比高流量麻醉更早关闭挥发罐,N_2O 血/气分配系数(λB/G)值很低,可以晚些停用。整个手术操作结束后,用高流量纯氧来快速冲洗患者及回路里的残余麻醉药。当肺泡内吸入麻醉药浓度降到 0.4 MAC 时,约 95％的患者能够按医生指令睁眼。吸入麻醉药洗出越干净越有利于苏醒过程的平稳和患者的恢复,过多的残余不仅可能导致患者烦躁、呕吐,甚至抑制清醒状况和呼吸。在洗出吸入性麻醉药时,静脉可给予一定的止痛药来增加患者对气管导管的耐受,有利于吸入药的尽早排出,同时还可减轻拔管时的应激反应。

第三节　联合麻醉

一、静脉-吸入联合麻醉

对患者同时或先后实施静脉全麻技术和吸入全麻技术的麻醉方法称之为"静脉-吸入联合麻醉技术",简称"静吸联合麻醉"。其方法多种多样,如静脉麻醉诱导,吸入麻醉维持;或吸入麻醉诱导,静脉麻醉维持;或者静吸联合诱导,静吸联合维持。由于静脉麻醉起效快,诱导平稳,而吸入麻醉易于管理,麻醉深浅易于控制,静脉麻醉诱导后采取吸入麻醉或静吸联合麻醉维持在临床麻醉工作中占主要地位。

(一)静脉麻醉诱导

静脉麻醉诱导与全凭静脉麻醉的麻醉诱导并无明显区别。可以用单次静脉注射静脉全麻药(如丙泊酚)来实现,也可利用 TCI 技术来完成,但重要的是,根据患者的实际情况来选择麻醉药物和给药方式。麻醉诱导应辅以镇痛药和肌松剂。整个诱导过程应力求平稳迅速,对循环功能影响小,并尽可能降低气管插管时的应激反应。

(二)静吸联合麻醉维持

静脉诱导完成后,应安全、平稳地过渡到静吸麻醉维持阶段。单次剂量的丙泊酚及琥珀胆碱产生的麻醉作用非常短暂,而挥发性麻醉药在这段时间内尚未达到有效的麻醉浓度。处理的措施包括:①静脉诱导时予以充足剂量并包括适量镇痛药;②插管后,如果患者出现应激反应,应积极处理;③增大新鲜气流量和挥发性麻醉药的吸入浓度;④诱导时选择作用时间稍长的静脉全麻药或应用低血气分配系数的吸入药以利于快速建立有效的肺泡浓度。术中维持麻醉可以低流量吸入挥发性麻醉药,并合用镇痛药、肌松剂。

(三)注意事项

(1)实施静吸联合麻醉应充分掌握各种麻醉药的药理特点,根据患者的不同病情和手术需要,正确选择不同的静吸麻醉药的配伍和组合,尽可能地以最小量的麻醉药达到完善的麻醉效果,并将各种麻醉药的毒副作用减少到最小。

(2)为确保患者安全,实施静吸联合麻醉时必须行气管内插管。

(3)严格监测术中麻醉深度,遵循药物的个体化原则,适当增加或减少不同麻醉药的用量,合理调节静脉麻醉药的输注速度和吸入麻醉药的吸入浓度。

(4)肌松药可以提供满意的肌肉松弛,并减少麻醉用药量,但本身无麻醉作用,不能代替麻醉药。因此,应用肌松药必须维持一定的麻醉深度,以避免术中知晓和痛苦。

二、静脉联合全麻

静脉联合麻醉是指麻醉所需的催眠药、镇痛药、肌松药等均由静脉注入。任何一种静脉麻醉药很难达到全身麻醉的基本要求,即神志消失、镇痛完善、肌肉松弛及抑制神经反射,且许多静脉麻醉药常有蓄积作用,不能用于长时间手术,对器官功能也有一定的影响。联合麻醉则可充分利用各种麻醉药的优点,取长补短,减少每一种麻醉药的剂量和不良反应,以消除和减少其不良反应,从而维持生理功能稳定,提高麻醉的安全性和可控性,更好地满足手术。

(一)普鲁卡因静脉联合麻醉

普鲁卡因原为局麻药,不是静脉麻醉药。单独使用时,其麻醉作用很弱,而且镇痛、镇静作用不随用药剂量的增加而加强,反而导致中毒惊厥。目前,使用较多的方法是静脉滴注普鲁卡因与镇痛药神经安定药和肌松药联合。

1.麻醉方法

(1)麻醉前用药:麻醉前应常规应用抗胆碱药、镇痛药及苯巴比妥钠。精神紧张和体格健壮的患者应增加苯巴比妥钠的用量。

(2)麻醉诱导:通常可采用镇静安定药-静脉全麻药-麻醉性镇痛药-肌松药联合的模式。常用药物有安定或咪达唑仑、硫喷妥钠、芬太尼及琥珀胆碱或其他肌松药施行气管内插管。

在心血管无明显病理改变的情况下,硫喷妥钠用量不宜过少,成人应为0.3~0.5 g。为了有效预防喉镜窥视及气管插管引起的应激反应,防止血压升高,心率增快,心律失常及至严重意外的发生,镇痛药用量必须足够,芬太尼诱导用量应为 6~8 $\mu g/kg$。

(3)麻醉维持。①普鲁卡因-安定镇痛-肌肉松弛药联合:安定镇痛剂可采用氟哌利多及芬太尼,其比例可调整为 20:1,麻醉期间可间断给药;肌肉松弛药可采用琥珀胆碱,以 1% 普鲁卡因与琥珀胆碱组成联合静滴,此种伍用可明显减少琥珀胆碱用量,并延迟琥珀胆碱快速耐药性的出现时间。②普鲁卡因-镇痛药-吸入麻醉药-肌肉松弛药联合,此种联合目前在临床实践中日益被重视并广泛应用。③普鲁卡因连续输注,要限制速度,使之处于安全的稳定浓度。目前常用的滴速为 1 mg/(kg·min)。

2.适应证

普鲁卡因静脉联合全麻的优点是使用方便,血流动力学稳定,对肝肾功能无明显影响,苏醒快而平稳,并具有抗心律失常的作用,因此被广泛使用于胸部、头颈、腹部及脊柱四肢等各种手术。

3.相对禁忌证

(1)窦房结功能障碍(如病态窦房结综合征)。

(2)房室传导阻滞和(或)心脏束支传导阻滞。

(3)严重心肌功能抑制。

(4)严重肝功能障碍。

(5)液体入量需严格限制。

(6)静脉穿刺困难。

(二)利多卡因静脉联合麻醉

1.麻醉方法

(1)麻醉前用药:苯巴比妥钠 0.1～0.2 g 肌内注射,阿托品 0.5 mg 肌内注射,哌替啶50 mg 肌内注射。

(2)麻醉诱导:2.5% 硫喷妥钠 12～15 mL 加琥珀胆碱 50～100 mg 静脉滴注,快速气管插管。

(3)麻醉维持:①应用 0.5% 利多卡因溶液,即 2% 利多卡因 60 mL 加 5%～10% 葡萄糖 180 mL,持续静滴可施行维持全麻。总剂量<20 mg/kg 为宜。②分次静脉滴注法为 2% 利多卡因 3 mL,每 5～10 分钟静脉滴注一次,现已少用。

2.加深麻醉

(1)哌替啶 100 mg 加异丙嗪 50 mg 共 6 mL 为一单元,用 1～3 分钟静滴。

(2)琥珀胆碱 100～200 mg 静滴,维持肌肉松弛。

(3)羟丁酸钠每次 2.5 克,静脉滴注。

(4)安氟醚(或异氟醚)、氧化亚氮吸入。

3.适应证

此方法适用于对普鲁卡因有禁忌者或对输液量有限制的患者。如肾功能不全、水肿、心脏病、心律失常等患者,多不使用其他麻醉。

4.注意事项

(1)如手术时间过长可改用普鲁卡因或其他辅助药,以防利多卡因蓄积中毒和发生惊厥。用量一般维持在第一小时 400～500 mg,第二小时 200～250 mg,以后递减至 125～150 mg,总剂量<1 000 mg。

(2)利多卡因代谢慢,过量易蓄积中毒,发生惊厥。即使在减慢滴速的情况下,也可发生惊厥,应予以警惕。

(3)手术前 20～30 分钟停药。辅助药特别是冬眠药用量勿过大,以免苏醒期延长。

第三章　局部麻醉与神经阻滞

第一节　静脉局部麻醉

一、常用局麻药

利多卡因为最常用的局麻药,为避免药物达到极量又能使静脉系统充盈,可采用大容量稀释的局麻药。以70 kg患者为例,上肢手术可用0.5%利多卡因50 mL,下肢手术可用0.25%利多卡因60~80 mL,一般总剂量不要超过3 mg/kg。丙胺卡因和丁哌卡因也成功用于静脉局部麻醉。0.25%丁哌卡因用于静脉局部麻醉,松止血带后常可维持一定程度镇痛,但有报道因心脏毒性而致死亡的病例。丙胺卡因结构与利多卡因相似,且入血后易分解,故其0.5%溶液亦为合理的选择。氯普鲁卡因效果亦好,且松止血带后氯普鲁卡因可被迅速水解而失活,但约10%患者可出现静脉炎。

二、操作方法

(1)在肢体近端缚两套止血带。

(2)肢体远端静脉穿刺置管:据索比(Sorbie)统计,选择静脉部位与麻醉失败率之间关系为肘前>前臂中部、小腿>手、腕、足。

(3)抬高肢体2~3分钟,用弹力绷带自肢体远端紧绕至近端以驱除肢体血液。

(4)先将肢体近端止血带充气至压力超过该侧肢体收缩压13.3 kPa(100 mmHg),然后放平肢体,解除弹力绷带。充气后严密观察压力表,谨防漏气,使局麻药进入全身循环而导致局麻药中毒反应。

(5)经已建立的静脉通道注入稀释局麻药,缓慢注射(90秒以上)以减轻注射时疼痛,一般在3~10分钟后产生麻醉作用。

(6)多数患者在止血带充气30~45分钟以后出现止血带部位疼痛。此时可将远端止血带(所缚皮肤已被麻醉)充气至压力达前述标准,然后将近端止血带(所缚皮肤未被麻醉)放松。无论在何情况下,注药后20分钟内不可放松止血带。整个止血带充气时间不宜超过1~1.5小时。

若手术在60~90分钟内尚未完成,而麻醉已消退,此时须暂时放松止血带,最好采用间歇放气,以提高安全性。恢复肢体循环1分钟后,再次充气并注射1/2首次量的局麻药。

三、注意事项

(1)多数患者在止血带充气后30~45分钟将出现止血带疼痛,宜在疼痛发生之前,将位于麻醉上的第二套止血带充气,压力同前。然后放松第一套止血带,整个充血带充气时间不能超过1~1.5小时。

(2)在1~1.5小时内手术尚未完成者,可暂时放松止血带,以恢复肢体循环1分钟后再次充气并注射 1/2 首次量的局麻药。

(3)禁忌骤然放松止血带,否则大量局麻药进入全身循环,有发生局麻药中毒的危险,尤其避免在注射局麻药 15 分钟内放松止血带,放松止血带应采取间歇放气法,以提高安全性。

第二节　表面麻醉

一、常用的表面麻醉药

临床上常用的表面局麻药有丁卡因、利多卡因。根据给药方法的不同,可分为滴入法、喷雾法和灌入法。

二、操作方法

(一)眼部表面麻醉

一般采用滴入法,将局麻药滴在眼结膜表面后闭眼,每次滴 2~3 滴,每隔 2 分钟滴一次,重复 3~5 次,即可使眼结膜和角膜麻醉。常用 0.25%~0.5%丁卡因或 1%~2%利多卡因。

(二)咽喉、气管及气管内表面麻醉

一般采用喷雾法,先令患者张口,对舌面及咽部喷雾 3~4 下,2~3 分钟后患者咽部出现麻木感,将患者舌体拉出,向咽喉部黏膜喷雾 3~4 次,最后可借用喉镜显露声门,于患者吸气时对准声门喷雾 3~4 下,每隔 3~4 分钟重复 2~3 次。该方法多用于咽喉或气管及支气管插管术的表面麻醉。

环甲膜穿刺表面麻醉法是在患者平卧头后仰,在环状软骨与甲状软骨间的环甲膜做标记,用 22 G 的 3.5 cm 针垂直刺环甲膜入气管内,穿刺针有突破感,经抽吸有气证实针尖位置正确后,即令患者闭气,然后快速注入 2%~4%的利多卡因 2~3 mL 或 1%丁卡因 2~3 mL。拔出针头,让患者咳嗽,使药分布均匀,3~5 分钟后,气管上部、咽及喉下部便出现局麻作用。为避免刺伤声门下组织或声带,有人主张将穿刺点下移到环状软骨与第二气管环之间的间隙。此法在小儿气管异物取出术中应用最广,实用性较强,效果良好。

(三)滴鼻

一般采用滴入法,用 5 mL 注射器抽取 1%丁卡因 2 mL 加 1%的麻黄素 1 mL 混合后从鼻腔滴入 2~3 滴,捏鼻使局麻药充分接触鼻腔黏膜,本方法适用于鼻腔手术及鼻腔气管插管术。能明显减轻手术及插管操作时的刺激并能减少鼻腔出血。

(四)尿道表面麻醉

常采用灌注法,男性患者使用 1%丁卡因 5~6 mL,用灌注器注入尿道,让药液滞留 5~6 分钟,即可达到表面麻醉作用,女性患者可用浸有局麻药的细棉棒在尿道黏膜表面涂抹,持续 3~5 分钟即可。

三、注意事项

(1)不同部位的黏膜,吸收局麻药物的速度不同,经研究,黏膜吸收局麻药的速度与静脉注射者相等。尤以气管及支气管喷雾法,局麻药吸收最快,应控制剂量。

(2)表面麻醉前须注射阿托品,使黏膜干燥,避免唾液或分泌物妨碍局麻药与黏膜的接触。

第三节 局部浸润麻醉

一、常用局麻药

根据手术时间长短,选择应用于局部浸润麻醉的局麻药,可采用短时效(普鲁卡因或氯普鲁卡因);中等时效(利多卡因、甲哌卡因或丙胺卡因)或长时效局麻药(丁哌卡因或依替卡因)。

二、操作方法

取 24～25 G 皮内注射针,针头斜而紧贴皮肤,进入皮内以后推注局麻药液,造成白色的橘皮样皮丘,然后经皮丘刺入,分层注药。注射局麻药时应加压,使其在组织内形成张力性浸润,达到与神经末梢广泛接触以增强麻醉的效果。

三、注意事项

(1)每次注药前应抽吸,防止局麻药误入血管。

(2)穿刺进针应缓慢,改变穿刺针方向时应先退针至皮下,避免针头弯曲或折断。

(3)感染或癌肿部位不宜做局部浸润麻醉,以防止扩散转移。

第四节 躯干神经阻滞

一、肋间神经阻滞

(一)后路肋间神经阻滞

(1)体位:一侧阻滞可采用侧卧位,阻滞侧在上;双侧阻滞宜选俯卧位,前胸处垫枕,双下肢垂于手术台边或举臂抱头。

(2)定位:距脊柱中线旁开 8 cm 处做与脊柱平行的直线,在此线上摸清肋骨,在肋骨接近下缘处做皮丘。

(3)操作:取长 3 cm 的 22 G 穿刺针由皮丘直刺肋骨骨面,并注入 0.5 mL 局麻药。然后将穿刺针沿肋骨面向肋骨下缘移动,使针尖滑过肋骨下缘,再进针 0.2～0.3 cm 即穿过肋间肌,此时有落空感,令患者屏气,回抽无血和气体后注入局麻药 3～4 mL。

(4)按手术所需阻滞相应肋间神经,胸壁手术需阻滞双侧 T6～T12 肋间神经,若须开胸手术,尚须行腹腔神经节阻滞。

(二)腋中线肋间神经阻滞

腋中线肋间神经阻滞,主要适用于不能侧卧或俯卧患者,具体操作同后路。

二、胸膜腔麻醉

(1)体位:侧卧位,阻滞侧在上。

(2)定位:先摸清第 7、8 肋,在第 7 肋下缘找到肋角,定位于第 11 肋上缘的肋角处,距中线 7～8 cm。

(3)操作:由上述标记处刺入皮肤,与皮肤呈 40°,刺向中线略朝向第 7 肋下缘,缓慢进针,刺破肋间肌群到达肋间内膜及胸内筋膜时有微弱阻力,稍用力有突破感,停止进针,固定针身,拔出针芯,接 5 mL 注射器,内装 2 mL 生理盐水,稍稍深入则穿破壁层胸膜进入胸膜腔,此时可出现注射器内液面自行下降。固定针与注射器,注药时无阻力,进一步确证在胸膜腔,可注入局麻药 20～30 mL。

(4)连续胸膜腔阻滞:采用 18 G 硬膜外穿刺针,操作方法同上,到达胸膜腔后,置入硬膜外导管入胸膜腔 5～8 cm,置管过程中尽量减少空气进入胸膜腔。

三、椎旁神经阻滞

(一)胸部椎旁阻滞

(1)定位:标记出需阻滞神经根上一椎体棘突,在此棘突上缘旁开 3 cm 做皮丘。

(2)操作:以 10 cm 的 22 G 穿刺针经皮丘垂直刺向肋骨或横突,待针尖遇骨质感后,将针干向头侧倾斜45°,即向内向下推进。可以将带空气的注射器接于针尾,若有阻力消失感,则表明已突破韧带进入椎旁间隙,回抽无血、液体及气体,即可注入局麻药 5～8 mL。

(二)腰部椎旁阻滞

(1)定位:标记出需阻滞神经根棘突,平棘突上缘旁开 3～4 cm 处做皮丘。

(2)操作:取 10 cm 的 22 G 穿刺针由皮丘刺入,偏向头侧10°～30°,进针2.5～3.5 cm 可触及横突,此时退至皮下,穿刺针稍向尾侧刺入(较前方向更垂直于皮肤),进针深度较触横突深度深 1～2 cm 即达椎旁间隙,抽吸无血或液体,即可注入局麻药 5～10 mL。

四、阴部神经阻滞

(1)经会阴阻滞:取截石位,摸及坐骨结节的内侧缘做皮丘。取长 8～12 cm 22 G 穿刺针,在坐骨结节后内缘进针,刺入 2.5 cm 注入局麻药 5 mL,再前进直抵达坐骨直肠窝注局麻药 10 mL。

(2)经阴道阻滞:手指伸入阴道摸出坐骨棘及骶棘韧带,以两者交界处为穿刺目标。穿刺针沿手指外侧刺进阴道黏膜,抵达坐骨棘,注入局麻药 2～3 mL。再将针向内侧,在坐骨棘后向前刺过韧带,达其后面的疏松组织,注入局麻药 8～10 mL。

(3)阴部神经阻滞的并发症有:①针刺入直肠;②血肿形成;③大量局麻药误入血管内引起毒性反应。

第五节 上肢神经阻滞

一、尺神经阻滞

(一)肘部尺神经阻滞

(1)标志:前臂屈曲90°,在尺神经沟内可扪及尺神经,按压尺神经患者多有异感。

(2)操作:在尺神经沟下缘相当于尺神经部位做皮丘,取 23 G 穿刺针刺入皮肤,针保持于神经干平行,沿沟向心推进,遇异感后即可注入局麻药 5～10 mL。

(二)腕部尺神经阻滞

(1)定位:从尺骨茎突水平横过画一直线,相当于第 2 腕横纹,此线于尺侧腕屈肌桡侧交点即为穿刺点。患者掌心向上收缩屈腕肌时该肌腹部最明显。

(2)操作:在上述穿刺点做皮丘,取 23 G 穿刺针垂直刺入出现异感,即可注入局部麻药 5 mL,若无异感,在肌腱尺侧穿刺或向尺侧腕屈肌深面注药,但不能注入肌腱内。

二、正中神经阻滞

(一)肘部正中神经阻滞

(1)标志:肘部正中神经在肱二头肌筋膜之下,肱骨内髁与二头肌腱内侧之中点穿过肘窝。肱骨内、外上髁之间画一横线,该线与肱动脉交叉点的内侧0.7 cm处即正中神经所在部位,相当于肱二头肌腱的外缘与内上髁间的中点,在此处做皮丘。

(2)操作:取 22 G 穿刺针经皮丘垂直刺入,直至出现异感,或作扇形穿刺以探及异感,出现异感后,即可注入局麻药 5 mL。

(二)腕部正中神经阻滞

(1)标志:腕部桡骨茎突平面横过腕关节画一连线,横线上桡侧腕屈肌腱和掌长肌腱之间即为穿刺点,握拳屈腕时,该二肌腱更清楚。

(2)操作:取 22 G 穿刺针经穿刺点垂直刺入,进针穿过前臂深筋膜,继续进针约 0.5 cm,即出现异感,并放射至桡侧,注局麻药 5 mL。

三、桡神经阻滞

(一)肘部桡神经阻滞

(1)标志:在肱骨内、外上髁做一连线,该横线上肱二头肌腱外侧之处,即为穿刺点。

(2)操作:取 23 G 穿刺针经穿刺点垂直刺入,刺向肱骨,寻找异感,必要时行扇形穿刺,以寻找异感,探及异感,即可注入局麻药 5 mL。

(二)腕部桡神经阻滞

腕部桡神经并非一支,分支细而多,可在桡骨茎突前端作皮下浸润,并向掌面及背面分别注药,在腕部形成半环状浸润即可。

四、肌皮神经阻滞

肘部肌皮神经阻滞:利用桡神经阻滞与桡神经阻滞完毕后,将穿刺针稍向外拔出,刺向肱二头肌腱与肱桡肌之间,注入局麻药 10 mL。

五、指间神经阻滞

(1)操作:在指间以 25 G 穿刺针刺入手指根部,靠近骨膜缘边抽边注,缓慢注药 2～3 mL。一般针由手指侧部穿入再逐步进入近手掌部,注药由近掌部到手背部,在穿刺时避免感觉异常,因感觉异常是神经受压表现。药液中禁止加用肾上腺素,为防止血管收缩,导致缺血。

(2)应用指征:可用手指手术或单个手指再造术,也可用于臂丛阻滞不全时的辅助阻滞。一般需 10～15 分钟阻滞完善。

第六节　下肢神经阻滞

一、坐骨神经阻滞

(一)定位

患者侧卧,患肢在上,自股骨大转子到髂后上棘作一连线,再与此线的中点做一直线,该垂直线与股骨大转子到骶裂孔的连线相交处,即为穿刺点。

(二)操作

皮肤消毒,穿刺点做皮丘,取长 8～10 cm 的 22 G 穿刺针,经皮丘垂直刺入,缓慢推进直到出现异感,若无异感可退针少许,向上或向下斜穿刺,出现异感后注入局麻药。

二、股神经阻滞

(一)定位

患者平卧,髋关节伸直,在腹股沟韧带下方摸到股动脉搏动,股动脉的外侧缘处即为穿刺点。

(二)操作

患者取仰卧位,在腹股沟韧带下方触及股动脉搏动所在处,于腹股沟韧带下方一横指处股动脉外侧垂直进针,刺入 1～2 cm 即有异感,回吸无血即可注入 0.5%利多卡因或 0.25%丁哌卡因 10～15 mL。

第七节 颈神经丛阻滞

一、药物及药物配制

由于颈部供血丰富,颈神经丛阻滞较其他部位神经阻滞持续时间短,因此,在局麻药安全剂量范围内选用中效或长效局麻药。采用两种局麻药混合液以求达到起效迅速、维持时间长的效果,如 1%利多卡因与 0.15%丁卡因混合液,1%利多卡因与 0.25%丁哌卡因混合液。颈深神经丛阻滞常采用较高浓度局麻药,如 1.5%利多卡因或 0.5%丁哌卡因,以取得较好的运动阻滞效果。亦可在局麻药中加用 1∶200 000 肾上腺素,延长作用时间。

二、适应证

颈浅神经丛阻滞可用于锁骨上颈部表浅手术,而颈部较深手术,如甲状腺手术、颈动脉内膜剥脱术等,尚须行颈深神经丛阻滞。但由于颈部尚有后四对脑神经支配,故单纯行颈神经丛阻滞效果不完善,可用辅助药物以减轻疼痛。

三、标志

第 6 颈椎横突结节是颈椎横突中最突出者,位于环状软骨水平,可以扪及。由乳突尖至第 6 颈椎横突做一连线,在此连线上乳突下约 1.5 cm 为第 2 颈椎横突,第 2 颈椎横下约 3 cm 为第 4 颈横突,位于颈外静脉与胸锁乳突肌后缘交叉点附近,第 3 颈椎横突位于颈 2、4 横突之间。

四、操作步骤

(一)颈深神经丛阻滞

(1)患者仰卧去枕,头偏向对侧,分别在第 2、3、4 颈椎横突处做标记,常规消毒皮肤后在横突标记处做皮丘。

(2)先从第 4 颈椎横突开始,用 22 G 长 3.5 cm 穿刺针从颈椎侧面经皮丘垂直穿刺,方向轻微偏尾侧以避免损伤椎动、静脉,若遇有坚实骨质感而进针深度在 2～3 cm,表明已触及横突,此时患者有酸胀感,回抽无血或脑脊液,即可注入 3～4 mL 局麻药。

（3）以同样方法在第2、3颈椎横突面上各注3～4 mL局麻药,若手术不涉及颈上部和颌下部,可不阻滞第2颈神经。

（二）颈浅神经丛阻滞

（1）于第4颈椎横突处做标记或采取颈外静脉与胸锁乳头肌后缘交点,常规消毒后在标记处做皮丘。

（2）由标记处垂直刺入皮肤,缓慢进针,遇一刺破纸样落空感后,表明针尖已穿过颈阔肌,将局麻药注射至颈阔肌和皮下,亦可在颈阔肌表面向横突、锁骨和颈前方作浸润注射,以阻滞颈浅丛各分支,一般每侧药量为10 mL左右。

（三）肌间沟阻滞法

在甲状软骨上缘平面,扪及胸锁乳突肌外侧缘,手指下滑至前斜角肌上缘,再向外即可摸及前中斜角肌的肌间沟。穿刺针由肌间沟垂直刺入,方向略向后向下,遇异感即可停止进针,若无异感,调整方向再行探刺,但穿刺方向不宜超过横突水平。出现异感后回抽无血或脑脊液,即可注入局麻药,为促使药液向上扩散而阻滞颈神经丛,可采取头低位或压迫穿刺针下方的肌间沟。

第八节　臂神经丛阻滞

一、药物及药物配制

1%～1.5%利多卡因可提供3～4小时麻醉,若手术时间长,丁哌卡因或罗哌卡因可提供4～8小时麻醉,若加用1:200 000肾上腺素,麻醉时间可延长至8～12小时。臂丛阻滞药物不必用太高浓度,而较大容量(40～50 mL)便于药物鞘内扩散,50 mL的1%利多卡因或0.5%丁哌卡因是成人可用最大量。

二、经颈路臂丛阻滞法

（1）体位:仰卧去枕,头偏向对侧,手贴体旁。

（2）定位:令患者抬头,暴露胸锁乳突肌,在锁骨上4 cm及胸锁乳突肌外缘2 cm交叉点,为穿刺点。经此穿刺点垂直皮肤刺入,即可探及异感,若未出现异感,则调整方向在该穿刺点四周环外半径0.5 cm范围内可探到异感。

（3）探及异感,回抽无血,即可注入30 mL局麻药。注药后患者可诉整个上肢发麻、无力,麻醉范围包括肩及肱骨上段区。

（4）优缺点。①优点:易于掌握;小容量药液可阻滞上臂及肩部;异感表浅;不易出现中毒反应;不会出现气胸;不会引起硬膜外及蛛网膜下腔阻滞;颈下部手术也可应用。②缺点:尺神经有时阻滞起效延迟;不宜同时双侧阻滞;可出现一过性霍纳综合征;少数患者可出现膈神经阻滞。

三、肌间沟阻滞法

（1）体位:仰卧去枕,头偏向对侧,手臂贴体旁,手尽量下垂以暴露颈部。

（2）定位:颈神经丛肌间沟阻滞法关键是要找到前、中斜角肌间的肌间沟,肌间沟上窄下宽,沿沟向下,于锁骨上约1 cm处可触及细条横向走行肌肉,即肩胛舌骨肌,该肌与前、中斜角肌共同构成一个三角,该三角靠肩胛舌骨肌处即为穿刺点。遇有肥胖颈短肩胛舌骨肌不清楚,可以锁骨上 2 cm 的肌间沟为穿刺点或经环状软骨水平线与肌间沟交点为穿刺点。若沿沟下摸,在锁骨上窝触及锁骨下动脉搏动,并向间沟内深压,患者诉手臂麻木、酸胀或异感,进一步证实定位无误。

(3)操作:常规消毒,穿刺点处做皮丘,以 3～4 cm 的 22 G 穿刺针垂直刺入,略向脚侧推进,直至出现异感或触及横突为止,回抽无血和脑脊液,注入 25～30 mL 局麻药。注药时压迫穿刺点上部肌间沟,可促使药液向下扩散,则尺神经阻滞可较完善。

(4)优缺点。①优点:易于掌握,对肥胖或不合作小儿也适用;上臂、肩部及桡侧阻滞好;高位阻滞不会引起气胸。②缺点:尺神经阻滞起效迟,有时须增加药液容量才被阻滞;有误入蛛网膜下腔或硬膜外间隙的危险;有损伤椎动脉可能;不宜同时双侧阻滞,以免双侧膈神经或喉返神经被阻滞。

四、锁骨上臂丛阻滞法

(一)传统锁骨上阻滞法

(1)定位:仰卧位患侧肩下垫一薄枕,头偏向对侧,上肢紧贴体旁并尽量下垂,锁骨中点上方 1～1.5 cm 处,即穿刺点。

(2)操作:穿刺针刺入皮肤后水平进针直到上肢出现异感或触及第 1 肋骨,然后穿刺针沿第 1 肋骨面前后移动寻找异感,出现异感后回抽无血、气体,即可注入 20 mL 局麻药。由于臂丛在此处神经干最粗大,故阻滞完善,但起效迟。

(3)优缺点:定位简单,但血胸、气胸发生率高。

(二)锁骨下血管旁阻滞法

该法为温妮(Winnie)于 1964 年根据臂丛鞘解剖对传统锁骨上入路的改进。温妮认为,传统锁骨上入路经锁骨中点上 1 cm 进针,在第 1 肋面上寻找异感,容易产生气胸(发生率可达 1%);传统方法针刺方向为向内、向脚端及向后,从臂丛鞘的解剖关系分析也不尽合理,因为锁骨下血管旁间隙在第 1 肋上方为一扁三角腔,传统方法进针正好经过该腔最狭窄处,注射过程中只轻微移动,便会使穿刺针脱出鞘外,使局麻药阻滞膈神经、迷走神经及喉返神经;传统方法利用穿刺针,沿第 1 肋不同部位寻找异感也不合理,因为臂丛神经干是上下重叠越过第 1 肋,并不是水平排列在第 1 肋面上。

(1)定位:体位同传统方法,摸及前中斜角肌间隙向下移动于锁骨上窝处,可及锁骨下动脉搏动。

(2)操作:从锁骨下动脉搏动点外侧朝下肢方向直刺,方向不向内也不向后,沿中斜角肌内侧缘缓慢推进,可体会到刺破臂丛鞘感觉,并可探及异感。若无异感,可调整方向,使针稍偏内偏后,即针刺方向偏向对侧足跟,常易获异感。回抽无血或气体即可注药。

(3)优缺点:可以较小剂量局麻药取得较高水平臂丛阻滞;并有上肢外展困难者穿刺中不必移动上肢;误注入血管可能性小;不致发生误入硬膜外间隙或蛛网膜下腔。但该方法仍有气胸可能,不能同时进行双侧阻滞,穿刺时若无异感,失败率可高达 15%。

(三)铅锤法

该法是根据臂神经丛经过第 1 肋时位于锁骨下动脉后上方及肺尖上方,这样经锁骨上方向垂直于水平面穿刺,往往在触及第 1 肋或肺尖前先探及异感。体位同传统锁骨上入路,以锁骨上胸锁乳突肌外侧缘为穿刺点,垂直缓慢刺入,即可找到异感,因形成铅锤重力线故得名。若未探及异感,可调整方向,偏头侧约 20°刺入,仍无异感可将穿刺针偏脚侧约 20°刺入探及异感,若未探及异感而触及第 1 肋,则可用传统锁骨上径路。

五、锁骨下臂丛阻滞法

(1)体位:仰卧去枕,头偏向对侧,阻滞侧上肢外展 90°。

(2)定位:第 6 颈椎横突结节与腋动脉连线代表臂神经丛在锁骨下部的走向,此连线多经过锁骨中点附近。

(3)操作:以锁骨中点下缘 2.5 cm 为穿刺点,用 10 cm 长 22 G 穿刺针往穿刺点刺入,然后沿臂丛神经走向,向外、向后,稍向脚侧刺入,直至探及异感或用神经刺激仪定位。穿刺深度与患者体形及针方向有关。若体形瘦小且穿刺针与皮肤角度大,深度 2.5~3 cm;若身材高大肥胖或穿刺针角度小,深度可达 10 cm。一旦定位准确,回抽无血,可注入局麻药 25~30 mL,亦可放置留置针或导管行连续阻滞。

六、腋路臂丛阻滞法

(1)体位:仰卧头偏向对侧,阻滞侧上肢外展 90°,肘屈曲,前臂外旋,手背贴床且靠近头部作行军礼状,以充分暴露腋窝。

(2)定位:先在腋窝触摸腋动脉搏动,再沿动脉上行摸到胸大肌下缘动脉搏动消失处,略向下取动脉搏动最高点做穿刺点。

(3)操作:取 4.5 cm 长 22 G 穿刺针在腋动脉搏动最高点与动脉呈 10°~20°夹角刺入皮肤,然后缓慢进针,直至出现刺破鞘膜的落空感。松开持针手指,针随动脉搏动而摆动,即认为针已入腋鞘内。此时,患者若有异感可更明确,但不必强求异感。注射器回抽无血后可注入30~35 mL 局麻药。若穿刺针刺入动脉,此时可继续进针穿过动脉后壁直致回吸无血,注入局麻药 20~40 mL,每注入 5 mL 应回抽一次,此法易致血管痉挛及血肿形成。

经腋路阻滞时,肌皮神经和肋间臂神经常不能阻滞。故在上述注药完毕后,改变穿刺针方向,使针头位于腋动脉上方并与皮肤垂直进针,直至触及肱骨,然后针尖向上移动 30°,呈扇形注入局麻药 5 mL,以阻滞喙肱肌内的肌皮神经;或注药时应用橡胶止血带扎于腋鞘的远端,加以压迫,然后注入较大容量局麻药(40 mL),注药完毕后立即收回上肢,以利局麻药上行扩散,即使如此仍有 25%肌皮神经阻滞不完善。将 5 mL 局麻药注入腋动脉下方腋窝下缘皮下即可阻滞肋间臂神经,该神经阻滞对成功应用止血带是至关重要的。

(4)成功标志:①针随腋动脉搏动而摆动;②回抽无血;③注药后呈梭形扩散;④患者诉上肢发麻;⑤上肢尤其前臂不能抬起;⑥皮肤表面血管扩张。

(5)优缺点。①优点:位置表浅,动脉搏动明显,易于阻滞;不会引起气胸;不会阻滞膈神经、迷走神经、喉返神经;无误入硬膜外间隙或蛛网膜下腔危险;三角肌以下手术较好;可放入留置针或导管行连续阻滞。②缺点:上肢不能外展、骨折无法移动或腋窝有感染、肿瘤的患者不能应用本法;局麻药毒性反应发生率较其他入路高,为 1%~10%;不可进行双侧同时阻滞;个别病例可产生动静脉瘘。

第四章　椎管内麻醉

第一节　椎管内麻醉的解剖与生理

一、解剖学基础

（一）脊柱

脊柱位于躯干背侧部中央，成年男性长约 70 cm，女性长约 65 cm，构成人体的中轴。脊柱由各椎骨及椎间盘、椎间关节、韧带等连接装置所构成。椎骨共 33 块，其中包括 7 节颈椎（cervical vertebra，C）、12 节胸椎（thoracic vertebra，T）、5 节腰椎（简 lumbar vertebra，L）、融合成一块的 5 节骶椎（sacral vertebra，S）和 4 节尾椎。脊椎的两个椎弓根向后侧突出与两个椎板相连形成椎孔，椎孔内包含脊髓、脊神经和硬膜外间隙。椎板进一步向两侧突出形成横突，向后突起形成棘突。椎弓根有上下切迹，相互连接形成椎间孔，脊神经从此孔发出。

骶椎通常融合成一块大的骶骨，但每节骶椎均保留了相互分离的骶前孔和骶后孔。正常情况下，S5 椎板与全部或部分 S4 不发生融合，留有一个尾部开口于椎管，称为"骶管裂孔"。四个残存的尾椎融合成尾骨，尾骨呈窄三角形与骶管裂孔相连。尾骨尖通常可以在臀裂的近端触及，将手指沿尾骨光滑的表面向头侧滑动，最先触及的骨性突起即为骶骨角。

成人脊柱呈 4 个弯曲，分别称为颈曲、胸曲、腰曲和骶曲，其中颈曲和腰曲向前凸，胸曲和骶曲向后凸起。当仰卧位时，脊柱最高点位于 L3 和 C3，最低点位于 T6 和骶部。脊柱的生理弯曲对于椎管内麻醉时局部麻醉药液的扩散有重要影响。

椎体定位对于椎管内麻醉时选择正确的穿刺间隙非常重要。从颈后由上向下第一个触到的最突起的骨性标志是 C7 棘突，两侧肩胛冈的连线与脊柱交点相当于 T3 棘突，两侧肩胛角连线与脊柱交点相当于 T7 棘突，T12 可通过第 12 肋骨定位，两髂嵴连线与脊柱交点为 L4 棘突或 L3~L4 间隙。

（二）韧带

全部椎体由 5 条韧带固定，即棘上韧带、棘间韧带、黄韧带、前纵韧带和后纵韧带。棘上韧带是连于棘突尖的纵长纤维束，在第 7 颈椎以上部分称"项韧带"；当脊柱过度前曲时，可损伤此韧带，以腰部多见，从而导致腰痛；椎管穿刺若用钝针直入进针，则针尖抵此韧带后往往滑开，不易刺入；老人棘上韧带可能骨化，则应采取旁正中入路，避开骨化的韧带。棘间韧带位于相邻两棘突间，前接黄韧带，后续棘上韧带。黄韧带又称"弓间韧带"，是结缔组织膜，从上位椎弓板的下缘和内面连至下位椎弓板上缘和外面，参与围成椎管的后壁和后外侧壁；黄韧带厚 0.2~0.3 cm，颈段薄而宽，胸段窄而稍厚，腰段最厚；椎管内麻醉须穿经此韧带方达椎管，刺入黄韧带时的阻力骤增感和刺穿黄韧带后的阻力消失感均较显著，常以此作为判断是否刺入硬膜外间隙的依据之一；两侧韧带间在中线处有一窄隙，有小静脉穿过；随年龄增长，黄韧带可出现增生肥厚,弹性减退,甚至钙化,以腰段多见,常导致腰椎管狭窄,压迫马尾,引起腰腿痛。后纵韧带位于椎体和椎间盘后方,上自枢椎,下至骶骨,窄细而坚韧,与椎体边缘和椎间盘连接紧密,而与椎体连接疏松;有防止椎间盘向后突出和限制脊柱过度前屈的作用;有时后纵韧带可骨化肥厚,向后压迫脊髓。前纵韧带位于椎体和椎间盘前方,上自枕骨的咽结节,向下经寰椎前结节及各椎体的前面,止于第1、2骶椎前面,宽而坚韧,与椎体边缘和椎间盘连接紧密,有防止椎间盘向前突出和限制脊柱过度后伸的作用。

(三)脊髓被膜

1.硬脊膜

硬脊膜由随机排列的胶原纤维和按纵行及环形排列的弹性纤维组成,厚而坚韧,穿刺后不易马上闭合,常致脑脊液外溢。硬脊膜套在脊髓周围,形成一长筒状的硬脊膜囊。上方附于枕骨大孔周缘,与硬脑膜相续,向下在平第2骶椎高度形成一盲端,并借终丝附于尾骨。硬膜囊两侧伸出筒状鞘膜分别包被脊神经前根和后根,形成硬根膜。

2.蛛网膜

蛛网膜衬于硬脊膜内面,薄而半透明,是柔软的非血管膜,由多层的扁平细胞构成,在扁平细胞层之间由纤维结缔组织穿行相连。蛛网膜细胞之间相互连接非常紧密,上下交错,构成生理屏障。向上与脑蛛网膜相续,向下在平第2骶椎高度成一盲端。在两侧,随硬根膜延长包绕脊神经根,称为"根蛛网膜"。蛛网膜还向外面发出一些细小囊状突起,可穿过硬脊膜,突入硬脊膜外隙的静脉内,即蛛网膜绒毛。

3.软脊膜

软脊膜与脊髓表面紧密相贴,并深入其沟裂内,由一薄层结缔组织细胞和散在的胶原构成,由软膜隔深入脊髓,并含有许多神经纤维和小血管,小血管可直接伸入脊髓。在脊髓两侧面,软脊膜形成多个纤维带状结构,并横跨蛛网膜下腔附着于硬脊膜的内壁上,称之为"齿状韧带",起固定和缓冲脊髓作用。软脊膜于脊髓圆锥处向尾端延续形成终丝。终丝上3/4部分被马尾神经包绕,称为"内终丝";下1/4部分被硬脊膜所包绕,称为"外终丝"。终丝末端附着于第1或第2尾骨背面的骨膜上。软脊膜在脊神经处延续成神经内膜。

(四)被膜间隙

1.硬膜外间隙

硬膜外间隙位于椎管内壁和硬脊膜之间。此隙上端起自枕骨大孔,下端终于骶管裂孔,由于硬脊膜附于枕骨大孔边缘,故此隙与颅腔不相通。硬膜外间隙被脊神经根分为前、后二隙。前隙窄小,后隙较大。在中线上,前隙常有疏松结缔组织连于硬脊膜和后纵韧带,后隙常有纤维中隔连于椎弓板与硬脊膜后面。这些结构以颈段和上胸段出现率较高,且较致密,并可将前、后二隙再分成两部分,这是导致硬膜外麻醉有时出现单侧麻醉或麻醉不全的解剖学基础。骶段硬膜外隙上大下小、前宽后窄,硬脊膜紧靠椎管后壁,间距为1.0～1.5 mm。硬膜囊平第2骶椎高度变细,裹以终丝,其前、后方有纤维索将之连于骶管前、后壁上,集合较紧,似有中隔作用,且腔内充满脂肪,这可能是骶管麻醉亦会出现单侧麻醉的原因。

硬膜外间隙一般呈负压状态,针穿入此间隙后,因负压而有抽空感。硬膜外间隙的总容量约为100 mL,其中骶管的容量为20～30 mL。硬膜外间隙内最常见的物质是脂肪,主要分布在后、侧面;前面和侧面有丰富的静脉血管,而后面的血管很少。

2.硬膜下隙

硬膜下隙是位于硬脊膜与蛛网膜之间的潜在腔隙,仅由少量浆性组织液分隔。在行椎管内麻醉时,药液可能会注入此间隙,产生与预期不一致的麻醉作用。

3.蛛网膜下腔

蛛网膜下腔位于蛛网膜和软脊膜之间,内含脑脊液。向上经枕骨大孔与颅内相应的间隙相通,向下达第2骶椎高度,向两侧在脊神经根周围形成脊神经周围隙。蛛网膜下腔在第1腰椎至第2骶椎高度扩大,称"终池"。池内由腰、骶神经根构成的马尾和软脊膜向下延伸的终丝。

(五)脊髓及脊神经

脊髓的外观呈扁圆柱形,成人一般长为40~45 cm,位于椎管内。脊髓上端在枕骨大孔水平与延髓相连接,下端逐渐变细,呈圆锥形,称之为"圆锥"。成年人圆锥平第1腰椎下缘。脊髓全长粗细不均,在颈腰两处特别膨大,分别称之为"颈膨大"和"腰膨大"。颈膨大由C4~T1组成,以平C6处的颈脊髓节段最明显,由与上肢复杂的神经功能有关的神经元及神经纤维聚集而形成。腰膨大由T12~S1组成,其中以平第一腰椎处的L4节段最明显,腰膨大的形成与下肢复杂功能相关的神经元及神经纤维的聚集有关。

脊髓共发出31对脊神经,即颈神经8对、胸神经12对、腰神经5对、骶神经5对和尾神经1对。脊神经除第1对通常无后根外,每对脊神经由前、后两神经根在椎间孔附近合并而成。前根为运动神经,后根为感觉神经。脊神经呈节段性分布,主要传导与躯干、四肢运动和各种感觉有关的冲动。与每对脊神经相连的一段脊髓称之为脊髓节段,故整个脊髓亦可分为与脊神经相对应的31个节段。

在胚胎发育过程中,脊髓长度生长速度慢于椎管生长速度。胚胎发育第3个月后,两者距离逐渐加大,到出生时,脊髓下端平第2腰椎水平。成人脊髓的尾端基本位于第一腰椎水平,但约有30%的人脊髓终止于第12胸椎,还有约10%人的脊髓可能延伸至第3腰椎水平。由此可见,脊髓节段与相应的椎骨位置不一致,表4-1显示脊髓节段和相应椎骨之间的关系。

表4-1　脊髓节段和相应椎骨之间的关系

脊髓	椎体	棘突
C4	C3	C3
C8	C6	C6
T2	T1	T1
T5	T4	T3
T8	T7	T6
T12	T10	T9
L5	L1	T12
S	L1~L2	T12~L2
马尾	L3	L3
硬膜囊下端	S2	

脊髓和脊神经根的血供由单个的脊髓前动脉和成对的脊髓后动脉供应。脊髓前动脉供应脊髓前 2/3 区域，两根脊髓后动脉供应脊髓后 1/3 区域。脊髓的静脉分布和动脉大致相同，有 6～11 对前根静脉和 5～10 对后根静脉。脊髓的静脉回流首先到根静脉，再通过硬膜外之椎管内静脉丛与脊柱的静脉系统相沟通，向上与颅内基底静脉相吻合，最后回流到椎静脉、肋间静脉、腰骶静脉丛而与奇静脉及腔静脉相通。椎静脉丛内的静脉无静脉瓣，当胸、腹腔压力增高时，静脉可反流。

二、生理学基础

(一)蛛网膜下腔阻滞的生理

蛛网膜下腔阻滞是通过腰穿，把局麻药注入蛛网膜下腔的脑脊液中，从而产生的阻滞。尽管有部分局麻药浸溶到脊髓表面，但局麻药对脊髓本身的表面阻滞作用不大。现在认为，蛛网膜下腔阻滞是通过脊神经根阻滞，离开脊髓的脊神经根未被神经外膜覆盖，暴露在含局麻药的脑脊液中，通过背根进入中枢神经系统的传入冲动及通过前根离开中枢神经系统的传出冲动均被阻滞。因此，脊麻并不是局麻药作用于脊髓的化学横断面，而是通过脑脊液阻滞脊髓的前根神经和后根神经，导致感觉、交感神经及运动神经被阻滞。科恩(Cohen)将 ^{14}C 标记的普鲁卡因或利多卡因注入蛛网膜下腔，发现脊神经根和脊髓都吸收局麻药，进一步证实了局麻药的作用部位，而且脊神经根的局麻药浓度，后根高于前根，因后根多为无髓鞘的感觉神经纤维及交感神经纤维对局麻药特别敏感，前根多为有髓鞘的运动神经纤维，对局麻药敏感性差，所以局麻药阻滞顺序先从自主神经开始，次之感觉神经纤维，而传递运动的神经纤维及有髓鞘的本体感觉纤维最后被阻滞。具体顺序为：血管舒缩神经纤维—寒冷刺激—温感消失—对不同温度的辨别—慢痛—快痛—触觉消失—运动麻痹—压力感觉消失—本体感觉消失。消退顺序与阻滞顺序则相反。交感神经阻滞总是先起效而最后消失，因而易造成术后低血压，尤易出现体位性低血压，故术后过早改变患者体位是不恰当的。交感神经、感觉神经、运动神经阻滞的平面并不一致，一般来说，交感神经阻滞的平面比感觉消失的平面高 2～4 神经节段，感觉消失的平面比运动神经阻滞平面高 1～4 节段。

(二)硬膜外阻滞的作用机制

局麻药注入硬膜外间隙后，沿硬膜外间隙进行上下扩散，部分经过毛细血管进入静脉；一些药物渗出椎间孔，产生椎旁神经阻滞，并沿神经束膜及软膜下分布，阻滞脊神经根及周围神经；有些药物也可进入根蛛网膜下腔，从而阻滞脊神经根；尚有一些药物直接透过硬膜及蛛网膜，进入脑脊液中。所以，目前多数意见认为，硬膜外阻滞时，局麻药经多种途径发生作用，其中以椎旁阻滞、经根蛛网膜绒毛阻滞脊神经根，以及局麻药通过硬膜进入蛛网膜下腔产生延迟的脊麻为主要作用方式。鉴于局麻药在硬膜外腔中要进行多处扩散分布，需要比蛛网膜下腔阻滞大得多的容量，才能导致硬膜外阻滞，所以容量是决定硬膜外阻滞量的重要因素，大容量局麻药使阻滞范围广。而浓度是决定硬膜外阻滞质的重要因素，高浓度局麻药使神经阻滞更完全，包括运动、感觉及自主神经功能均被阻滞。相反，可通过稀释局麻药浓度，获得分离阻滞，这种分离阻滞尤其适用于术后镇痛，即仅阻滞感觉神经而保留运动神经功能。硬膜外阻滞可在任何脊神经节段处穿刺，通过调节局麻药的量和浓度来达到所需的阻滞平面和阻滞程度。

(三)椎管内麻醉对机体的影响

椎管内麻醉,无论是蛛网膜下腔阻滞还是硬膜外阻滞,均是通过阻滞脊神经,从而阻滞交感、感觉、运动神经纤维。椎管内麻醉对全身系统的影响,主要取决于阻滞的范围及阻滞的程度。

1.对循环系统的影响

局麻药阻滞胸腰段(T1~L2)交感神经血管收缩纤维,产生血管扩张,继而发生一系列循环动力学改变,其程度与交感神经节前纤维被阻滞的平面高低相一致,表现为外周血管张力、心率、心排血量及血压均有一定程度的下降。外周血管阻力下降系由阻力血管及容量血管扩张所致。心率减慢系由迷走神经兴奋性相对增强及静脉血回流减少,右房压下降,导致静脉心脏反射所致;当高平面阻滞时,更由于心脏加速神经纤维被抑制而使心率减慢加重。

心排血量的减少与以下机制有关。

(1)T1~T5脊神经被阻滞,心脏的交感张力减小,使心率减慢,心肌收缩性降低。

(2)静脉回心血量减少。在低平面阻滞时,心排血量可下降16%,而高平面阻滞时可下降31%。心排血量下降,使血压降低,产生低血压。如果阻滞平面在T5以下,循环功能可借上半身未阻滞区血管收缩来代偿,使血压降低幅度维持在20%以下。血压下降的程度与年龄及阻滞前血管张力状况有关,例如,老年人或未经治疗的高血压的患者,血压降低的幅度更为明显。

硬膜外阻滞与蛛网膜下腔阻滞对血压的影响与给药方式及麻醉平面有关,但与阻滞方法本身无关。一般说来,连续硬膜外阻滞对血压的影响是逐渐的、温和的,但单次大剂量注入局麻药对血压的影响亦较大,有报道表明10 mg丁卡因脊麻与同一穿刺点的1.5%利多卡因20~25 mL硬膜外阻滞,后者血压降低的幅度更大。在行椎管内麻醉时,由于单纯交感神经阻滞而引起的血压下降幅度有限,可能在临床上仅出现体位性低血压,治疗时须把患者体位调整为头低位,妊娠后期的患者把子宫推向一侧减轻子宫对腔静脉压迫以增加回心血量。但如果合并血管迷走神经过分活跃,患者可迅速出现严重的低血压甚至心脏骤停,这种情况仅见于清醒的患者而不会见于接受全麻的患者。下腔静脉阻塞或术前合并有低血容量的患者,椎管内麻醉也容易导致严重的低血压。椎管内麻醉引发的低血压是由交感神经阻滞所致,可用拟交感药物来处理。

2.对呼吸系统的影响

椎管内麻醉对呼吸功能的影响,取决于阻滞平面的高度,尤以运动神经阻滞范围更为重要。高平面蛛网膜下腔阻滞或上胸段硬膜外阻滞时,运动神经阻滞导致肋间肌麻痹,影响呼吸肌收缩,可使呼吸受到不同程度的抑制,表现为胸式呼吸减弱甚至消失,但只要膈神经未被麻痹,就仍能保持基本的肺通气量。如腹肌也被麻痹,则深呼吸受到影响,呼吸储备能力明显减弱,临床多表现不能大声讲话,甚至可能出现鼻翼扇动及发绀。有时虽然阻滞平面不高,但术前用药或麻醉辅助药用量大,也会发生呼吸抑制。此外,尚须注意因肋间肌麻痹削弱咳嗽能力,使痰不易咳出,有阻塞呼吸道的可能。有关硬膜外阻滞对支气管平滑肌的影响,存在意见分歧。一般认为,支配支气管的交感神经纤维来自T1~T6,上胸段硬膜外阻滞引起相应节段的交感神经麻痹,迷走神经兴奋性增强,可出现支气管痉挛,但有文献报道,用硬膜外阻滞治疗顽固性哮喘,取得缓解的效果。

3.对胃肠道的影响

椎管内麻醉另一易受影响的系统为胃肠道。由于交感神经被阻滞,迷走神经兴奋性增强,胃肠蠕动亢进,容易产生恶心呕吐。据报道,有20%以上的患者术中出现恶心呕吐。由于血压降低,肝脏血流也可能减少,肝血流减少与血压降低有一定关系但不成正比。硬膜外阻滞时胃黏膜内pH升高,术后持续应用硬膜外阻滞对胃黏膜有保护作用。

4.对肾脏的影响

肾功能有较好的生理储备,在行椎管内麻醉时,虽然肾血流减少,但没有临床意义。椎管内麻醉使膀胱内括约肌收缩及膀胱逼尿肌松弛,使膀胱排尿功能受抑制导致尿潴留,患者常常需要使用尿管。

第二节 硬膜外阻滞

一、阻滞特点

(1)硬膜外阻滞具有截段性,即麻醉作用集中于身躯的某一截段内,而不像蛛网膜下阻滞时下半身必然被阻滞。其原因:①硬膜外间隙无脑脊液,有蜂窝状组织充填其中,对局麻药液起着制约作用,使局麻药较易聚于某一截段之内。②这些蜂窝状组织和硬膜外间隙中复杂的血管、结缔组织等解剖结构,也制约着药液与神经组织的接触。

(2)对患者重要生理功能,尤其血流动力学影响较蛛网膜下阻滞轻微。

(3)硬膜外阻滞的神经阻滞顺序与蛛网膜下阻滞相同,即始于交感神经,以下的顺序为温度感觉、疼痛感觉、触觉、肌肉运动、压力感觉,最后是本体感觉。

二、适应证和禁忌证

(一)适应证

1.外科手术

因硬膜外穿刺上至颈段、下至腰段,所以通过给药可阻滞这些脊神经所支配的相应区域,理论上讲,硬膜外阻滞可用于除头部以外的任何手术。但从安全角度考虑,硬膜外阻滞主要用于腹部及以下的手术,包括泌尿、妇产及下肢手术。颈部、上肢及胸部虽可应用,但管理复杂。此外,凡适用于蛛网膜下腔阻滞的手术,同样可采用硬膜外阻滞麻醉。

2.镇痛

产科镇痛、术后镇痛及一些慢性疼痛的镇痛,常用硬膜外阻滞。

(二)禁忌证

1.低血容量

由于失血、血浆或体液丢失,导致低血容量,机体常常通过全身血管收缩来代偿,以维持正常的血压,一旦给予硬膜外阻滞,其交感阻滞作用使血管扩张,迅速导致严重的低血压。

2.穿刺部位感染

穿刺部位感染可能使感染播散。

3.菌血症

菌血症可能导致硬膜外脓肿。

4.低凝状态

低凝状态容易引起硬膜外腔出血、硬膜外腔血肿。

三、穿刺技术

(一)穿刺前准备

硬膜外阻滞的局麻药用量较大,为预防中毒反应,麻醉前可给予巴比妥类或苯二氮类药物;对阻滞平面高、范围大或迷走神经兴奋型患者,应同时加用阿托品,以防心率减慢,术前有剧烈疼痛者适量使用镇痛药。

硬膜外穿刺用具包括:连续硬膜外穿刺针及硬膜外导管各一根,15 G 粗注射针头一枚(供穿刺皮肤用)、内径小的玻璃接管一个以观察硬膜外负压、5 mL 和 20 mL 注射器各一副、50 mL 的药杯 2 只以盛局麻药、无菌单 2 块、纱布钳 1 把、纱布及棉球数个,以上物品用包扎布包好,进行高压蒸气灭菌。目前,有硬膜外穿刺包供一次性使用。此外,为了防治全脊麻,须备好气管插管装置,给氧设备及其他急救用品。

(二)穿刺体位及穿刺部位

穿刺体位有侧卧位及坐位两种,临床上主要采用侧卧位,具体要求与蛛网膜阻滞法相同。穿刺点应根据手术部位选定,一般取支配手术范围中央的相应棘突间隙。通常上肢穿刺点在T3～T4 棘突间隙,上腹部手术在 T8～T10 棘突间隙,中腹部手术在 T9～T11 棘突间隙,下腹部手术在 T12 至 L2 棘突间隙,下肢手术在 L3～L4 棘突间隙,会阴部手术在 L4～L5 间隙,也可用骶管麻醉。确定棘突间隙,一般参考体表解剖标志。如颈部明显突出的棘突,为颈下棘突;两侧肩胛冈连线交于 T3 棘突;两侧肩胛下角连线交于 T7 棘突;两侧髂嵴最高点连线交于L4 棘突或 L3～L4 棘突间隙。

(三)穿刺方法

硬膜外间隙穿刺术有直入法和旁入法两种。颈椎、胸椎上段及腰椎的棘突相互平行,多主张用直入法;胸椎的中下段棘突呈叠瓦状,间隙狭窄,穿刺困难时可用旁入法。老年人棘上韧带钙化、脊柱弯曲受限制者,一般宜用旁入法。直入法、旁入法的穿刺手法同蛛网膜下腔阻滞的穿刺手法,穿刺的组织层次也与脊麻时一样,如穿透黄韧带有阻力骤失感,即提示已进入硬膜外间隙。

穿刺针到达黄韧带后,根据阻力的突然消失、负压的出现,以及无脑脊液流出等现象,即可判断穿刺针已进入硬膜外间隙。临床上一般穿刺到黄韧带时,阻力增大有韧感,此时可将针芯取下,用一湿润的空注射器与穿刺针衔接,当推动注射器芯时,即感到有弹回的阻力感(图 4-1)。此后,边进针边推动注射器芯试探阻力,一旦突破黄韧带则阻力消失,犹如落空感,同时注液毫无阻力,表示针尖已进入硬膜外间隙。临床上也常用负压法来判断硬膜外间隙,即抵达黄韧带后,拔出针芯,于针尾置一滴液体(悬滴法)或于针尾置一盛有液体的玻璃接管(玻璃法),当针尖穿透黄韧带而进入硬膜外间隙时,悬滴(或管内液体)被吸入,此种负压现象于颈胸段穿刺时比腰段清楚。除上述两项指标外,临床上还有多种辅助试验方法,用以确定硬膜外间隙,包括抽吸试验(硬膜外间隙抽吸无脑脊液)、正压气囊试验(正压气囊进入硬膜外间隙而塌陷)

及置管试验(在硬膜外间隙置管无阻力)。试验用药也可初步判断是否在硬膜外间隙。

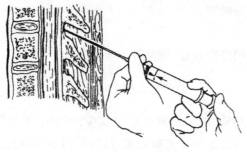

图 4-1　用注射器试探阻力

确定针尖已进入硬膜外间隙后,即可经针蒂插入硬膜外导管。插管时应先测量皮肤至硬膜外间隙的距离,然后即行置管,导管再进入硬膜外腔 3～5 cm,然后边拔针边固定导管,直至将针退出皮肤,在拔针过程中不要随意改变针尖的斜口方向,以防斜口割断导管。针拔出后,调整导管在硬膜外的长度,然后在导管尾端接上注射器,注入少许生理盐水,如无阻力,并回吸无血或脑脊液,即可固定导管。在置管过程中,如患者出现肢体异感或弹跳,提示导管已偏于一侧而刺激脊神经根,为避免脊神经损害,应将穿刺针与导管一并拔出,重新穿刺置管。如须将导管退出重插时,须将导管与穿刺针一并拔出。如导管内有全血流出,经冲洗无效后,应考虑另换间隙穿刺。

四、常用药物

用于硬膜外阻滞的局麻药应该具备弥散性强、穿透性强、毒性小,且起效时间短、维持时间长等特点。目前,常用的局麻药有利多卡因、丁卡因及丁哌卡因。利多卡因作用快,5～12 分钟即可发挥作用,在组织内浸透扩散能力强,所以阻滞完善,效果好,常用 1%～2% 浓度,作用持续时间为 1.5 小时,成年人一次最大用量为 400 mg。丁卡因常用浓度为 0.25%～0.33%,10～15 分钟起效,维持时间为 3～4 小时,一次最大用量为 60 mg。丁哌卡因常用浓度为 0.5%～0.75%,4～10 分钟起效,可维持 4～6 小时,但肌肉松弛效果只有 0.75% 溶液才令人满意。

罗哌卡因是第一个纯镜像体长效酰胺类局麻药。用等量的罗哌卡因和丁哌卡因于硬膜外阻滞所产生的感觉神经阻滞是近似的,而对运动神经的阻滞前者则不仅起效慢、强度差且有效时间也短。所以,在外科手术时,为了增强对运动神经的阻滞作用,可以增加浓度但不能超过 1%,总剂量可用 150～200 mg,10～20 分钟起效,持续时间为 4～6 小时。鉴于罗哌卡因的这种明显的感觉-运动阻滞分离特点,临床上常用罗哌卡因硬膜外阻滞作术后镇痛及无痛分娩。常用浓度为 0.2%,总剂量可用 12～28 mg/h。

局麻药中常加用肾上腺素,以减慢其吸收,延长作用时间。肾上腺素的浓度,应以达到局部轻度血管收缩而无明显全身反应为原则。一般浓度为 1:200 000,即 20 mL 药液中可加 0.1% 肾上腺素 0.1 mL,高血压患者应酌减。

决定硬膜外阻滞范围的最主要因素是药物的容量,而决定阻滞深度及作用持续时间的主要因素则是药物的浓度。根据穿刺部位和手术要求的不同,应对局麻药的浓度作不同的选择。以利多卡因为例,用于颈胸部手术,以 1%～1.3% 为宜,浓度过高可引起膈肌麻痹;用于腹部手术，为达到腹肌松弛的要求，须用1.5%～2%浓度。此外，浓度的选择与患者全身情况有关，健壮患者所需的浓度宜偏高，虚弱或年老患者，浓度要偏低。

为了取长补短，临床上常将长效和短效局麻药配成混合液，以达到起效快而维持时间长的目的，常用的配伍是1%利多卡因和0.15%丁卡因混合液，内加肾上腺素1∶200 000。

穿刺置管成功后，即应注入试验剂量3～5 mL，目的在于排除误入蛛网膜下腔的可能；此外，从试验剂量所出现的阻滞范围及血压波动幅度，可了解患者对药物的耐受性，以指导继续用药的剂量。观察5～10分钟后，如无蛛网膜下腔阻滞征象，可每隔5分钟注入3～5 mL麻药，直至阻滞范围满足手术要求为止；也可根据临床经验一次性注入预订量，用药的总和即首次总量，也称初量，一般需15～20 mL，之后每40～60分钟给予5～10 mL或追加首次用量的1/3～1/2，直至手术结束。

五、麻醉前准备

与蛛网膜下阻滞者相同。

六、影响硬膜外阻滞平面的因素

(一)局麻药的容积和剂量

局麻药的容积和剂量，是决定麻醉范围的主要因素，局麻药容量和剂量越大，硬膜外阻滞平面范围越广。

(二)局麻药注射速度

注射速度越快，阻滞范围越广，但阻滞不全的发生率上升。

(三)导管的位置和方向

当导管向头侧插管时，药物易向头侧扩散，向尾侧插管，则多向尾侧扩散。如果导管偏向一侧，可能出现单侧麻醉。

(四)年龄

老年人硬膜外间隙小，椎间孔狭窄，阻滞范围容易扩大，用药量须减少20%，婴幼儿硬膜外间隙小，药物易向头侧扩散，所需药量应减少。

(五)妊娠

妊娠期间，由于激素的影响，使神经对局麻药的作用更敏感，加之下腔静脉受压，增加了硬膜外间隙静脉丛的血流量，从而使硬膜外间隙容积减少，所以药物容易扩散，用药量须减少30%。

(六)肥胖

肥胖患者可能由于硬膜外间隙内脂肪组织增加，使硬膜外间隙的容量减少，以致等容量的局麻药扩散范围较正常人增加，其所需药量减少。

七、硬膜外麻醉期间的管理

(一)急救用具准备

硬膜外阻滞一旦发生全脊麻，常导致呼吸、循环骤停。因此，在硬膜外麻醉实施前，必须准备气管插管器械，给氧装置及其他急救药品，以备紧急使用。

(二)建立输液通道

在穿刺、置管成功后，首先要建立输液通路后再给局麻药，以防发生意外时，可立即通过静脉给予抢救治疗。

（三）试验剂量

开放静脉后，注入局麻药液3～5 mL，观察5分钟后，测试麻醉平面，排除全脊麻征象后，分次追加局麻药液直至达到手术要求范围，一般首次总量8～12 mL。

（四）维持剂量

根据初次总量及药物的不同，决定术中追加剂量及间隔时间，一般用量为首次量的1/3～1/2，间隔40～90分钟。

（五）循环监测

血压下降多发生于胸段硬膜外阻滞，由于内脏交感神经阻滞，导致腹内血管扩张，回心血量减少引起血压下降，同时副交感神经相对亢进，可出现心动过缓，应先作输液补充血容量，同时静脉滴注麻黄素15～30 mg，血压一般可回升，心动过缓患者，可同时给予阿托品0.3～0.5 mg。

（六）呼吸监测

颈部及上胸部硬膜外阻滞时，由于肋间肌和膈肌不同程度麻痹，可出现呼吸抑制，因此，要使用低浓度、小剂量麻醉药，以减轻胸段运动神经阻滞，防止发生呼吸抑制。下胸段及腰段硬膜外阻滞时，如果用药量过大，也可引起阻滞平面过高，发生呼吸抑制。术中可给予低流量面罩吸氧，对于严重呼吸困难者，应使用人工辅助呼吸。

（七）恶心、呕吐

硬膜外阻滞不能有效克服内脏牵拉反应，患者常出现恶心、呕吐、烦躁不安现象，首先可给予适当的镇静剂，如哌替啶50 mg、氟哌利多1～2.5 mg静脉注入，如无效，可请手术医师施行迷走神经和腹腔神经丛封闭，必要时可改全麻。

第三节　蛛网膜下腔阻滞

一、阻滞特点

在蛛网膜下腔中，由于有脑脊液间隙的存在，局麻药注入后立即与脑脊液混合，并扩散，再加蛛网膜下腔中的神经根无鞘膜包裹，局麻药很易与之结合，并产生麻醉作用。这些特点决定着蛛网膜下腔阻滞的性能及其临床表现。

二、适应证和禁忌证

一种麻醉方法的适应证和禁忌证都存在相对性，蛛网膜下腔阻滞也不例外。在选用时，除参考其固有的适应与禁忌外，还应根据麻醉医师自己的技术水平、患者的全身情况及手术要求等条件来决定。

（一）适应证

1.下腹部手术

下腹部手术，如阑尾切除术、疝修补术。

2.肛门及会阴部手术

肛门及会阴部手术,如痔切除术、肛瘘切除术、直肠息肉摘除术、前庭大腺囊肿摘除术、阴茎及睾丸切除术等。

3.盆腔手术

盆腔手术,包括一些妇产科及泌尿外科手术,如子宫及附件切除术、膀胱手术、下尿道手术及开放性前列腺切除术等。

4.下肢手术

下肢手术,包括下肢骨、血管、截肢及皮肤移植手术,止痛效果可比硬膜外阻滞更完全,且可避免止血带不适。

(二)禁忌证

(1)精神病、严重神经官能症,以及小儿等不能合作的患者。

(2)严重低血容量的患者:此类患者在脊麻发生作用后,可能发生血压骤降甚至心搏骤停,故术前访视患者时,应切实重视失血、脱水及营养不良等有关情况,特别应衡量血容量状态,并仔细检查,以防意外。

(3)凝血功能异常的患者:凝血功能异常者,穿刺部位易出血,导致血肿形成及蛛网膜下腔出血,重者可致截瘫。

(4)穿刺部位有感染的患者:穿刺部位有炎症或感染者,脊麻有可能将致病菌带入蛛网膜下腔引起急性脑脊膜炎的危险。

(5)中枢神经系统疾病,特别是脊髓或脊神经根病变者,麻醉后可能后遗长期麻痹,疑有颅内高压患者,也应列为禁忌。

(6)脊椎外伤或有严重腰背痛病史者,禁用脊麻。脊椎畸形者,使解剖结构异常,也应慎用脊麻。

三、穿刺技术

(一)穿刺前准备

1.麻醉前用药

麻醉前用药用量不宜过大,应让患者保持清醒状态,以利于进行阻滞平面的调节。常于麻醉前1小时肌内注射苯巴比妥钠0.1 g(成人量),阿托品或东莨菪碱可不用或少用,以免患者术中口干不适。除非患者术前疼痛难忍,麻醉前不必使用吗啡或哌替啶等镇痛药。氯丙嗪或氟哌利多等药不宜应用,以免导致患者意识模糊和血压剧降。

2.麻醉用具

蛛网膜下腔阻滞应准备的用具有:20 G和22 G以下的蛛网膜下腔阻滞穿刺针各一根、1 mL和5 mL注射器各一副、25 G和22 G注射针头各一枚、消毒钳一把、无菌单4块或孔巾1块、40 mL药杯两只、小砂轮1枚、棉球数只、纱布数块。集中在一起包成脊麻穿刺包,用高压蒸汽消毒备用。目前,还有一次性脊麻穿刺包市售可供选择。在准备过程中,认真检查穿刺针与针芯是否相符,有无破损,与注射器衔接是否紧密。对各种用药的浓度、剂量必须认真核对,并把手术台调节到需要的位置。准备好给氧装置、人工通气器械及其他急救用品,以备紧急使用。

(二)穿刺体位

蛛网膜下腔穿刺体位,一般可取侧位或坐位,以前者最常用(图 4-2)。

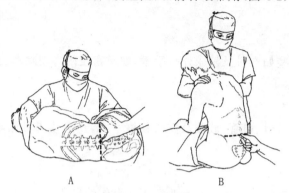

A.侧卧位;B.坐位

图 4-2　脊麻穿刺体位

1.侧位

取左侧或右侧卧位,两手抱膝,大腿贴近腹壁。头尽量向胸部屈曲,使腰背部向后弓成弧形,棘突间隙张开,便于穿刺。背部与床面垂直,平齐手术台边沿。采用重比重液时,手术侧置于下方,采用轻比重液时,手术侧置于上方。

2.坐位

臀部与手术台边沿相齐,两足踏于凳上,两手置膝,头下垂,使腰背部向后弓出。这种体位须有助手协助,以扶持患者保持体位不变。如果患者于坐位下出现头晕或血压变化等症状,应立即平卧,经处理后改用侧卧位穿刺。鞍区麻醉一般需要取坐位。

(三)穿刺部位和消毒范围

蛛网膜下腔常选用 L3~L4 棘突间隙,此处的蛛网膜下腔最宽,脊髓于此也已形成终丝,故无伤及脊髓之虞。确定穿刺点的方法是:取两侧髂嵴的最高点作连线,与脊柱相交处,即为第 4 腰椎或 L3~L4 棘突间隙。如果该间隙较窄,可上移或下移一个间隙做穿刺点。穿刺前须严格消毒皮肤,消毒范围应上至肩胛下角,下至尾椎,两侧至腋后线。消毒后穿刺点处须铺孔巾或无菌单。

(四)穿刺方法

穿刺点用 0.5%~1%普鲁卡因作皮内、皮下和棘间韧带逐层浸润。常用的蛛网膜下腔穿刺术有以下两种。

1.直入法

用左手拇、示两指固定穿刺点皮肤。将穿刺针在棘突间隙中点,与患者背部垂直,针尖稍向头侧作缓慢刺入,并仔细体会针尖处的阻力变化。当针穿过黄韧带时,有阻力突然消失的落空感觉,继续推进,常有第二个落空感觉,提示已穿破硬膜与蛛网膜而进入蛛网膜下腔。如果进针较快,常将黄韧带和硬膜一并刺穿,则往往只有一次落空的感觉。

2.旁入法

于棘突间隙中点旁开 1.5 cm 处作局部浸润。穿刺针与皮肤成 75°,进针方向对准棘突间孔刺入,经黄韧带及硬脊膜而达蛛网膜下腔。本法可避开棘上及棘间韧带,特别适用于韧带钙化的老年患者或脊椎畸形或棘突间隙不清楚的肥胖患者。

针尖进入蛛网膜下腔后,拔出针芯即有脑脊液流出,如未见流出可旋转针干180°或用注射器缓慢抽吸。经上述处理仍无脑脊液流出者,应重新穿刺。穿刺时如遇骨质,应改变进针方向,避免损伤骨质。经3～5次穿刺而仍未能成功者,应改换间隙另行穿刺。

四、常用药物

(一)局麻药

蛛网膜下腔阻滞较常用的局麻药有普鲁卡因、丁卡因、丁哌卡因、地布卡因和利多卡因。其作用时间取决于脂溶性及蛋白结合力。上述药物的作用时间从短至长依次为:普鲁卡因、利多卡因、丁哌卡因、丁卡因及地布卡因。所以,短时间的手术可选择普鲁卡因,中等时间的手术(如疝修补术及下肢截肢术)常选择利多卡因,而长时间的手术(膝或髋关节置换术及下肢血管手术)可用丁哌卡因、丁卡因及地布卡因。普鲁卡因成人用量为100～150 mg,常用浓度为5%,麻醉起效时间为1～5分钟,维持时间仅45～90分钟。利多卡因一般用量为100 mg,最高剂量为120 mg,常用浓度为2%～3%,起效时间为1～3分钟,维持时间为75～150分钟。丁哌卡因常用剂量为8～12 mg,最多不超过20 mg,一般用0.5%～0.75%浓度,起效时间需5～10分钟,可维持2～2.5小时。丁卡因常用剂量为10～15 mg,常用浓度为0.33%,起效缓慢,需5～20分钟,麻醉平面有时不易控制,维持时间2～3小时,丁卡因容易被弱碱中和沉淀,使麻醉作用减弱,须注意。地布卡因常用剂量为5～10 mg,常用浓度为0.3%,起效时间可为10～30分钟,使麻醉平面不易如期固定,另一缺点是毒性大,即使是一般剂量,也应注意其不良反应,故用于蛛网膜下腔阻滞存在顾虑。

(二)血管收缩药

血管收缩药可减少局麻药的血管吸收,使更多的局麻药物浸润至神经中,从而使麻醉时间延长。常用的血管收缩药有麻黄碱、肾上腺素及去氧肾上腺素。常用麻黄碱(1∶1 000)200～500 μg(0.2～0.5 mL)或去氧肾上腺素(1∶100)2～5 mg(0.2～0.5 mL)加入局麻药中。但目前认为,血管收缩药能否延长局麻药的作用时间,与局麻药的种类有关。利多卡因、丁卡因可使脊髓及硬膜外血管扩张、血流增加,把血管收缩药加入至利多卡因或丁卡因中,可使已经扩张的血管收缩,因而能延长作用时间,而丁哌卡因使脊髓及硬膜外血管收缩,药液中加入血管收缩药并不能延长其作用时间。麻黄碱、去氧肾上腺素作用于脊髓背根神经元α受体,也有一定的镇痛作用,与其延长麻醉作用时间也有关。因血管收缩药用量小,不致引起脊髓缺血,故常规与局麻药合用。

(三)药物的配制

除了血管收缩药外,尚须加入一些溶剂,以配成重比重液、等比重液或轻比重液以利药物的弥散和分布。重比重液其比重大于脑脊液,容易下沉,扩散与体位有关,常通过加5%葡萄糖溶液制成,重比重液是临床上应用最多的脊麻液。轻比重液其比重小于脑脊液,但由于轻比重液阻滞平面调节较难掌握;可能导致阻滞平面过高,目前已很少采用。5%普鲁卡因重比重液配制方法为:普鲁卡因150 mg溶解于5%葡萄糖液2.7 mL,再加0.1%肾上腺素0.3 mL。利多卡因重比重液常用2%利多卡因60～100 mg,加入5%葡萄糖液0.5 mL及0.1%肾上腺素 0.25 mL 混匀后即可应用。丁卡因重比重液常用 1％丁卡因、10％葡萄糖液及 3％麻黄碱各 1 mL 配制而成。丁哌卡因重比重液取 0.5％丁哌卡因 2 mL 或 0.75％丁哌卡因 2 mL，加 10％葡萄糖 0.8 mL 及 0.1％肾上腺素 0.2 mL 配制而成。

五、麻醉前准备

（1）术前至少 6 小时禁食。

（2）保持精神安定，必要时给予适量的镇静药或安眠药，如地西泮、哌替啶或吗啡等。

（3）为了增进术前药的效果，术前药中常给予东莨菪碱。

（4）严格各项无菌操作和灭菌处理是杜绝蛛网膜下阻滞后神经系统后遗症的最有效措施。

六、影响局麻药在蛛网膜下腔扩散的因素

（一）穿刺部位

一般首选腰 3～4 间隙穿刺，此间隙正位于（患者侧卧时）脊柱的最高点。若用重比重液，高位阻滞时可选用腰 2～3 间隙，低位阻滞时可选用腰 4～5 间隙。

（二）穿刺针内径及针端斜口方向

注射速率相同时，内径越小，扩散越广。斜口向头则向头侧扩散广，反之亦然。

（三）注药速率

注药速率过快或采用脑脊液回抽后注药可引起脑脊液湍流，则麻醉平面扩散愈广。

（四）局麻药容积与剂量

局麻药容积和剂量（浓度）越大则阻滞范围愈广。

（五）局麻药比重

重比重液，药物流向低处；轻比重液，药物流向高处。

（六）患者脊柱的长度

当局麻药剂量相同时，脊柱越长的患者阻滞平面相对较低。

（七）腹内压增加

妊娠、肥胖、腹水或腹部肿瘤，均可增加下腔静脉丛的血流量，并导致局麻药扩散更广。

（八）脑脊液压力和患者年龄

脑脊液压力偏低和老年患者，易于呈现较高平面的阻滞。

七、蛛网膜下腔阻滞的管理

局麻药注入蛛网膜下腔的最初 20 分钟是阻滞平面、呼吸、循环功能最易发生改变且有时改变极其急剧的时期，因此，在此时期中必须加强监测和管理。

（一）循环系统

阻滞平面超过 T4 以上常出现血压下降、心率减慢，多数人在注药 15～30 分钟出现，应加快输液速度，立即静脉滴注血管收缩药麻黄素 15～30 mg，即可使血压回升，对心率缓慢患者给予阿托品 0.3～0.5 mg，以降低迷走神经张力。

（二）呼吸系统

麻醉平面过高，可引起肋间肌麻痹，表现为胸式呼吸微弱，腹式呼吸增强，严重时患者潮气量减少，咳嗽无力，甚至发绀，应迅速吸氧，进行辅助呼吸，直至肋间肌运动能力恢复。

（三）恶心、呕吐

恶心、呕吐多因血压下降引起脑缺氧，或因麻醉后胃肠蠕动亢进外加手术牵拉内脏引起，

应对症处理如吸氧、使用升压药,镇吐药甲氧氯普胺等。

(四)手术完毕后

待阻滞平面消退至 T6 以下方可送返。

第四节 联合麻醉

一、硬膜外和蛛网膜下腔联合麻醉(硬+腰)

(一)适应证

主要适用于膈平面以下的手术,以下腹部、下肢、盆腔及会阴部手术效果较好,且经常使用。

(二)操作方法

患者侧卧位,取 L2~L3 间隙常规消毒,铺无菌巾,用国产 Tuohy 氏针直入法作硬膜外穿刺,证实在硬膜外间隙后,拔出针芯,取美国 BD 公司 25 号 Whitacye 铅笔头样圆锥形尖腰穿针,经硬膜外穿刺作蛛网膜下腔穿刺,穿破硬脊膜时有较明显的突破感,拔出腰穿针针芯经 10~20 秒可见脑脊液流出。用左手食指、中指分别放在 Tuohy 针及腰穿针一侧,拇指在另一侧固定穿刺针,不使其移位,右手注入麻醉药(0.75% 丁哌卡因 2 mL、25% 葡萄糖 0.5 mL、3% 麻黄素 0.5 mL,合计 3 mL),酌情注入 2.5~3 mL,注药速度 30~45 秒,拔出腰穿针,向头或尾端置入硬膜外导管,再拔出硬膜外针,妥善处理硬膜外导管,平卧后调解好腰麻阻滞平面,一般阻滞平面达 T6。当术中患者感牵拉不适,肌肉稍紧,鼓肠等提示脊麻作用开始消退,应给予硬膜外注药,先注入实验量 3~5 mL,以防硬膜外导管误入蛛网膜下腔,再根据阻滞平面注入首次量。

(三)优缺点

联合椎管内麻醉具有腰麻和硬膜外麻醉的双重特点,脊麻具有起效时间快、阻滞效果完善、肌肉松弛彻底等优点,而硬膜外置管可提供长时间手术麻醉及术后镇痛。其不足之处是脊麻失败率高,硬膜外间隙注药或导管置入,可能误入蛛网膜下腔。

(四)注意事项

蛛网膜下腔注药后,再经硬膜外间隙导管注药,注药量通常比单纯硬膜外阻滞时要少,意味着腰麻硬膜外联合阻滞时硬膜外间隙注药后阻滞平面易于扩散。这可能与局麻药经硬膜上的穿刺孔进入蛛网膜下腔,以及硬膜外间隙压力改变后加速了局麻药在蛛网膜下腔的扩散。因此,为防止脊麻硬膜外联合阻滞时阻滞平面过广,导致循环呼吸严重抑制,蛛网膜下腔注药后,经硬膜外间隙导管注药的剂量应仔细确定,分次注入所需要的剂量或采用持续输注(4~6 mL/h)的方法可能更好。

二、硬膜外阻滞与全身麻醉联合应用

(一)适应证

凡是能够在单纯硬膜外阻滞下完成的手术,如腹部手术、下肢手术和盆腔手术,均为其适应证。一些不能单独在硬膜外阻滞下完成的手术,如胸腔内手术等,则可以在全身麻醉的基础上,配合术中、术后的硬膜外麻醉和硬膜外镇痛,不仅能够满足手术的需要,而且取得了良好的效果。

（二）禁忌证

绝对禁忌证同硬膜外阻滞。相对禁忌证则包括各种短小手术，不必采用复杂的硬膜外阻滞联合全麻。

（三）实施原则

（1）硬膜外阻滞和全身麻醉联合使用，应符合全麻的基本要素。

（2）硬膜外穿刺点的选择和硬膜外阻滞平面的调节，应尽量满足外科手术镇痛的基本要求。

（3）应注意硬膜外阻滞和全身麻醉之间的配合，既要充分发挥硬膜外阻滞的作用，同时又要避免硬膜外局麻药过量，造成阻滞平面广泛，引起严重的循环紊乱。

（4）硬膜外阻滞和全身麻醉的配合及药物的使用必须做到个体化，并在术中随时调整。

（四）优缺点

1.优点

（1）由于全身麻醉和硬膜外阻滞的协同作用，全麻药和硬膜外局麻药的用量均明显减少。

（2）具有较完善的局部镇痛和肌松作用，减轻手术对患者的刺激，减少了麻醉知晓的发生，有效地抑制了手术所致的应激反应。

（3）患者苏醒迅速和完全，苏醒时无疼痛，因而比较舒适。避免单纯全麻时经常出现的高血压和烦躁、躁动。

（4）硬膜外阻滞促使肠管收缩，有利于手术野的显露。

（5）良好的硬膜外镇痛，有利于术后早期活动，减少术后并发症。

（6）在血管外科手术时，有利于维持术中血流动力学稳定。

（7）有利于术后呼吸功能的维护。

（8）术中维持心肌氧供需平衡，对冠心病患者有利。

2.缺点

（1）操作比较费时，有增加创伤和发生硬膜外阻滞并发症的可能。

（2）诱导期间，虽然高血压的发生率减低，但如果全麻诱导前硬膜外局麻药用量掌握不当，则全麻诱导期间低血压的发生机会增加。

（3）麻醉期间液体用量增加，有造成水钠潴留的可能。

（4）如硬膜外阻滞和全身麻醉的配合不当或术中过度追求"浅全麻"，则患者有发生术中知晓的可能。

第五节　骶管阻滞

一、阻滞特点

成人骶管的容积约为 25 mL，麻醉药液必须将骶管充满，方足以使所有骶神经都受到阻滞。

二、适应证

骶管阻滞主要适应于肛门、直肠、会阴及尿道（包括膀胱镜检查）等手术，尤其用于体质衰弱的患者。

三、穿刺技术

(一)穿刺体位及穿刺部位

骶裂孔和骶角是骶管穿刺点的重要解剖标志，其定位方法是：先摸清尾骨尖，沿中线向头方向摸至4 cm处（成人），可触及一个有弹性的凹陷，即为骶裂孔，在孔的两旁可触到蚕豆大的骨质隆起，为骶角。两骶角连线的中点，即为穿刺点（图4-3）。髂后上棘连线在第2骶椎平面，是硬脊膜囊的终止部位，骶管穿刺针如果越过此连线，即有误穿蛛网膜下腔而发生全脊麻的危险。

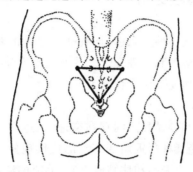

图 4-3　骶裂孔与髂后上棘之关系及硬膜囊终点的部位

(二)穿刺方法

骶管穿刺术可取侧卧位或俯卧位。取侧卧位时，腰背应尽量向后弓曲，双膝屈向腹部；取俯卧位时，髋部须垫厚枕以抬高骨盆，暴露骶部。于骶裂孔中心做皮内小丘，将穿刺针垂直刺进皮肤，当刺到骶尾韧带时有弹韧感觉，稍作进针有阻力消失感觉。此时，将针干向尾侧方向倾倒，与皮肤呈30°～45°，顺势推进2 cm，即可到达骶管腔。接上注射器，抽吸无脑脊液，注射生理盐水和空气全无阻力，也无皮肤隆起，证实针尖确在骶管腔内，即可注入试验剂量，观察无蛛网膜下腔阻滞现象后，可分次注入其药液。

骶管穿刺成功的关键，在于掌握好穿刺针的方向。如果针与皮肤角度过小，即针体过度放平，针尖可在骶管的后壁受阻；若角度过大，针尖常可触及骶管前壁。穿刺如遇骨质，不宜用暴力，应退针少许，调整针体倾斜度后再进针，以免引起剧痛和损伤骶管静脉丛。

骶管有丰富的静脉丛，除容易穿刺损伤出血外，对麻药的吸收也快，故较易引起轻重不等的毒性反应。此外，当抽吸有较多回血时，应放弃骶管阻滞，改用腰部硬膜外阻滞。约有20%正常人的骶管呈解剖学异常，骶裂孔畸形或闭锁者占10%，如发现有异常，不应选用骶管阻滞。鉴于传统的骶管阻滞法，针的方向不好准确把握，难免阻滞失败。近年来，对国人的骶骨进行解剖学研究，发现自 S_4 至 S_2 均可裂开，故可采用较容易的穿刺方法，与腰部硬膜外阻滞法相同，在 S_2 平面以下先摸清骶裂孔，穿刺针自中线垂直进针，易进入骶裂孔。改进的穿刺方法失败率减少，并发症发生率也降低。

四、常用药物

成人常用1.6%利多卡因加0.2%丁卡因混合液（内加1：20万肾上腺素）总量25～30 mL或0.5%丁哌卡因。

第五章　心外科手术麻醉

第一节　先天性心脏病患者的麻醉

一、先天性心脏病的病理生理

(一)先天性心脏病分类

先天性心脏病(简称"先心病")种类繁多,同种病变之间的差别也很大。病理生理取决于心内分流和阻塞性病变引起的解剖和生理变化。从血流动力学角度可以分以下四种类型。分流性病变、梗阻性病变、反流性病变和混合性病变。

1.分流性病变

病理生理特点是在体循环和肺循环之间存在交通,通过交通产生分流。分流可能是某种病变的主要表现,也可能是减轻某种严重病变症状的代偿现象。分流包括心内分流(如房、室间隔缺损)、心外分流(如动脉导管未闭和体肺侧支)。分流的流速取决于分流两端的压力梯度和相关的血管床血管阻力,而分流量的大小取决于解剖缺损的大小。

(1)非限制性分流:解剖缺损较大,两端压力梯度较小,分流量的大小主要由影响分流的血管床的阻力决定。

(2)限制性分流:解剖缺损较小,分流量较为固定,血管床阻力对分流的影响不明显。

2.梗阻性病变

梗阻性病变可发生在主动脉和肺动脉的瓣膜上、瓣膜或瓣膜下。无论左侧还是右侧心室流出道发生梗阻性病变,都会引起相应心室的肥厚和扩大。心肌肥厚则氧须增加,最后发展到冠状动脉供血不足,可导致心肌缺血。

(1)右侧梗阻病变:早期即发生肺血流减少和可能出现低氧血症。长期低氧引起凝血功能异常和侧支循环的形成等。

(2)左侧梗阻病变:表现为心排血量下降和体循环灌注不足,长期可引起左心室肥厚,导致心肌缺血或纤维化。任何影响心率和容量的因素,都可能诱发心肌缺血和心搏骤停。

(3)动力性梗阻和固定性梗阻:动力性梗阻(右心室流出道梗阻和肥厚性心肌病)的心肌收缩性降低可以减轻梗阻的程度。固定梗阻(肺动脉闭锁或瓣膜狭窄)的程度不受心肌收缩性的影响。

3.反流性病变

反流性病变可以是先天的(如埃布斯坦综合征、房室通道缺损和二尖瓣裂等),但更常见的是因先天性心脏病变而带来的继发改变。长期的容量和压力负荷引起心脏解剖和生理改变,导致瓣膜反流。反流量的大小取决于心脏的前负荷、后负荷和心率。

4.混合性病变

先天性的缺陷引起氧合血和非氧合血在心腔或大血管内混合,如三尖瓣闭锁、单心室、共同动脉干和肺静脉畸形引流等。由于存在非限制性的血流交通,肺血管阻力和体循环血管阻力则明显影响分流量。

二、麻醉前准备

(一)术前禁饮食

(1)6个月以内患儿,可在术前4小时喂奶和固体食物,术前2小时喂清水(如苹果汁、糖水或白水)。

(2)6个月~3岁患儿,可在术前6小时喂奶和固体食物,术前2~3小时喂清水。

(3)3岁以上患儿,术前8小时可食奶和固体食物,3小时喝清水。

(二)手术室内准备

(1)麻醉操作时室内温度:麻醉操作使小儿身体大部分暴露在空气中,半岁以内小儿应使室内温度保持在23 ℃以上,变温毯保温,新生儿最好使用保温气毯。

(2)麻醉相关仪器准备:麻醉机、吸引器、监护仪和急救设备常规检查、待用。

(3)呼吸参数设定:潮气量10~12 mL/kg;呼吸次数:新生儿30~35次/分,2岁以内25~30次/分,2~5岁20~25次/分,5~12岁18~20次/分。

(三)气管插管准备

经鼻气管插管易于固定,便于口腔护理,患儿易于耐受,可用于带管时间长的患儿。但操作要轻柔,以免鼻腔出血。注意鼻道的清理,避免鼻内容物堵塞和污染气管导管。经口腔插管适于带管时间短的患儿。低压气囊导管对于预防术后肺内感染和避免气管压伤更为有利。

1.导管内径(mm)选择

早产儿2.5~3.0;新生儿3.0~3.5;1个月~6个月3.5~4.0;6个月~1岁4.0~4.5;1~2岁导管为4.5~5.0;2岁以上可以按4+年龄/4计算。

2.鼻腔插管深度(cm)

(1)早产儿:鼻翼至耳垂的距离+2;0~4岁为10+体重(kg)/2;4岁以上为14+年龄/2。

(2)气管导管上有刻度,点状线一般为鼻插管和口插管深度之间的标记。

(3)口腔插管深度为鼻腔插管深度减2 cm。

(4)气管导管插入后,要在听诊双肺呼吸音对称后方可固定。

3.插管物品准备

(1)气管导管:准备所插导管和上、下0.5号的气管导管各1根。

(2)吸痰管两根:粗的插入导管内作引导管,细的用来气管内吸痰。

(3)喉镜、镜柄和插管钳;润滑油和棉签等。

(四)常规准备的紧急用药

山莨菪碱(2 mg/mL)、10 %葡萄糖酸钙、异丙肾上腺素(4 μg/mL)、麻黄碱(1.5 mg/mL)、去甲肾上腺素(4 μg/mL)或去氧肾上腺素(40 μg/mL)。

三、麻醉管理

(一)基础麻醉

患儿被接入手术室后,一般采取以下两种方法,使其安静入睡,然后连接心电图、脉搏血氧饱和度和无创血压袖带监护,再立即进行动脉和外周静脉穿刺置管。

(1)吸入七氟烷:先面罩吸入8 %的七氟烷诱导入睡,然后降低吸入浓度至5 %,保持气道通畅。

(2)氯胺酮 5～7 mg/kg 和阿托品 0.01～0.02 mg/kg 或盐酸戊乙奎醚0.02～0.04 mg/kg 混合肌内注射。

(二)麻醉诱导

(1)诱导药物:患儿开放静脉后可开始静脉诱导。常用药物有咪达唑仑、维库溴铵、芬太尼和地塞米松等。

(2)面罩通气时,可以根据病种和患儿当时状态选择 FiO_2。新生儿和左向右分流量大的患儿尽量避免吸入纯氧,依赖动脉导管循环的患儿可吸入低浓度氧或空气。

(3)气管插管:插管动作要轻柔,注意小儿最狭窄处在声门下,送入导管困难时,及时更换小 0.5 号气管导管。

(三)麻醉维持

(1)麻醉用药:可以间断给予阿片类药(芬太尼、舒芬太尼)、肌松药(维库溴铵、哌库溴铵等)和镇静药(咪达唑仑等)或经体外循环机给予异氟烷。

(2)1 个月以上的小儿在体外循环中可用丙泊酚(200 mg)加氯胺酮(50 mg)静脉输注。

(四)特殊注意事项

(1)存在心内分流病变,尤其是右向左分流,在静脉给药时,要注意排气避免气栓。

(2)高危出血风险或预计时间较长的体外循环手术,建议准备血小板。

(3)先心病小儿静脉注射肝素后,动脉和静脉血的丙氨酸氨基转移酶值在一定时间内存在很大差别,故丙氨酸氨基转移酶测定应以静脉血为准。

(4)常温非体外全身麻醉手术,常规准备自体血回输装置。

四、呼吸管理

(1)可以采取容控或压控通气模式,吸呼比 1∶(1～2),气道压力不宜超过30 cmH_2O。

(2)发绀患儿 FiO_2 80 %以上;严重左向右分流患儿 FiO_2 50 %以下。

(3)欲行体-肺动脉分流术者,在避免缺氧的情况下,尽量吸入 30 %～50 %的低浓度氧,以观察和比较分流前后的氧供情况。

(4)增加肺血管阻力:轻度高碳酸血症、调节通气量使呼气末二氧化碳分压在45～55 mmHg、吸入低浓度氧或空气。

(5)降低肺动脉压力:吸入高浓度氧、轻度过度通气、呼气末二氧化碳分压维持在 25～30 mmHg 等。

(6)体外循环期间静态膨肺,气道压力维持在 5～8 cmH_2O,氧流量 0.3～0.5 L/min,氧浓度 21 %。

(7)开始通气前气管内吸痰,开放升主动脉适时膨肺,但压力不宜超过30 cmH_2O。明显肺不张时,膨肺偶可达到 40 cmH_2O,但要避免肺损伤。

五、循环管理

(一)心率和心律

1.维持循环稳定的参考心率

(1)体外循环前:新生儿 150 次/分以上;6 个月以内婴儿在 130 次/分以上;2 岁以内小儿120 次/分以上;3 岁以内小儿在 110 次/分以上;5 岁以内小儿在 100 次/分以上。

(2)体外循环后:新生儿 160 次/分以上;6 个月以内婴儿在 140 次/分以上;3 岁以内小儿在 130 次/分以上;5 岁以内小儿在 110 次/分以上。

2.安装临时起搏器

药物不能维持满意心率,往往需要安装临时起搏器。

(1)窦性心动过缓时,起搏电极放置在心房外膜,可维持满意的心排血量。

(2)当心房和房室传导阻滞时,电极须放置在心室外膜。

(3)当瓣膜反流时,需要安装双腔临时起搏器,心房和心室均须放置起搏电极。

3.室上性心动过速治疗(小儿心脏手术中较易发生)

(1)喷洒冰水在窦房结区,有时可以暂时缓解。

(2)适当牵拉窦房结区,可以部分中止发作。

(3)使用去氧肾上腺素、腺苷(50 μg/kg)、美托洛尔等治疗。

(4)顽固性室上性心动过速,可持续静脉输注艾司洛尔[负荷量:250～500 μg/kg,维持量:50～300 μg/(kg · min)]。

(5)严重影响循环时,可以电击(同步或非同步)除颤复律。

(二)体外循环前重症小儿维持循环稳定

(1)发绀患儿可以给予 5 ％碳酸氢钠(2 mL/kg)＋5 ％葡萄糖液共 50 mL 输注。

(2)低血容量者,可以适量补充 5 ％清蛋白和洗涤浓缩红细胞。

(3)肺内分流过多者,外科适当束缚肺动脉,增加体循环流量。

(4)肺血过少者,以补充容量为主,适当增加外周血管阻力。

(5)必要时补充钙剂和持续输注正性肌力药(如多巴胺)支持。

(三)脱离体外循环机困难的处理

1.重度肺动脉高压

(1)适当过度通气,不使用呼气末分压;吸入 NO。

(2)通过中心静脉输注血管扩张药,降低肺动脉压;左心房管输注血管升压药物,提高灌注压。

(3)适当给予碳酸氢钠,维持血液偏碱状态。

(4)维持足够的右心室前负荷。

2.左心功能异常

(1)根据左心房压缓慢还血,维持较快的心率,降低左心室前负荷。

(2)在使用其他血管活性药基础上,可以经左心房管加用肾上腺素输注。

(3)当心律存在问题时,使用双腔起搏器为宜。

(四)重症患儿体外循环后循环维持

(1)根据心脏饱满程度和左、右心房压回输机器血。

(2)鱼精蛋白中和后,最好使用洗涤后的红细胞。

(3)通气调整肺循环血管阻力。

(4)使用正性肌力药或其他血管活性药。

(5)必要时持续输注葡萄糖酸钙(5～10 mg/h)。

(五)体外循环后早期反常性血压

1.反转现象

部分患儿体外循环后出现主动脉压和外周动脉压反转现象,术后可以持续数小时而逐渐恢复正常。

2.停机过程中外周动脉压过低时,要进行主动脉根部测压

(1)当主动脉根部压与外周动脉压差别大时,先缓慢还血以补充容量,不急于加大正性肌力药的剂量。如果还血主动脉根部压力增高,左心房压也升高,而外周动脉压无变化时,有可能主动脉插管过粗,须尽快调整停机,拔出主动脉插管。

(2)主动脉根部压与外周动脉压均低时,输血后左心房压升高,往往存在心功能异常,须调整呼吸循环状态,加大正性肌力药物的支持。

六、凝血管理

(一)鱼精蛋白中和肝素

(1)鱼精蛋白和肝素之比为(1~1.5) mg∶100 U。

(2)重度肺动脉高压者可经主动脉根部或左心房管推注鱼精蛋白,亦同时可推注葡萄糖酸钙(15~30 mg/kg)。

(3)静脉推注鱼精蛋白要缓慢,一旦推注过程中血压逐渐下降,暂停推注鱼精蛋白。心率未减慢者可首选推注钙剂和少量回输机血。伴心率有减慢者,首选山莨菪碱处理,必要时给予少量肾上腺素。

(二)改善凝血功能

(1)手术切皮前即持续输注抑肽酶和乌司他丁。

(2)推注鱼精蛋白后,立即开始输入血小板和血浆。

(3)渗血明显多时,可使用凝血酶原复合物和纤维蛋白原等。

(4)输入洗涤的机器剩余血,而非肝素化的机血。

七、其他管理

(一)手术室内吸入 NO 的注意事项

(1)有效吸入浓度 10~80 ppm,吸入接口在气管导管与螺纹管的弯接头处。

(2)NO 流量=吸入浓度×分钟通气量/NO ppm(NO 入口呼吸环路内时)

(3)NO ppm 为 NO 钢瓶内的浓度(小儿手术室内 NO 瓶浓度为 100 ppm)

(4)新鲜气体流量不得<2 倍分钟通气量,以保证有毒气体 NO 的排除。

(5)如存在心肌抑制和顽固性低血压,须立即停止吸入 NO。

(二)微量泵输注常用药液的配制(50 mL 液体所含药量 mg)

(1)多巴胺/多巴酚丁胺:体重(kg)×3。

(2)肾上腺素:体重(kg)×0.3。

(3)异丙肾上腺素:体重(kg)×0.03。

(4)硝酸甘油:体重(kg)×0.9(新生儿 kg×3)。

(5)米力农:体重(kg)×0.6/0.9/1.2[负荷量体重(kg)×25~50 μg,须在复温时经体外循环机注入]。

(三)药物输入速度计算

(1)当 50 mL 药液中药物含量是体重(kg)×3 mg 时,泵入 1 mL/h 相当于输入速度:

$1 \mu g/(kg \cdot min) = kg \times 3(mg) \div 50(mL) \div 60(min) \div kg \times 1000(\mu g)$。

(2) 其他按配制的倍数不同，用上式依次推算。

(四)补充碳酸氢钠的计算方法

(1) 补碱按细胞外液总量来补充，即补碱量$(mmol) = kg \times \triangle BE \times 0.2$

(2) $1 \text{ g NaHCO}_3 = 12 \text{ mmol HCO}_3^-$；$1 \text{ g NaHCO}_3 = 20 \text{ mL } 5\% \text{NaHCO}_3$

(3) 故补 5% 的碳酸氢钠量$(mL) = kg \times \triangle BE \times 0.2 \times 20/12 = kg \times \triangle BE/3$

(五)补充氯化钾的方法

(1) 低钾小儿补钾量安全范围 $0.2 \sim 0.5 \text{ mmol}/(kg \cdot h)$。

(2) 小儿钾浓度 > 3.0 mmol/L 不主张积极补钾。

3.5 mL 不同浓度的溶液含钾量 3‰：2 mmol；6‰：4 mmol；9‰：6 mmol；12‰：8 mmol；15‰：10 mmol；30‰：20 mmol。

(3) 安全补钾速度简易用法：30‰氯化钾每小时泵入毫升数≤体重数；15‰氯化钾每小时泵入毫升数≤2 倍体重数。

第二节　心脏瓣膜病患者的麻醉

一、二尖瓣狭窄

(一)病理生理

(1) 病因：风湿性心脏病，二尖瓣狭窄常合并发生二尖瓣关闭不全。

(2) 左心房压力和容量负荷增加，左心房扩张增大，易发生房颤和形成血栓。如果心动过速，减少舒张期充盈时间和心肌血供，左心房压力增加，则心排血量下降，甚至发生肺水肿。

(3) 肺静脉压和肺血管阻力增高，导致右心室压力增加。长期肺动脉高压，引起三尖瓣反流，进一步发展，导致右心衰竭。

(二)围术期管理

(1) 左心室前负荷：适当的前负荷，低血压可因低血容量引起，但要避免补液过快发生肺水肿。

(2) 心率：避免心率过快，控制房颤患者的心室率，可以使用地高辛和 β 受体阻滞剂。

(3) 心肌收缩力：许多患者在体外循环后需要变力性药物的支持。

(4) 体循环阻力：宜维持后负荷在正常水平。

(5) 肺血管阻力：避免任何原因引起的肺动脉压升高。

(三)麻醉技术

(1) 术前用药：原则是在不影响患者呼吸循环功能的前提下，给患者以充分的镇静，预防心动过速。

(2) 维持血流动力学的稳定：避免引起心动过速，避免增加肺血管阻力、降低前负荷、抑制心肌收缩力或增加后负荷。

(3) 避免缺氧和二氧化碳蓄积，以免增加肺血管阻力。

(4) 瓣膜置换后的处理：体外循环后适当增加前负荷，降低后负荷；增加心肌收缩力，减小左心室大小和室壁张力。

(四)术后处理

(1)术后早期,通常需要变力性药物的支持。

(2)降低肺血管阻力的措施。

二、二尖瓣关闭不全

(一)病理生理

(1)病因:二尖瓣脱垂、缺血性心脏病、风湿性心脏病、心内膜炎、乳头肌断裂。

(2)左心房和左心室容量负荷增加,室壁张力增加。急性导致左心室功能障碍,慢性引起左心室扩张和肥厚。

(3)反流量取决于左心室和左心房的压力梯度、瓣口面积和射血时间。

(二)围术期管理

1.血流动力学管理

(1)左心室前负荷:维持足够的前负荷。

(2)心率:正常或相对的心率增快,有助于降低心室容积,使反流减少。

(3)心肌收缩力:避免心肌抑制,许多患者在体外循环前、后需要变力性药物支持。

(4)体循环阻力:减轻后负荷有助于缓解病情,避免体循环阻力增加。

(5)避免肺血管阻力升高。

2.麻醉技术

(1)术前用药:原则是在不影响患者呼吸循环功能的前提下,给患者以充分的镇静,但应避免心动过缓。

(2)维持血流动力学的稳定:注意防止心动过缓,避免增加肺血管阻力、降低前负荷、抑制心肌收缩力或增加后负荷,尽量维持窦性心律。

(3)瓣膜置换后的处理:体外循环后仍应采取增加前负荷、降低后负荷的措施;尽可能维持窦性机制;增加心肌收缩力,减小左心室大小和室壁张力。

3.术后处理

(1)术后早期,通常需要变力性药物的支持。

(2)尽量维持窦性心律。

三、主动脉瓣狭窄

(一)病理生理

(1)病因:风湿性心脏病、二瓣叶狭窄、进行性钙化。症状为呼吸困难、疲劳和心悸、心绞痛、晕厥和猝死。

(2)左心室(压力)后负荷增加,心肌肥厚、僵硬,心房收缩在维持左心室充盈方面非常重要。

(3)心室内压的增加,左心室的肥厚,加上冠状动脉灌注压的下降,可发生心肌缺血。

(二)围术期管理

1.血流动力学管理

(1)左心室前负荷:避免前负荷过低,慎用扩血管药物,因其降低前负荷而减少心排血量。

(2)心率:不能过快或过慢,宜维持稍慢的心率(50～70 次/分)较为理想。

（3）心肌收缩力：应维持一定的心肌收缩力，使用β受体阻滞剂须谨慎。

（4）体循环阻力：维持后负荷，以保证冠状动脉灌注压。

2.麻醉技术

（1）术前用药：宜用小剂量的术前用药，既可使患者安静又不致影响心率。

（2）麻醉诱导与维持：尤其在严重狭窄的患者，应特别小心维持血流动力学稳定，维持冠状动脉灌注压，硝酸甘油慎用。麻醉诱导时备好血管升压药，如去氧肾上腺素，及时和积极治疗因血管扩张引起的低血压。心律失常也要及时处理。

（3）做好急救和紧急实施体外循环的准备。

（4）心肌保护：对有心肌肥厚者，要保证充分的心肌保护，可进行冠状静脉窦逆行灌注。

3.术后处理

（1）主动脉瓣置换术后，须保证较高的前负荷以维持扩大左心室的充盈。

（2）术后早期，可能需要变力性药物的支持。

四、主动脉瓣关闭不全

(一)病理生理

（1）病因：风湿性心脏病、心内膜炎、创伤、主动脉扩张性疾病（动脉瘤、梅毒和马方综合征）。

（2）左心室容量负荷增加，室壁张力增加。急性导致左心室功能障碍，慢性引起左心室向心性肥厚，伴左心室容积增加和左心室压力轻度增加。

（3）进一步发展，导致左心室功能不全。

(二)围术期管理

1.血流动力学管理

（1）左心室前负荷：维持充足的前负荷。

（2）心率：保持心率正常或轻度提高，宜维持稍快的心率（80～90次/分）较为理想。

（3）心肌收缩力：维持心肌收缩力。

（4）体循环阻力：宜降低后负荷，改善前向血流，避免血管收缩药而加重反流。

2.麻醉技术

（1）术前用药：宜用小剂量的术前用药，即可使患者安静又不致影响心率。

（2）麻醉诱导与维持：高度依赖内源性交感张力，麻醉诱导时宜小心慎重，避免任何心肌抑制和心率减慢。麻醉诱导时一旦出现低血压，宜使用正性肌力药，如小剂量麻黄碱或多巴胺，而不宜单纯使用血管升压药，必要时在麻醉诱导以前就进行正性肌力支持。

（3）保持足够的血管内容量。

（4）心肌保护：对有心肌肥厚者，要保证充分的心肌保护，可进行冠状静脉窦逆行灌注。

（5）做好急救和紧急实施体外循环的准备，禁用主动脉内球囊反搏。

3.术后处理

（1）主动脉瓣置换术后，须保证较高的前负荷，以维持扩大左心室的充盈。

（2）术后早期，大部分患者需要变力性药物的支持。

第三节　冠状动脉旁路移植术的麻醉

一、病理生理

(一)概念及治疗

(1)冠状动脉粥样硬化性心脏病(简称冠心病)是由冠状动脉粥样硬化斑块所导致的冠状动脉管腔狭窄、甚至完全堵塞,使冠状动脉血流不同程度的减少,引起心肌氧供与氧需失去平衡,而导致的心脏病。作为全身动脉粥样硬化的一部分,冠状动脉粥样硬化表现为冠状动脉某部位的脂质、黏多糖、血小板及钙等的沉着,形成粥样硬化斑块,导致冠状动脉狭窄、血流储备能力下降,当心肌耗氧量增加时,产生心绞痛,甚至发生心肌梗死。另外,冠状动脉痉挛在心肌缺血的发展中也起重要作用。

(2)目前,冠心病的治疗主要包括三种:药物治疗、介入治疗和冠状动脉旁路移植术治疗。药物治疗是最经典的治疗方法,仍然占有重要的地位。当冠心病经药物治疗无效、介入治疗后再狭窄或不适于介入治疗、心肌梗死后严重并发症,如室壁瘤、室间隔穿孔和乳头肌断裂等,经冠状动脉造影发现,其主干或主要分支明显狭窄、远端血管通畅,均适于外科手术治疗,主要方法包括冠状动脉旁路移植术、室壁瘤切除或折叠术、室间隔穿孔修补术等。

(二)心肌氧供与氧耗的决定因素及左、右心室冠状动脉供血的时相差异

(1)心肌氧供的主要决定因素:动脉血氧含量、冠状动脉血流。动脉血氧含量取决于血红蛋白浓度、血氧饱和度和氧分压;而冠状动脉血流=冠状动脉灌注压/冠状血管的阻力。心肌代谢产物、自主神经张力、内分泌激素水平和冠脉解剖等因素影响脑血管阻力,冠状动脉灌注压主要受血流动力学因素的影响。

(2)心肌氧耗的决定因素:心率、心肌收缩力和心室壁张力,其中心率是最主要的影响因素;室壁张力受心室内压(后负荷)、心室腔大小(前负荷)和室壁厚度等因素的影响。

(3)左、右心室冠状动脉供血时相的差异:左心室总的冠状动脉血流85%来自舒张期,只有15%来自收缩期;大部分血流供应左心室心外膜和心肌中层,而左心室心内膜下血流则全部来自舒张期。当心肌收缩时,室内压增加、内膜下心肌收缩,导致内膜下小动脉关闭,故左心室心内膜下最易发生缺血。大多数人的冠状动脉为右优势(后降支起源于右冠状动脉),由于右冠状动脉主要供应右心室壁的血液,故其收缩期与舒张期均有供血。

(三)冠心病心绞痛的分类和治疗

(1)根据世界卫生组织将心绞痛分为两型:劳力型心绞痛和自发型心绞痛。劳力型心绞痛又分稳定劳力、初发劳力及恶化劳力型心绞痛;自发型心绞痛根据发作时 ST 段压低或抬高分为单纯自发型(ST 段压低)和变异型心绞痛(ST 段抬高)。

(2)稳定劳力性心绞痛治疗以 β 受体阻滞剂为主,辅以硝酸酯类血管扩张药。初发劳力型心绞痛,由于病程短,临床表现差异大,常采用硝酸酯类、钙通道阻滞剂、β 受体阻滞剂、抗血小板药等多种药物的联合治疗。对恶化劳力型心绞痛,常并用硝酸酯类及钙通道阻滞剂以预防冠脉收缩,疼痛发作频繁时,常持续静脉滴注硝酸甘油。自发型心绞痛治疗药物以钙通道阻滞剂为主,有时需两种钙通道阻滞剂联合应用。对变异型心绞痛一般不主张单独应

用 β 受体阻滞剂。

二、手术方法

冠状动脉旁路移植术的手术方法主要分为两种：体外循环下行冠状动脉旁路移植术和常温非体外循环下冠状动脉旁路移植术。目前，世界多数医疗中心倾向于体外循环下行冠状动脉旁路移植术。两种方法的选择主要取决于各医疗中心的设备条件、患者的情况（如心功能状况、有无重要脏器合并症、冠状动脉的条件等）、外科医师的喜好、麻醉及体外循环医师技术等。对于合并有呼吸功能不全、肝肾功能不全、严重的颈内动脉狭窄等体外循环高危的患者，目前倾向选用常温非体外循环下冠状动脉旁路移植术。

三、麻醉术前用药

（1）一般情况下，术前治疗用药，如 β 受体阻滞剂、钙通道阻滞剂、硝酸酯类，应持续应用至手术当天，并根据术前心绞痛的性质、心绞痛控制的程度及心率、血压等调整药物的剂量，必要时适时加量。术前停用血管紧张素转换酶抑制剂和血管紧张素 Ⅱ 受体阻滞剂，以防围术期发生顽固性低血压。

（2）镇静类药物建议根据患者的用药史、年龄等具体情况，特别是心功能状况合理应用，以消除患者的紧张情绪、充分镇静。东莨菪碱对于高龄患者来说，应不用或改用盐酸戊乙奎醚。

四、术中监测

（1）心电图和最常用的无创性监测，以五导联线的监测较好。心电图不仅可监测心率及心律，其 V_5 监测对心肌缺血的检出率也较高，可达 75 %；可及时发现围术期各种心律失常、心肌缺血。

（2）呼吸及氧合指标的监测包括：最常用的脉搏血氧饱和度、潮气量、呼吸次数、气道压力及呼气末二氧化碳等。美国麻醉医师协会建议所有气管插管的患者应监测呼气末二氧化碳波形及分压。

（3）温度监测：通常选用鼻咽温、膀胱或直肠温。

（4）有创动脉压：提供即时、持续、准确和直观的血压变化，通常在麻醉诱导前在局部麻醉下完成动脉置管测压。

（5）中心静脉压通常情况下在麻醉诱导后行颈内静脉或锁骨下静脉穿刺置管，中心静脉压主要反映右心前负荷，对于左心充盈压的间接反映应根据具体情况判断。

（6）凝血指标、尿量等。

（7）Swan-Ganz 导管：选择性放置 Swan-Ganz 导管，结合心率和动脉压监测，可获得全部的血流动力学变化资料，及时、全面地了解患者的循环情况，指导治疗。

（8）经胸超声心动图可及早发现心肌缺血、心脏各瓣膜情况、心脏充盈及收缩情况、各种导管位置及心内有无气泡等。

五、麻醉药物的选择

（一）非阿片类静脉麻醉药

1.地西泮

地西泮具有镇静、抗焦虑和止痉作用。临床剂量引起血压、心率轻度下降、扩张冠状动脉，降低左心室舒张末压；对于心功能差、低血容量的患者，一般不建议用于麻醉诱导。当大剂量（1～2 mg/kg）时，可以降低心率、心肌收缩力、心肌氧耗量和全身血管阻力，引起血压下降。

2.咪达唑仑

咪达唑仑具有苯二氮䓬类药共有的镇静、催眠、遗忘及抗焦虑等作用。咪达唑仑与地西泮相比具有起效快、作用时间短等优点;但咪达唑仑的扩血管作用、降低血压及心肌的抑制作用较地西泮明显。目前,临床上咪达唑仑多用于麻醉诱导。

3.依托咪酯

依托咪酯对心率、血压和心排血量的影响小、没有明显的心肌抑制作用,适于血流动力学不稳定患者的麻醉诱导。常用诱导剂量(0.3 mg/kg)不改变心率,但对气管插管后心率增快、血压升高也无预防作用。

4.丙泊酚

丙泊酚对心血管的抑制作用呈剂量依赖性,当血浆浓度达 $10~\mu g/mL$ 时,左心室 dp/dt 明显降低,提示大剂量丙泊酚有明显的心肌抑制作用。麻醉诱导时易发生低血压,主要原因是由于外周血管扩张。丙泊酚 2 mg/kg 诱导,约 30 %的患者发生低血压,严重者收缩压可降低 50%。在丙泊酚麻醉下,由于外周血管扩张,心排血量可轻度增加,因中枢迷走样作用,使心率减慢,心肌氧耗量下降,心肌氧供耗平衡维持良好。

(二)阿片类麻醉性镇痛药

1.芬太尼

芬太尼镇痛作用较吗啡强 100 倍,但持续时间短。芬太尼无明显的组织胺释放作用,对静脉容量血管床亦无明显的扩张作用。芬太尼的迷走兴奋作用可减慢心率。由于芬太尼对心肌无抑制作用,不干扰心肌的氧供需平衡,不明显影响循环,故大剂量芬太尼麻醉对心血管系统有良好的稳定作用。但大剂量芬太尼麻醉难以实施术后早期气管拔管,不利于术后患者的快速周转。

2.舒芬太尼

舒芬太尼镇痛作用最强,较芬太尼强 5~10 倍,对心肌收缩力的抑制不明显,血浆消除半衰期亦较芬太尼短(芬太尼为 219 分钟,而舒芬太尼为 149 分钟),故清醒时间和术后呼吸抑制时间均短于芬太尼。舒芬太尼与芬太尼相比由于其镇痛作用更强、心血管系统更稳定、消除快,临床上有取代芬太尼用于心血管麻醉的趋势。

3.瑞芬太尼

瑞芬太尼是目前起效最快、作用时间最短的阿片类麻醉性镇痛药,其消除不受血浆胆碱酯酶的影响,与芬太尼一样无明显的组胺释放作用,对心血管的影响与芬太尼类似,镇痛效价略强于芬太尼。与其他阿片类药物不同,即使长时间、大剂量输注,停药后其血浆浓度下降很快,适于术后早期气管拔管和术后患者的快速周转。

(三)吸入麻醉药

总的来说,挥发性吸入麻醉药既降低心肌的氧供,同时又降低心肌的氧耗;挥发性吸入麻醉药普遍对心肌收缩力有不同程度的抑制,其抑制强度的顺序一般认为:恩氟烷＞氟烷＞异氟烷≈七氟烷≈地氟烷。

1.异氟烷

异氟烷是目前临床上应用最广泛的吸入麻醉药,异氟烷是上述挥发性吸入麻醉药中扩血管作用最强的麻醉药,普遍用于控制性降压麻醉。对于冠心病麻醉中应用普遍担心的问题是

"冠状动脉窃血",目前的文献主要见于动物实验,临床上未见明确的"冠状动脉窃血"报道。

2.七氟烷

七氟烷适于小儿患者的麻醉诱导,快速达到呼气末浓度与血、脑麻醉药分压的平衡,与钠石灰接触可产生五种代谢产物,大量的临床应用尚未见明显的毒副作用。最新的研究发现,七氟烷与丙泊酚比较在常温非体外冠状动脉旁路移植术中应用具有明显的心肌保护作用,其机制与诱导"预适应"和"后适应"、减轻缺血与再灌注损伤有关。

（四）肌松药

绝大多数肌松药均可在冠状动脉旁路移植术手术中应用,应选用对心血管系统影响小的药物。维库溴铵和哌库溴铵无组胺释放作用,对心血管系统无影响,应优先考虑。前者为中、短效肌松药,后者为长效肌松药。作为麻醉诱导用药,可选用罗库溴铵,其起效快,适于气管插管,临床时效与维库溴铵相似;同样无组胺释放作用,无不良血流动力学反应;但由于其迷走阻滞作用,剂量过大可能出现心率增快。

六、麻醉诱导与维持

（一）麻醉诱导

麻醉诱导的原则是根据患者的具体情况选择合理的药物配伍与剂量,避免血流动力学的明显波动,维持心肌氧供需平衡及机体重要脏器的有效灌注。目前,临床上最常用的阿片类药是芬太尼（诱导剂量 5～20 $\mu g/kg$）或舒芬太尼（诱导剂量 1～3 $\mu g/kg$）,对于拟在手术结束后早期快速拔管的患者,可选用瑞芬太尼[0.2～0.5 $\mu g/(kg \cdot min)$];镇静药根据情况可选用咪达唑仑（3～5 mg）、依托咪酯（0.3 mg/kg）或丙泊酚（0.5～1 mg/kg）。为达到适宜的麻醉深度、抑制气管插管时的应激反应,避免气管插管前低血压,应在心电图和直接动脉测压的监测下,缓慢、间断地给药。对于心功能良好的患者,麻醉诱导期间适当快速输液对防治诱导期低血压很重要;对术前严重心功能不全的患者,麻醉诱导应以芬太尼为主,镇静药选用依托咪酯。如麻醉诱导期间出现不可耐受的低血压,可静脉给予小剂量麻黄碱（3～6 mg）或去氧肾上腺素（0.05～0.2 mg）,常可获得满意的效果。

（二）麻醉维持

冠心病患者的麻醉维持要求循环稳定,血压和心率不应随着手术刺激的强弱而产生明显上下波动。一般而言,术前心功能较好的患者,只要尿量满意,内环境稳定,无代谢紊乱,混合静脉血氧饱和度（SvO_2）>70 %,体外循环前心率在50 bpm左右无须处理;但应注意容量的控制,避免容量过度。临床实践表明,体外循环前控制性心动过缓（心率 50 bpm 左右）、控制性血压偏低（收缩压 90～100 mmHg）的循环状态,对无高血压病史的患者,更有利于心肌氧的供耗平衡和储备。对于心功能较差,需要较高的交感张力来维持心排血量的患者,则须努力避免对心肌的任何抑制,必要时用正性肌力药来辅助循环。

七、体外循环冠状动脉旁路移植术的麻醉

（一）心肌保护和重要脏器灌注

对于大多数患者体外循环期间采用主动脉根部插管正行灌注含血冷晶体停跳液;冠状动脉病变严重,为加强心肌保护,可采用主动脉根部插管和冠状静脉窦插管行正行、逆行灌注。体外循环期间机体其他重要脏器的保护在于低温及较高的灌注压（50～80 mmHg）,维持 SvO_2 在 75 % 以上。

(二)体外循环期间低血压、高血压的处理

转流开始后,由于多种因素的影响,灌注压往往较低(30~40 mmHg),一般可通过增加体外循环流量维持血压在可接受的水平,如血压持续在低水平,可通过体外循环给单纯 α 受体兴奋药,如去氧肾上腺素 50~100 μg,往往可获得满意效果;但应注意患者对去氧肾上腺素的反应差异很大。由于多数冠心病患者年龄较大,常合并高血压及全身动脉硬化,转治中应根据患者的年龄、温度、有无合并症等多种因素确定合适的血压,一般应维持较高的流量[2.4~2.6 L/(min·m²)]和较高的灌注压。体外循环期间,高血压一般可通过加深麻醉、应用血管扩张药处理。

(三)停机后的处理

停机后的处理主要包括正性肌力药、血管扩张药、β 受体或钙通道阻滞剂等的应用,是冠心病麻醉的重要环节之一。

(1)冠心病患者由于心肌缺血、心肌梗死或室壁瘤等原因,往往存在有不同程度的心功能不全,使得在麻醉处理中顾虑心功能受抑制,常给予正性肌力药来增强心肌收缩力。但任何正性肌力药均增加心肌耗氧,从所谓"安全""保险"角度,常规或预防性使用正性肌力药,对患者并无益处。1990 年以前,阜外医院冠状动脉旁路移植术术中使用正性肌力药物的比例高达 90 %,1995 年,仅约占 10 %,此后又继续下降。建议应用正性肌力药的指征:肺动脉楔压>16 mmHg,而平均动脉压<70 mmHg 或收缩压<90 mmHg,心脏指数<2.2 L/(min·m²),SvO_2<65 %;正性肌力药可选用多巴酚丁胺、多巴胺、肾上腺素、米力农等。

(2)硝酸甘油扩张冠状动脉、降低心肌氧耗、降低肺动脉压和肺动脉楔压,建议在冠心病患者麻醉中应用,特别是高血压、肺动脉楔压高、急性左或右心室功能不全等情况下应用;但须注意硝酸甘油易发生早期耐受性,而且随着病员年龄的增长,效力也逐渐减弱。

(3)β 受体阻滞剂对冠心病患者的有益作用已被充分肯定,根据具体情况可选用艾司洛尔、美托洛尔等。由于 β 受体阻滞剂的负性肌力、负性变时等作用,应在严密的监测下,稀释、小剂量叠加,从深静脉(颈内或锁骨下)途径缓慢给药,一旦心率出现下降趋势,即刻停药。对于高度依赖交感张力或快速心率来维持心排血量的患者,因易促发心力衰竭,应避免应用。钙通道阻滞剂地尔硫草可扩张冠状动脉、防治冠脉痉挛、增加冠脉血流、改善心肌缺血,对心肌收缩力抑制不明显,对于全动脉化的患者可选用[1~3 μg/(kg·min)]。二氢吡啶类钙通道阻滞剂尼卡地平在全动脉化的患者也常应用。

八、非体外循环冠状动脉旁路移植术的麻醉

非体外循环下冠状动脉旁路移植术,由于手术是在跳动的心脏上、无机械辅助循环的情况下进行,麻醉处理的困难较大。冠状动脉吻合期间,维持稳定的血流动力学、保持冠脉血流量,是麻醉处理的关键。下面简要介绍非体外循环冠状动脉旁路移植术麻醉处理的几点须注意的事项。

(一)容量控制

在一般情况下,非体外循环冠状动脉旁路移植术远端吻合口的吻合循序是前降支、回旋支、右冠状动脉。吻合回旋支之前应限制液体输入量,因过多的前负荷增加心脏左心室舒张末容量,心室壁张力增加,进而增加心肌氧耗,而且也降低心肌的灌注压,减少心肌血供,对冠心病患者极为不利。同时,心室过度膨胀增加外科医师操作的难度。容量应在吻合右冠状动脉

时根据当时的心率、血压及失血量等适时补充。

(二)低血压的处理

冠状动脉远端吻合期间,因搬动心脏干扰循环,血压一般要有所下降,特别是在吻合回旋支时,如收缩压能维持在 80 mmHg、平均动脉压在 60 mmHg 以上,可暂时不进行处理。如血压低于上述水平,同时出现心律失常或 ST 段改变,须立即与外科医师沟通暂缓搬动心脏,使心脏恢复原位。药物处理可选择去甲肾上腺素(5~20 μg 单次静脉注射)、去氧肾上腺素(50~200 μg 单次静脉注射)或麻黄碱(3~5 mg)。一般情况下再次搬动心脏,血压下降、恶性心律失常的发生往往会有减轻,循环动力学可趋于稳定。冠状动脉固定器有压迫和吸引两种类型,后者对血流动力学的影响较前者要小。固定回旋支和下壁血管对血流动力学的影响最大,宜采取头低位和向右侧倾斜,不但有利于心脏射血和增加心排血量,而且利于暴露术野和吻合。

(三)硝酸甘油

为避免在冠状动脉吻合期间冠状动脉张力增加或冠状动脉痉挛,也为避免药物增加外周阻力的同时对冠状动脉张力的影响,可持续静脉注射硝酸甘油,剂量应不影响动脉血压。

(四)保温

低温增加外周血管阻力、心肌氧耗、降低心肌的室颤域值,使心肌应激性增加,易发生心律失常。同时,低温还增加手术期间的失血量,因此须注意保温。可以使用变温毯和呼吸道气体保温、保湿设备,尽量保持合适的室温(>25 ℃),患者的中心和外周温度均应维持在 36 ℃以上。

第六章 神经外科手术麻醉

第一节 神经外科手术的麻醉特点

一、脑代谢、脑血流和颅内压

脑代谢包括糖代谢和能量代谢。脑代谢每分钟需要耗氧量占全身总耗氧量的 20 %；正常情况下，脑组织主要依赖糖的有氧氧化供给能量，而脑中糖原含量很少，所以必须依赖血糖的供应。血糖下降 50 %即可导致昏迷，任何原因引起脑组织血流急剧减少或中断时，脑内可利用的氧将在 6～7 秒内消耗殆尽，流向脑的血流中断几分钟即可导致死亡。温度升高，脑代谢及脑耗氧量增加。温度降低，脑代谢及脑耗氧量降低，脑血流也随之降低。

脑血流量等于脑灌注压除以脑血管阻力。脑灌注压等于平均动脉压减去颅内压或中心静脉压。正常脑组织每分钟脑血流约为 750 mL，占心排血量的 15 %。当平均动脉压在 70～150 mmHg 时，脑血管随血压变化而舒缩，即脑血流的自动调节机制。PaO_2 在 50～400 mmHg 范围内波动时，脑血流不变；低于 50 mmHg，脑血管扩张，脑血流增加；高于 400 mmHg，脑血管收缩；$PaCO_2$ 降低使脑血管收缩，并对抗低氧血症的脑血管扩张作用，但 $PaCO_2$ 低于 25 mmHg 合并低氧血症时，可加重低氧血症对脑细胞的损害。$PaCO_2$ 在 25～55 mmHg 时，正常成人的脑血容量可以发生约 20 mL 的变化。

颅内压是指颅腔内容物对颅腔壁的压力。颅腔内物主要由脑组织、血液和脑脊液所组成。颅内压的变化受多种生理因素的影响。

二、麻醉对脑血流、脑代谢和颅内压的影响

麻醉过程中影响脑血流、脑代谢和颅内压的因素，包括体位因素、通气方式、气道吸引、体温、液体管理和血压管理等。各种麻醉方法和麻醉技术，对脑血管自身调节和对二氧化碳反应性的抑制程度均不相同，因此对脑血流和颅内压的影响亦不尽相同。

(一)吸入麻醉药

吸入麻醉药在低于 1 MAC 浓度下，对脑血流影响很小，随着呼气末吸入性麻醉药浓度的提高，出现不同程度脑血管扩张。吸入 60 %～70 %氧化亚氮可以产生脑血管扩张和颅内压升高，使脑代谢率增加。当与静脉麻醉药联合使用时，可以减弱或阻断这种与氧化亚氮相关的脑血流和颅内压增高。氧化亚氮可引起或加重张力性气颅，造成气栓和颅内压急剧增高。挥发性麻醉药随着吸入浓度的升高，通过直接扩张血管作用，使脑血流逐渐增加，直到发生全身性低血压导致脑灌注压减低，甚致使脑血管自动调节功能减弱或消失。但挥发性麻醉药可能是脑血管仍保持对二氧化碳的反应性，使颅内顺应性下降的患者(颅内大面积挫伤、血肿等)增加脑缺血的危险的因素。安氟烷可使脑代谢率呈剂量依赖性降低。4 %～5 %的安氟烷可以引起脑电图等电位，而且易诱发癫痫发作，癫痫发作时可使脑代谢增加 400 %。1.6 MAC 异氟烷使脑血流增加 1 倍，高浓度异氟烷会使颅内压增高。异氟烷可以降低脑代谢率，与其他挥

发性麻醉药相比,扩血管作用较轻,因此是一种适用于神经外科麻醉的药物。1.5％七氟烷对脑血流、颅内压、脑血管阻力及脑代谢率无明显影响,此时脑血管对二氧化碳的反应性仍敏感。地氟烷对脑的影响与异氟烷类似。

(二)静脉麻醉药

大部分静脉麻醉药以剂量依赖方式引起脑血流和脑代谢率降低,并与中枢神经系统抑制相一致。巴比妥类药物由于抑制中枢神经的电活动,而最大限度地降低脑代谢率,至今仍是神经保护的主要药物之一。氯胺酮是静脉麻醉药物中唯一能够兴奋脑功能的药物,可使脑血流、脑代谢率和颅内压均增加。因为氯胺酮兴奋大脑边缘区和丘脑,有致幻和致抽搐作用,会引起相应的脑电图改变,脑深部电极可记录到癫痫脑电波,并引发癫痫发作。丙泊酚、依托咪酯和苯二氮䓬类药物对脑血流和脑代谢的影响与巴比妥类药物类似。丙泊酚对脑血流的作用强于对脑代谢的作用,有显著性的抗惊厥作用,并且消除半衰期短,适用于神经外科麻醉。小剂量的依托咪酯即可诱发癫痫患者癫痫灶活性,因此有癫痫史患者应避免使用。苯二氮䓬类药物可以安全地用于颅内压升高的患者。

(三)麻醉性镇痛药

麻醉性镇痛药对脑血流和脑代谢影响轻微,但大剂量可以诱发癫痫活动。$PaCO_2$正常时,吗啡能使脑血流减少,颅内压降低;但当$PaCO_2$升高时,脑血流增加,颅内压升高,且吗啡易产生延迟的镇静作用,不适用于神经外科麻醉。哌替啶的代谢产物去甲哌替啶可诱发癫痫,神经外科患者应慎用。

(四)利多卡因

利多卡因可以降低脑血流、脑代谢率和颅内压。预防各种不良刺激引发的急性颅内压升高,也可用于预防气管内插管时的应激反应。应防止利多卡因重复给药产生的神经毒性引起的惊厥。

(五)肌松药

对脑血管和颅内压无直接的作用。神经外科麻醉选用肌松药时,要考虑患者的病理生理改变、肌松药的心血管作用及组胺释放程度。非去极化肌松药对脑血管的影响是通过组胺释放。组胺可引起平均动脉压降低,导致脑灌注压降低,同时扩张脑血管、升高颅内压。筒箭毒碱释放组胺的作用最强,泮库溴铵、阿曲库铵、维库溴铵等组胺释放作用很小。去极化肌松药琥珀胆碱经静脉注射后,颅内压通常会小幅度升高,持续数十秒,数分钟后开始回落。加深麻醉或预先应用非去极化肌松药可以预防颅内压升高的不良反应。

第二节　常见神经外科手术麻醉处理

颅脑手术的麻醉管理包括使患者镇静、遗忘和制动,控制颅内压和维持脑灌注压,以及创造适宜的手术条件,故颅脑手术麻醉要求:①诱导和维持平稳;②保持气道通畅;③降低颅内压;④维持水和电解质平衡;⑤尽快使患者清醒,拔除气管导管,以便神经系统的评估。

一、术前准备和麻醉前用药

(一)术前准备

1.呼吸系统

控制急慢性呼吸道感染,观察颅底病变是否对呼吸造成影响,记录呼吸频率、幅度、形式,有无呼吸道梗阻表现。常规进行血气分析,了解有无低氧血症或高碳酸血症,以及酸碱平衡失调。对术前已出现呼吸困难者,要分清病因,如是颅内高压引起,应降低颅内压,并调整头位保持呼吸道通畅,必要时尽快行气管内插管和人工辅助呼吸。如患者昏迷、脑损伤严重或伴有颅内出血,估计术后难以在短期内清醒,宜尽早行气管切开术。脑外伤误吸患者,在气管插管或切开后尽早清理呼吸道,进行呼吸道冲洗,抗感染治疗,以减少术后呼吸系统并发症。

2.循环系统

尽可能控制血压,治疗心律失常,改善心功能。有无长期应用脱水剂所造成的血容量不足,维持正常血容量。一般闭合性脑损伤、颅内肿瘤患者极少出现低血压休克,但颅脑外伤合并严重的其他损伤,如肝、脾破裂、大骨折等,常会出现低血容量性休克,应及时输液、输血。急诊患者术前尽可能纠正血容量。

3.水、电解质和酸碱平衡

颅内肿瘤,可能长期限制液体,进食差,应用脱水剂及类固醇激素而造成水、电解质紊乱,术前应常规行动脉血气分析及血电解质检查,并尽可能纠正。长期颅内压增高、频繁呕吐、不能进食者,在脱水治疗同时,补充电解质,配合输液、输血、血浆或清蛋白,特别注意纠正低钾血症,改善全身状况后再行手术。

4.内分泌系统

糖尿病可并发酮症酸中毒、高钾血症和低钠血症,合并症主要包括冠状动脉、脑血管和外周血管病变。也可产生心肌缺血、体位性低血压、胃肠蠕动减弱和膀胱张力下降等。术前应纠正酮症酸中毒或高渗性昏迷。手术应尽可能安排在早晨第一例手术,术前应维持血糖水平在 $6.8 \sim 11 \text{ mmol/L}$ 之间,糖尿病患者胃排空延迟,应预防误吸。②垂体疾病常见有垂体腺瘤引起功能亢进,表现肢端肥大症;垂体卒中等引起垂体功能减退;神经垂体分泌抗利尿激素不足引起的尿崩症。肢端肥大症患者由于口唇、舌、会厌、声带等软组织过度生长,引起气管插管困难和声门下气管狭窄。术前必须认真评估气道,面罩通气与气管插管常会遇到困难,须做好纤维支气管镜或逆行气管插管的准备。垂体功能低下者围术期必须给予糖皮质激素治疗。尿崩症患者应密切监测尿量、血容量、水电解质,尤其是血钠的变化,并尽可能予以纠正。

5.肝肾系统

术前应纠正凝血障碍、未控制的腹水、水和电解质失衡、肾衰竭、肝性脑病和营养不良等。肝肾功能障碍可导致麻醉药药动学和药效学的变化,故麻醉诱导和维持所需剂量应根据患者反应确定,同时由于低碳酸血症和正压通气都可减少肝血流,故全身麻醉患者应注意通气量的调节。

(二)麻醉前用药

颅脑手术患者麻醉前用药应慎重,有颅内压升高的患者不必使用。颅内血管疾病、脑动脉瘤患者需要镇静,可于术前 30 分钟肌内注射苯巴比妥钠 2 mg/kg、东莨菪碱 0.3 mg。应避免使用麻醉性镇痛药。

二、麻醉选择

(一)气管插管全身麻醉

有效的面罩通气是麻醉诱导安全的保证,避免高血压、低血压、低氧、高碳酸血症和呛咳。静脉诱导药常以咪达唑仑(0.05 mg/kg)和异丙酚(1~2 mg/kg)或依托咪酯(0.2~0.3 mg/kg);麻醉性镇痛药常用芬太尼(5~10 μg/kg)。肌松药常用 2~3 倍罗库溴铵气管插管。插管前静脉注射利多卡因(1~1.5 mg/kg)可减轻气管插管引起的心血管反应和颅内压升高。行神经外科手术时,难以接近气道,应加强气道管理,体位安置后检查呼吸音是否对称,气道压力和阻力是否正常,以及通气量是否适宜。呼吸回路所有的接头处应保证紧密连接。在颅骨和硬膜切开后麻醉应适当减少麻醉药剂量。长效麻醉性镇痛药和镇静药在手术结束前 1 小时应避免使用,以利手术结束后神经系统检查和防止术后长时间反应迟钝和通气不足,可用吸入麻醉药异氟烷、七氟烷或地氟烷,也可用短效静脉麻醉药维持麻醉,以减少术中知晓及控制高血压。术中间断给予肌松药以防止患者躁动。肌松药作用应维持到头部包扎完毕,术毕应使患者尽快苏醒,避免呛咳、挣扎。血压升高者除加深麻醉外,也可用抗高血压药治疗。

(二)局部麻醉

局部麻醉主要用于硬膜下血肿、头皮肿块等不进颅腔的手术及内镜或立体定向手术。目前,最常采用利多卡因,常用浓度为 0.5~1 % 加 1:20 万~1:40 万肾上腺素,最大剂量不超过 500 mg。年老体弱者局部麻醉药用量应减少,以免发生局部麻醉药毒性反应。罗哌卡因由于其毒性低、时效长,应用逐渐增多,常用浓度 0.25 %~0.5 %,最大剂量不超过 200 mg。

三、术中管理

(一)呼吸、循环管理

1.呼吸

测定呼吸频率、潮气量、气道压力,以及吸入气和呼出气的氧、二氧化碳和麻醉气体的浓度,并常规监测脉搏血氧饱和度,较长时间手术宜定时行动脉血气分析,以便调整通气、氧合、酸碱平衡的情况,尤其是控制性降压和低温麻醉,以及出血较多的患者。

2.循环

对手术创伤大、出血多、时间长和拟行控制性降压和脑血管手术患者,应用桡动脉穿刺直接动脉测压,深静脉穿刺置管监测中心静脉压,术中不定时统计输入的晶体量、胶体量及出血量、尿量等。

3.肾功能

术前常规留置导尿管,定时观察尿量。可作为脏器灌注的重要指标,并可间接判断循环容量。

(二)维持麻醉平稳

采用静吸复合麻醉,镇静、镇痛与肌松药的联合应用,保证术中麻醉平稳和易于调节、管理。静脉麻醉药均可降低颅内压,但颅内压很高或脑血管对二氧化碳失去反应和低碳酸血症时,过度通气降低颅内压的效果不明显。1.5 MAC 七氟烷比 1.5 MAC 异氟烷吸入麻醉药期间,动态脑自动调节功能保护较好,但＞2.0 MAC七氟烷可导致脑血管自主调节功能失调;地氟烷在 1.5～2.0 MAC 时,会引起颅内压轻度升高。一般认为,吸入麻醉药浓度低于 1 MAC 时,可安全应用于颅脑手术。

(三)输血、补液

颅脑外科手术中补液总体原则是维持正常的血容量,并形成一个恰当的血浆高渗状态。晶胶体比例为 1∶1～2∶1,晶体以醋酸林格液为最佳,胶体可选用羟乙基淀粉和明胶制剂,并根据出血量和血细胞比容决定是否输血。估计出血较多的患者(＞600 mL),应考虑进行血液稀释、自身输血和血液回收。

四、常见神经外科手术病变部位及特点

神经外科手术病变部位及特点:①幕上脑膜瘤一般供血丰富,术中出血较大,应准备充足的血源;②动脉瘤及动静脉畸形患者,为防止围术期脑血管破裂和减少术中出血,应进行控制性降压;③双额部肿瘤患者烦躁,应注意固定;④下丘脑病变、垂体手术或脑外伤致神经源性尿崩症,可发生严重的高钠血症(昏迷、抽搐)和低血容量;⑤脑干手术患者术中、术后可能因病变或手术操作,导致呼吸骤停和心律失常,应加强监测;⑥高血压脑出血常发生在基底核、内囊,术后常出现应激性消化道出血、水电解质紊乱,应积极预防和治疗;⑦老年患者脑肿瘤以转移癌多见,应考虑其他部位的肿瘤,如肺癌。

五、术后复苏

手术麻醉结束后气管拔管原则是患者清醒,呼吸、循环平衡,方可考虑拔除气管导管。术后需要保留气管导管的情况见于:脑干实质及邻近区域术后有呼吸功能障碍者;后组脑神经损伤出现吞咽困难或呛咳反射明显减弱者;颈段和上胸段脊髓术后呼吸肌麻痹或咳嗽无力者;严重颅脑外伤伴有脑脊液鼻漏或口鼻出血者;经蝶窦垂体手术或经口斜坡术后压迫止血或渗血较多,没有完全清醒者;其他原因引起的呼吸功能障碍,术后需要机械通气者。

麻醉手术期间常规生命体征监测包括心电图、脉搏氧饱和度、动脉血压及呼气末二氧化碳分压。脑电双频指数 BIS 用于全身麻醉深度监测,与镇静深度有较好的相关性,可应用维持稳定的镇静深度。

第三节 特殊神经外科手术麻醉

一、颅内动脉瘤

颅内动脉瘤是指脑动脉壁的异常膨出部分,病因多为先天性畸形,然后是感染和动脉硬化,这是引起蛛网膜下腔出血的最常见原因。大多数患者(30 %～50 %)在蛛网膜下腔出血后容易发生低血容量,且程度与临床分级和颅内高压程度相关。另外,蛛网膜下腔出血患者可能存在中枢性盐丢失综合征,术前应尽可能纠正,治疗包括输注等渗或高渗盐水以改善脑灌注。

患者手术治疗前,对一般情况较好的患者,可在严密监测下静脉给予小剂量镇痛药(芬太尼 25～50 μg)或苯二氮䓬类药物(咪达唑仑 1～2 mg);对一般情况较差的患者,不给予术前给

药。麻醉诱导期的关键问题是预防动脉瘤破裂,诱导过程要保持平稳,抑制气管插管时的呛咳反射及其引起的高血压,保证足够的脑灌注压,降低动脉瘤跨壁压的变化。除了氯胺酮和氯琥珀胆碱不宜使用外(因为有可能引起短暂突然升高的颅内压),其他常用静脉麻醉药都可以应用。麻醉维持一般常联合应用丙泊酚、麻醉性镇痛药、非去极化肌松药和(或)<1 MAC 的吸入麻醉药。维持一定的麻醉深度,调控血压,降低脑组织张力。手术期间,在显微镜进行动脉瘤操作期间,用硝普钠、艾司洛尔、尼卡地平、异氟烷进行控制性降压,可降低动脉瘤壁张力,有利于手术操作,降低动脉瘤破裂的机会,术中应维持麻醉平稳。

在麻醉苏醒期,应特别注意避免呛咳、屏气、二氧化碳升高和高血压。一般情况较好的患者在手术结束后可在复苏室拔除气管导管。在拔管时要特别预防血压升高,较常用的方法为气管拔管前静脉注射利多卡因 1~2 mg/kg 和(或)艾司洛尔 0.5~1 mg/kg 及尼卡地平 0.5 mg。颅内动脉瘤术后脑血管痉挛的发生率很高,术毕不要急于催醒,避免刺激引起的呛咳、高血压及高碳酸血症等不良反应,尽量维持苏醒过程平稳,减少术后并发症。

二、动静脉畸形

颅内动静脉畸形是一种先天性非肿瘤性的血管异常,其发病部位在幕上远比幕下为多。动静脉畸形的最大危险性是出血、癫痫和神经功能缺损。

动静脉畸形麻醉多选用全身麻醉。动静脉畸形切除术中可能出血较多,尤其是供血丰富的巨大动静脉畸形,所以在手术开始前要放置好各种监测管道和仪器。开放 2 条外周静脉,保证输液通畅;放置中心静脉导管,监测中心静脉压;动脉置管监测血压;留置导尿管监测尿量;必要时放置漂浮导管监测肺动脉楔压和心排血量;也可采用无创法测定心排血量;监测鼻咽温度和凝血功能。

麻醉诱导和维持与颅内动脉瘤相似。手术过程中麻醉管理要点包括:①动静脉畸形切除或栓塞前要保持血流动力学平稳,防止破裂出血;②动静脉畸形切除中要严密监测出血量,给予控制性降压,减少出血,及时补充血容量,纠正水、电解质和凝血功能的紊乱;③动静脉畸形切除或栓塞后,周围脑组织供血恢复,会出现充血、水肿,甚至出血,称为"正常灌注压突破综合征"。直径>4 cm 的动静脉畸形的发生率为 19 %~37 %。正常灌注压突破综合征的治疗,包括适当降低血压、降低颅内压、术中和术后给予巴比妥类药物和亚低温等。

三、颅后窝手术

颅后窝手术的术野暴露困难、手术精细复杂、患者体位特殊及易发生呼吸循环功能紊乱等,因此,对麻醉要求较高。麻醉的原则包括:①维持血流动力学平稳;②避免颅内压增高;③维持脑灌注和脑氧合;④确保术野静止不动;⑤易于外科手术显露肿瘤;⑥易于神经电生理监测脑功能和神经功能;⑦及时补充血容量,积极预防和治疗凝血功能障碍;⑧麻醉苏醒平稳、安全、快速,便于术后早期神经功能评估;⑨术后加强通气道管理。

麻醉诱导应力求迅速平稳,既要对心血管功能抑制较轻,又应避免呛咳、屏气等升高颅压的因素。常用药物为丙泊酚、芬太尼(或舒芬太尼)和罗库溴铵。气管插管时,应避免暴力托枕部及头过度后仰,否则有延髓过度受压的危险。诱导后术前可应用长效局部麻醉药(如 0.5 % 罗哌卡因)进行头皮神经阻滞和(或)切口浸润,可减少上头架、术中、术后阿片类药物用量,有助于维持循环稳定。

颅后窝手术常用的体位包括侧卧位和俯卧位。无论选择哪种体位均应保证颅内静脉回流、避免神经和组织压伤、对呼吸影响小。俯卧位时，应特别注意有效通气量的监测。术时为了更好地暴露术野，通常会拉伸或扭曲颈部，这样会使气管内导管进入主支气管或者使气管内导管在咽后部打折，因此术中必须注意对气道的管理，一定要在体位固定好后，再次确认导管位置及是否通畅，术中应加强气道压力和呼末 CO_2 监测。

术中麻醉维持的原则是通过降低脑氧代谢率、脑血流来降低脑部张力，维持最佳的颅内环境。低浓度（0.5～0.8 MAC）吸入麻醉药与小剂量静脉镇静催眠药及镇痛药复合，可以取长补短，常用于颅后窝手术的麻醉。手术操作对脑干和脑神经的刺激极易引起循环和呼吸的突然变化。如果停止牵拉即可复原，一般不需要使用抗心律失常药。必要时可应用格隆溴铵、阿托品和麻黄碱对症处理。术中严重的高血压通常见于手术刺激脑神经时。手术过程中可采用控制性降压以减少术野出血。

四、经鼻蝶垂体瘤切除术

此术大部分在显微镜下进行，术野要求清晰，麻醉应维持一定深度，防止术中呛咳引起出血。宜选择短效、速效的麻醉药物，便于术毕患者咳嗽吞咽反射及早恢复，彻底清醒。术后患者鼻孔被纱条填塞，须经口呼吸。术毕发生脑脊液鼻漏有两种可能：一是术中损伤了鞍膈，二是拔管前患者剧烈咳嗽致手术区填塞物脱落。因此，术毕应在深麻醉下清理气道，拔管时尽量减少吸引，避免剧烈呛咳或用力。

五、现代立体定向手术

麻醉地点常要在病房-手术室-CT室-手术室变换，这给麻醉监测和管理带来一定困难。选择全身麻醉的主要原因是尽量减少患者体动所致的定位不准确。

六、脑膜瘤切除术

行脑膜瘤切除术时常常出血比较多，尤其是涉及大的血管时，术前的评估和准备，尤为重要。术中应行直接动脉测压，并建立足够的血管通路，监测中心静脉压、心电图、呼气末二氧化碳分压（partial pressure of endtidal carbon dioxide，$PetCO_2$）和尿量。术前适当的血液稀释结合术中控制性降压，维持平均动脉压在 55～60 mmHg 之间（原有高血压者，控制在术前血压的 70% 为宜）。开颅前快速静脉滴注 20% 甘露醇 0.5～1 g/kg，使颅内压降低。麻醉维持的目标是维持血流动力学稳定，维持脑灌注压，避免升高颅内压；通过降低脑代谢率、脑血流来降低脑部张力；配合神经功能监测，避免麻醉过深影响监测敏感度。麻醉苏醒期应尽量维持颅内或颅外稳态，避免诱发脑出血和影响颅内压、脑血流的因素，如咳嗽、呼吸对抗、高血压等。

七、颈动脉内膜剥脱术

颈动脉内膜剥脱术不仅因存在脑缺血的危险性，且大多为高龄患者常伴有高血压、冠心病、糖尿病和肾功能不全等疾病，因此，术前仔细评估患者情况和术中正确处理十分重要。由于患者术前常服用多种药物，如抗血小板、抗高血压、脑血管扩张药，因此，术前要了解患者用药类型、品种、剂量，以及与麻醉之间可能发生的药物相互作用，原则上各种治疗用药均应持续至术日晨，不要随便停药，可按情况适当减量，以保持病情稳定。

一般在颈动脉狭窄≥70% 并有明显症状时，进行手术。可在颈丛神经阻滞下完成，浅丛和深丛均须阻滞，切口表面再用局部浸润麻醉，以保证切皮无痛。术中适当给少量镇静、镇痛药。

颈丛神经阻滞的优点是患者清醒,是最好的神经功能评定指标。但由于头后仰及体位等不适,需要患者合作,有时镇痛不全,患者烦躁不安,颈短、肥胖患者呼吸道不易保持通畅,可采用全身麻醉复合颈丛神经阻滞,减少全身麻醉药用量,循环稳定,术毕清醒早,有利于神经功能评定。

全身麻醉是颈动脉内膜剥脱术常用的麻醉方法。目前,多采用小剂量咪达唑仑、芬太尼、丙泊酚和罗库溴铵诱导,可降低脑代谢、脑组织的氧耗,同时可降低脑血流和颅内压,对脑缺血可能有保护作用。为缓和气管插管时的应激反应可加用艾司洛尔 0.5 mg/kg,可改善因气管插管应激反应引起的血压升高、心率增快,以及心肌收缩性的改变。麻醉维持目前大多认为可采用静吸复合麻醉,吸入麻醉药可选用异氟烷或七氟烷,浓度<1 MAC,结合小剂量丙泊酚、麻醉性镇痛药和中短效肌松药,以保证血流动力学稳定。由于血管硬化及手术刺激颈动脉压力感受器,术中应严密监测,避免缺氧和二氧化碳潴留,维持血压接近术前水平。

当颈动脉阻断时,血液供应到同侧大脑皮层主要取决于通过大脑动脉环的侧支血流,若侧支循环血流不足就会引起脑缺血和神经功能障碍。为预防缺血,有主张常规在颈动脉内膜剥脱区远近端,暂时性放置分流导管。但至今对患者是否使用分流保护措施意见尚不一致。选择性地按需采用分流术,主要依据监测脑电图、诱发电位和颈动脉阻断后远心端动脉压力而做决定。

八、颅脑和颈椎外伤手术

(一)颅脑外伤患者麻醉

(1)对于保持自主呼吸的脑外伤患者,术前一般不给镇静药,仅用阿托品或东莨菪碱等。对躁动难以控制的患者可适当给予镇静药,但应警惕呼吸抑制。

(2)严重脑外伤常合并颈椎损伤,可影响呼吸功能,必须保证在颈椎曲线原位不变的条件下,进行紧急气管内插管。

(3)对所有颅脑外伤患者均应视为"饱胃",麻醉前应插胃管,并尽可能清除胃内容物,诱导插管期应防止误吸。插管后清除气道内分泌物。对于病情危重、反应极差或呼吸微弱甚至停止的患者,可直接或表面麻醉后,行气管内插管。

(4)麻醉中应维持液体平衡,及时纠正电解质和酸碱紊乱。

(5)患者术前意识存在,呼吸正常,术毕患者清醒,可考虑拔除气管导管。对于术毕尚未清醒、意识抑制较深和颅内创伤严重的患者,宜保留气管插管或作气管切开,便于术后呼吸管理。

(二)颈脊髓手术麻醉

(1)急性颈髓损伤手术麻醉,首先要注意颈部固定与保护,防止骨折移位后加重脊髓损伤。诱导后须选用合适的插管方式,保证颈部相对固定,可考虑纤支镜插管或逆行插管;如插管条件欠佳,可行气管切开。

(2)急性脊髓损伤禁用琥珀胆碱,常用静吸复合麻醉,有利血流动力学稳定和术毕尽快苏醒。

(3)术中应补充容量,维持血流动力学稳定,必要时可用升压药维持平均动脉压在 80~100 mmHg,避免高血糖症,以保证脊髓血液的充分供应、避免加重神经组织缺血性损伤。

(4)在高位颈髓,尤其是 C4 节段以上脊髓,损伤患者,术后往往须采用机械通气支持呼吸。

九、脑功能区手术

需要术中唤醒,最常使用的方法是清醒镇静麻醉和全凭静脉麻醉。

清醒镇静麻醉在切口局部浸润麻醉和(或)头部神经阻滞的基础上应用镇静和(或)镇痛药物,不仅减轻患者的恐惧、焦虑及术中疼痛,还能消除对伤害性刺激的记忆,从而提高患者的舒适度和接受程度,并且患者术中可遵医嘱作出反应,配合手术。常用的镇静和(或)镇痛药物有氟哌利多、咪达唑仑、丙泊酚、芬太尼、右旋美托嘧啶。静脉靶控输注是目前镇静镇痛的主要方法之一。丙泊酚用于唤醒手术的清醒镇静麻醉时血浆靶浓度为 $1\sim2~\mu g/mL$。

对于不能耐受清醒镇静唤醒麻醉的患者,可采用全凭静脉麻醉。以丙泊酚和瑞芬太尼静脉靶控输注的全凭静脉麻醉是目前唤醒麻醉的主要方法之一。

第四节　帕金森病患者手术麻醉

一、术前准备

术前充分评估患者的病情,包括步态异常、颈部强直和吞咽困难。了解抗帕金森病药物使用情况,如美多巴或苯海索,应继续服用至术前。

二、监测

除一般监测外,帕金森病患者长时间大手术应作动脉穿刺置管测压和颈内静脉置管测定中心静脉压,定期动脉血气分析。使用左旋多巴的患者应重点监测心电图,积极防治心律失常。由于帕金森患者体温调节异常,容易发生低体温,故长时间大手术应监测体温,注意保温。

三、全身麻醉诱导

全身麻醉诱导应注意:①评估有无颈部强直和困难气道,采取应对措施;②帕金森病患者常有吞咽功能障碍,易引起反流误吸,严格术前禁食,快速顺序诱导;③常用静脉麻醉药、麻醉性镇痛药、非去极化肌松药及吸入麻醉药均可用于帕金森患者;④避免应用诱发和加重帕金森病症状的药物,如麻黄碱、氟哌利多、甲氧氯普胺、氟哌啶醇、利血平、氯胺酮、氯丙嗪等药物。

四、麻醉管理

在长时间外科手术中,由于治疗药物左旋多巴的半衰期极短(1~3 小时),为了使患者在围术期保持体内稳定的左旋多巴药物浓度,在术中可通过鼻饲加倍剂量的美多巴或苯海索,并维持至术后 2 天。

术毕拔管前应确保肌松药作用已完全消失。拔管时应注意防治呕吐和误吸。避免使用新斯的明,因其使乙酰胆碱积聚,从而加重帕金森病。术后应尽快恢复服用抗帕金森病药物。

第五节　癫痫及非癫痫患者手术麻醉

一、癫痫患者非癫痫手术的麻醉

(一)术前准备

(1)抗癫痫药多数是肝代谢酶促进剂(酶促),长时间使用后肝药酶的活性增加,与麻醉性镇痛药和镇静药有协同作用。对造血功能有一定的抑制,术前应查血常规、凝血功能。抗癫痫药物应服药至术前一晚,必要时加用镇静药。

(2)若手术当天麻醉前有癫痫发作者,应延期手术,除非是抢救性急诊手术。

(二)麻醉管理

1.首选全身麻醉

尤其是癫痫发作较频繁者,应首选全身麻醉。某些下腹部、四肢等中小手术也可选用椎管内麻醉或神经阻滞。全身麻醉宜采用静脉诱导,静吸复合麻醉维持。易致惊厥的氯胺酮、羟丁酸钠、普鲁卡因和恩氟烷等禁忌单独使用。去极化肌松药与抗癫痫药之间无协同作用。抗惊厥药物可明显缩短维库溴铵神经肌肉阻滞作用的时效,而且服用抗惊厥药物时间越长,对非去极化肌松药影响就越大。所以,对围术期服用抗惊厥药物的患者,术中肌松药的需要量增加。

2.麻醉管理

在麻醉期间,特别要重视避免缺氧、二氧化碳蓄积和体温升高等易诱发癫痫发作的病理因素。在麻醉苏醒期,要密切注意癫痫发作的可能。必要时在手术结束时,预防性给予抗癫痫药。术后患者进食后要及早恢复术前的抗癫痫治疗。

二、癫痫患者癫痫手术的麻醉

(一)术前准备

术前抗癫痫药物原则上必须停用,由于脑电图会受药物的影响,尤其是抗癫痫药可抑制癫痫波的发放,影响术中对病灶部位的判断。癫痫发作频繁者应逐渐停药,避免突然停药导致癫痫持续状态,如果手术当天有癫痫发作,延期手术。

(二)麻醉方法

首选全身麻醉。苯二氮䓬类、巴比妥类药物对癫痫波有明显的抑制作用,不宜用于癫痫患者。丙泊酚在小剂量时可诱发广泛的棘波,在大剂量时抑制棘波,但由于其作用时间较短,常用于麻醉诱导。临床常用的诱导方法为芬太尼 2 μg/kg、丙泊酚 2 mg/kg、维库溴铵0.1 mg/kg快速诱导气管插管。吸入麻醉药中异氟烷、七氟烷和地氟烷在吸入浓度低于 1.0 MAC 时对脑电图影响小,无致痫作用,可用于麻醉维持。癫痫手术结束时,常规使用抗癫痫药,以防发生惊厥。

(三)监测

癫痫患者行手术治疗时,术中常须行脑电图监测,通过对棘波出现频率和波幅变化的观察来确定癫痫源灶,指导切除范围及判断手术效果。要求所使用麻醉药及方法既不抑制病理性棘波,又不诱发非病理性的棘波样异常波。为了避免颅骨和头皮对脑电信号的衰减,术中常放置硬脑膜外或大脑皮层电极,监测脑电图的变化。

(四)唤醒麻醉

手术过程要求患者在清醒状态下配合完成某些神经测试及指令动作的麻醉技术,主要包括局部麻醉联合镇静与唤醒全身麻醉技术。唤醒麻醉应保证合适的镇静与镇痛深度、稳定的血流动力学与安全的气道管理,使患者可以在清醒状态配合完成运动、感觉与语言功能的测试,在脑功能区癫痫手术中应用广泛。技术要点如下:①采用短效快速苏醒麻醉药丙泊酚与瑞芬太尼,插入喉罩或气管导管,维持血浆靶控药物浓度:丙泊酚 $2\sim3$ $\mu g/mL$、瑞芬太尼 $2\sim4$ ng/mL。唤醒麻醉中使用右美托咪定有许多优点。②术前不用长效镇静药,术中注意保暖,预防患者清醒后寒战。③运动与感觉功能定位时患者采取平卧位或侧卧位。语言功能定位时,一般采用右侧卧位,头略后仰,头架固定。④在切皮、分离骨膜和硬膜时,应予以充分的局部浸润麻醉,以保证术中镇痛效果。⑤皮层暴露后,调整麻醉药血浆靶控浓度:异丙酚 0.5 $\mu g/mL$、瑞芬太尼 0.8 ng/mL,直至患者清醒。⑥患者清醒程度满意后,进行皮质电刺激功能区定位。唤醒时间 $10\sim50$ 分钟。待皮层电刺激完成后,可加深麻醉,再次插入气管插管或喉罩。

第七章　泌尿外科手术麻醉

第一节　泌尿系统解剖学

一、肾

肾脏位于脊柱两旁 T12 到 L4 水平腰大肌内侧缘的腹膜后间隙中,左肾上端平 T11 下缘,下端平 L2 下缘,右肾由于位于肝下方而较左肾位置低半个椎体。肾脏周围充满了脂肪,并被肾周筋膜包裹。双侧肾上腺也包裹在肾周筋膜内,位于两肾上极。膈肌运动传递到双肾,可导致双肾在每一次呼吸中位置产生4~5 cm的偏移。肾实质分为皮质和髓质两部分,髓质又分为若干个肾锥体,肾锥体的尖端称为“肾乳头”。肾乳头被肾小盏包绕,多个肾小盏汇合成肾大盏,后者又汇入肾盂。肾盂末端逐渐变窄,移行为输尿管。

每一侧肾脏的血供均由单一的一根肾动脉提供,只有在少数变异情况下,才有多根动脉血供。肾动脉起始于肠系膜上动脉下方,从肾门进入肾脏,右肾动脉自后方越过腔静脉进入右肾。肾静脉走行在肾动脉前方,左肾静脉自前方越过主动脉。肾的淋巴循环引流进入腰区淋巴结。

肾脏接受主要来源于迷走神经和腹腔丛的肾丛神经支配。肾的交感缩血管神经和传入神经来源于 T8 到 L1 水平。因此,典型的肾性痛患者常感觉到肋膈角和十二肋以下的疼痛,而肾脏手术的麻醉中,为了满足皮肤和腹壁切口的镇痛要求,阻滞平面应达到 T8。

二、输尿管

输尿管由肾盂延续而来,沿腰肌向下走行,越过髂总动脉,自盆底两侧下行,最终进入膀胱基底部。输尿管上段血供来源于肾动脉,输尿管中段血供来源于精索动脉(男性)或者卵巢动脉(女性),下段血供来源于髂内动脉和膀胱动脉。输尿管的神经支配主要来源于肾丛,腹下丛和盆腔神经丛。输尿管上段的交感传入纤维在 T10~L2 水平进入脊髓,而副交感传入纤维在 S2~S4 水平进入脊髓。

三、膀胱

膀胱是一个外壁主要由平滑肌组织构成的中空器官,其容积 400~500 mL。排空状态的膀胱位于耻骨联合后,直肠(男性)或阴道(女性)前。充盈状态的膀胱上升到明显高于耻骨联合,并可触及。双侧输尿管从后方进入膀胱壁,并开口于膀胱腔内,两侧开口相距约 2.5 cm,共同构成膀胱三角的基底部分。膀胱的顶部覆有腹膜,其下方是前列腺和精囊。

膀胱的动脉血供主要来源于髂内动脉的分支,上、中、下膀胱动脉。其静脉血汇集到膀胱颈部的静脉丛,最终汇入髂内静脉。阴茎背侧深静脉和前列腺静脉丛也汇入上述膀胱颈部静脉丛,因此,在外科手术中该部位损伤,易引起大量失血。膀胱的淋巴液回流入髂血管旁的淋巴结。

膀胱接受腹下丛神经支配,其交感神经纤维来自 T11~T12 的腰丛内脏神经,副交感神经纤维来自 S2~S4 的阴部神经。传入神经纤维伴随着上述交感和副交感神经通路。躯体感觉由阴部神经传入骶脊髓。交感神经兴奋信号导致膀胱逼尿肌松弛和非自主的膀胱内括约肌紧张。副交感神经兴奋导致膀胱逼尿肌的紧张和膀胱内括约肌的松弛。另外,膀胱外括约肌接受脊髓 S2~S3 段发出的运动神经纤维的随意控制。膀胱不仅受到自主神经的控制,同时也受到来自更高级中枢通过下行传导通路传递的随意控制。因此,大脑和脊髓不同水平的损伤后,尿液的贮存和排出方式都可以发生变化。

四、前列腺和精囊

前列腺主要由大量纤维肌性组织构成,外周包裹着一层较厚的纤维囊,总重约 20 g。它位于膀胱下方,耻骨联合后方,直肠的前方。前列腺分为五叶,分别是前叶、后叶、中叶、左叶和右叶,其中间是尿道的前列腺部,长约 2.5 cm。另一种方法把前列腺分为外周带、中央带、移行带、前部和前列腺前括约肌部。前列腺移行带是前列腺中最邻近尿道的部分,也是有典型症状的前列腺肿瘤的好发部位。

前列腺血供来源于膀胱动脉下支,静脉回流入前列腺静脉丛,后者和膀胱静脉丛及阴茎背侧静脉相延续。前列腺接受腹下丛中来自 T11~L2 水平发出的传出交感神经的支配,其副交感传入神经纤维则通过盆腔内脏神经进入脊髓 S2~S4 水平。

前列腺的淋巴循环进入髂内、骶管内和髂外淋巴结群。

精囊紧临前列腺上方,处于膀胱下方,直肠的前方。精囊与同侧的输精管相连,形成射精管,开口于前列腺部尿道,其血供、神经支配,以及淋巴循环同前列腺。

五、睾丸

睾丸表面覆有一层致密的结缔组织叫作白膜,后者向内延伸形成睾丸纵隔,将睾丸分隔成大约 250 个小叶。睾丸上面附着由大量卷曲的小管组成的附睾,后者通过输出小管与睾丸相连,另一端则延续称为"输精管"。输精管在精索内与精索动脉及蔓状静脉丛一起上行。由于在胚胎期睾丸的发生和肾脏的发生相近,两者的血供和神经支配有着紧密的联系。睾丸动脉紧邻肾动脉的下方起自主动脉,伴随输尿管下行,然后进入精索,最终到达睾丸。睾丸静脉在蔓状静脉丛中沿精索上行,在腹股沟环处形成精索静脉。左侧精索静脉进入左侧肾静脉,右侧精索静脉直接进入下腔静脉。睾丸的神经主要来自 T10 节段,在肾脏附近有动脉丛加入。阴囊前部主要由髂腹股沟神经和生殖股神经的生殖支支配,其神经纤维来源于脊髓 T12~L2 节段。阴囊后部表面的神经纤维主要来源于脊髓 S1~S4 节段,由会阴神经分支和后部的股皮神经支配。因此,睾丸手术的区域阻滞麻醉平面要求达到 T10 水平。睾丸的淋巴循环汇入腰部淋巴结,后者与纵隔淋巴结相通。阴囊的淋巴回流进入腹股沟浅淋巴结和腹股沟下淋巴结。

六、尿道和外生殖器

阴茎由尿道和两根海绵体共同组成,三者分别被各自的白膜包裹,其远端有龟头,近端附着于髂骨。阴茎的血供由两条阴部内动脉提供,它们分出阴茎深动脉、阴茎背侧动脉和尿道球部动脉等分支。静脉回流进入浅和深部阴茎背静脉,通过阴部静脉丛汇入阴部内静脉。髂腹股沟神经支配阴茎根部,阴茎体和龟头由阴部神经延续而来的成对阴茎背侧神经支配。其中的副交感和交感神经纤维分别来自脊髓的 S2~S4 节段和 L1~L2 节段。副交感神经兴奋刺激导致动脉血管扩张,阴茎勃起。

女性的尿道位于耻骨联合和阴道之间,明显短于男性尿道。其动脉血供来源于膀胱下动脉、阴道动脉和阴部内动脉,静脉回流入阴部内静脉。

第二节　泌尿外科手术体位

泌尿外科手术过程中患者的体位较为复杂,其中一些特殊体位的摆放可能导致严重的并发症,如神经损伤、横纹肌溶解等。因此,麻醉医师有必要详细了解泌尿外科手术的特殊体位摆放及相关并发症等知识。

一、膀胱截石位

膀胱截石位应用于经尿道手术、尿道球部重建术和经会阴前列腺切除术。标准的膀胱截石位患者取仰卧位,下肢屈曲,屈髋屈膝,髋关节和膝关节屈曲约 90°,小腿与地面平行。低位膀胱截石位髋关节屈曲仅 30°～45°,但在某些极端情况下,要求腿部伸展,极度屈髋,以求尽量暴露会阴部位。摆放膀胱截石位时,需要用到各种腿架和足托,包括踝扣带、靴形托、膝托等。另外,摆放膀胱截石位的同时往往结合了一定程度的头低位,以求更好地暴露会阴。

膀胱截石位的摆放对患者呼吸和循环系统的影响包括:腹内压的增加和腹内容物向头端移位,可致胸壁和肺顺应性下降,功能残气量下降,肺活量下降。结合头低位时上述改变更甚,可能由肺膨胀不全而导致低氧血症。尽管人们通常认为头低脚高位可增加静脉回流、心排血量和左心室做功,研究证实膀胱截石位对患者的心排血量几乎没有影响,患者血压升高的原因更有可能是全身血管阻力增高的结果。

膀胱截石位术后患者可发生下肢神经病变,发病率约 1.5 %,多为感觉神经的病变,并且均在术后 6 个月内治愈。研究发现,膀胱截石位摆放超过 2 小时是神经并发症发生的危险因素,另外,神经病变的首发症状在术后 4 小时内即可发生,提示手术期间因素的重要性。另有研究显示,高龄和长时间手术也是发生神经病变的危险因素。腿架对腓浅神经的压迫、闭孔神经和股外侧皮神经的牵张、坐骨神经的伸展等可能是导致术后神经病变发生的原因。美国麻醉医师协会专家组推荐意见认为,膀胱截石位中屈髋不应＞90°,以避免坐骨神经和股神经病变的发生。

腰背痛是膀胱截石位术后相对常见的并发症,可能是由造成了易受影响的患者腰椎前凸减少所致。"健腿"间隔综合征伴横纹肌溶解是膀胱截石位罕见且严重的并发症。一项 261 名泌尿外科医师的调查报道了 61 例间隔综合征,大部分发生在根治性膀胱切除术或超过 4 小时的术后,提示这种并发症的发生率可能比先前认为的更高。长时间手术,极端的体位和腿架对腿的压迫可能是诱发间隔综合征的原因。其发病机制可能与以下因素相关:下肢动脉压降低的同时,肌肉间隔内压力增高,导致肌肉低灌注,缺血,水肿,长时间的肌肉低灌注即可导致间隔综合征的发生。下肢动脉压下降可由下肢抬高造成,在低血压的患者中这种改变更为明显。同时,腿架的使用显著增加了小腿肌肉的压力,如用踝托则可无此顾虑。由于周围血管搏动消失已经是间隔综合征的晚期表现,术中管理应密切注意观察患者下肢水肿、低灌注、感觉异常等现象,以期预防和早期干预该并发症。如果未能及时行筋膜切开减压术,患者可能发生急性肾衰竭。在长时间手术过程中,使用踝托或填充较好的腿架,有助于预防这一并发症的发生。

二、头低位

头低位常用于泌尿外科手术中,以增进会阴部的暴露或便于下腹部腔镜检查。

头低位对生理功能的影响包括:首先,内脏向头侧的移位限制了膈肌的运动,造成肺容量的下降,使患者易于发生肺膨胀不全。另外,身体上部的血液由于重力作用流向头端,可使颅内压增加,这在有颅内占位性病变的患者中应尽量避免。尽管这一体位经常被用于低血容量的患者,但实际上其对血流动力学的影响并未完全清楚。长期以来的观点认为,头低位时患者静脉回流量及心排血量增加,有学者认为,头低位对于低血压患者的血流动力学并无有益的影响。

显著头低位的患者常常需要用到托肩带,以防止患者向下移位,这一器械的应用可能造成患者臂丛损伤,其原因可能是引起臂丛神经张力持续增加,在上肢外展时尤其应该注意。基于以上考虑,美国麻醉医师协会专家组不建议使用托肩带,而在不得不使用这一器械时,双臂应紧贴身体两侧而不是外展放置,以防臂丛神经受到牵拉。

三、侧卧位、折腰位和腰桥的使用

为了便于肾的暴露,往往要用到侧卧、折腰体位及升高腰桥。此时,患者侧卧于手术台上,一侧髂嵴正对手术台折点,即腰桥所在位置,调节手术台弯折到 30°左右,腰桥升高,抬高下侧髂嵴,从而使术侧腰部得到更好的暴露。同时,在手术台和上胸壁之间放置一腋窝枕,以防臂丛受压。一般下侧腿取屈膝位,对侧腿自然伸展,从而使患者身体能稳定侧卧在手术台上,也可使用小沙袋来增加体位的稳定性。

这一体位对患者呼吸生理的影响,有相关的肺膨胀不全及通气血流比失调等,其对循环系统的影响,包括全身动脉压下降、心排血量下降和肾动脉压力下降。由于在一般的侧卧体位患者中不能观察到上述影响,一般认为,这些变化与肾手术的特殊体位相关。其血流动力学变化的具体机制尚不明确,可能与压迫和牵拉引起腔静脉血流量减少有关。另外,在此体位下,患者右心房高于四肢,可引起暂时性回心血流量降低。因此,应注意此体位下患者血流动力学的变化,一旦发现低血压,应积极给予液体治疗或放低腰桥。

另外,有报道肾切除体位下发生过间隔综合征和横纹肌溶解,可能和对臀肌极度挤压有关。

四、过伸仰卧位

这一体位通常用于耻骨后前列腺切除术以利于盆腔器官的暴露。患者仰卧于手术台上,髂嵴正对手术台折点,然后调节手术台弯折,抬高髂骨使患者身体过伸,此时患者上半身处于头低位,手术部位仍保持平行于地面。如患者须行胸腹部切口,则应摆成半仰卧位,用一肩枕使手术侧肩部垫高约 30°,同侧手臂置于手架上,非手术侧腿处于半屈曲位,对侧腿保持伸展。

过伸仰卧位的患者发生背部和神经损伤的可能性较小,但是和其他头低体位一样,有发生气体栓塞的可能。一旦出现难以解释的血流动力学不稳,即应考虑气体栓塞的可能。

第三节 泌尿外科手术麻醉

一、膀胱镜检查和经尿道膀胱肿瘤切除

膀胱镜检查和经尿道膀胱肿瘤切除是泌尿外科最常见的手术操作。在中老年患者当中，有血尿或排尿困难等症状时，上述操作是用于诊断和治疗的最常用方法。膀胱镜检还用于其他原因所致尿路梗阻的评估与治疗、输尿管支架的植入及膀胱输尿管结石的取石等，膀胱镜根据用途不同，有硬质和软质之分。

（一）并发症

1.膀胱穿孔

膀胱穿孔是进行膀胱镜检最严重的并发症，多发生在膀胱的腹膜外部分。通常表现为冲洗液回流减少，此时清醒患者会诉恶心、下腹部疼痛。当发生腹膜内膀胱破裂时，清醒患者诉弥散性的腹痛。全身麻醉患者发生膀胱穿孔时，则可能仅仅出现血流动力学的不稳定。过高的冲洗压力可导致膀胱过度充盈，易于发生膀胱穿孔。闭孔神经反射的产生也易于导致膀胱穿孔：电刀等器械引起的电流刺激闭孔神经，引起大腿内收及外旋，此时就可能导致膀胱镜戳破膀胱，进行闭孔神经阻滞或者全身麻醉是最可靠的预防手段。

2.自主神经反射亢进

自主神经反射亢进是指第 6 胸椎以上脊髓损伤的患者出现的一种危及生命的高血压急症。约 85 % 的上述脊髓损伤患者有自主神经反射亢进症状，随着脊髓损伤患者存活率的不断提高，将有更多脊髓损伤并自主神经反射亢进的患者接受麻醉和手术。由于膀胱的扩张是自主神经反射亢进最常见的触发因素，这一综合征，在脊髓损伤后接受膀胱镜检查的患者中很常见。另外，外科操作中直肠扩张、阵痛和分娩等都可触发自主神经反射亢进综合征。

直肠膀胱及少部分下肢传入神经信号经由脊髓丘脑束和脊髓背侧束上行传入大脑，在 T5～L2 水平，由中间神经元投射到交感神经元，肢体血管收缩，内脏痉挛，立毛肌收缩等。在正常情况下，上述反射被颈动脉和主动脉压力感受器发出的控制信号及上位神经中枢所抑制，但在高位脊髓损伤的患者，下行抑制性信号无法到达胸段交感神经元，因此下位刺激所致反射得不到调制，导致了无法控制的血管收缩，如未得到合适处理可致灾难性后果。

自主神经反射亢进主要表现为血压剧烈升高，升高 50 mmHg 以上，即可作出诊断。其他临床表现，包括头痛、胸部紧迫感、损伤平面以下立毛肌收缩（起鸡皮疙瘩）等，在损伤平面以上，由高血压所致副交感反射导致患者面红、出汗、黏膜充血、结膜红斑。

除非尽早发现，对于自主神经反射亢进目前还没有确定的治疗方法。可能的情况下，使患者成坐位可致体位性低血压。降压药物应选用起效快，作用时间短者，钙通道阻滞剂，如硝苯地平、尼卡地平、肼屈嗪、硝酸甘油、α 和 β 受体阻滞剂及硝普钠等，均可用于快速控制血压。有报道，输注镁剂也有利于控制自主神经反射亢进患者的高血压。

（二）麻醉管理

膀胱镜检的麻醉选择可根据患者性别、年龄、手术方式和医疗条件的不同有所不同。女性

患者对于局部麻醉下行诊断性膀胱镜检多有较好的耐受性,而男性患者则需要应用区域阻滞,甚至全身麻醉。蛛网膜下腔阻滞是腔内泌尿外科手术非常常用的麻醉方式。由于这一类患者往往年龄偏大同时有复杂基础疾病,通常认为,区域阻滞麻醉可使患者血流动力学更稳定,可减少发生心血管系统并发症,与全身麻醉相比更为适宜。但是,没有研究结果显示不同麻醉方法下行膀胱镜检的患者并发症的发病率和病死率有显著性差异。只在极少数情况下,选用全身麻醉或区域阻滞麻醉的适应证有明显区别。闭孔神经区域内切除术可能需要在全身麻醉下进行。椎管内麻醉对于自主神经反射亢进的高危患者是有益的,可通过阻断传入神经信号抑制由此触发的难以控制的反射性血管收缩。但是,应当考虑到此类患者本身存在的脊髓损伤和脊柱畸形,将会使实施椎管内麻醉十分困难。

多数腔内泌尿外科操作时间较短,且多在门诊施行。因此,要求选用的麻醉技术能做到快速实施,起效迅速,苏醒快而平稳,能允许早期离开苏醒室。区域阻滞和全身麻醉是否对患者恢复和出院时间有明显影响,现在还不清楚。全身麻醉方案中,喉罩的应用可实现不用肌松药的快速诱导。吸入性麻醉药的选择,对于患者的快速苏醒也相当重要。一项随机对照研究表明,接受短时间泌尿外科手术的老年患者中,选用地氟烷进行麻醉维持的患者,术后达到可不经苏醒室直接离开标准者显著多于选用异氟烷维持的患者。选择腰麻时,局部麻醉药的选择要求使患者运动神经阻滞能快速恢复,从而可早期下床活动及尽早出院。

利多卡因已经在这一类手术的麻醉中应用了很长时间,近来的研究发现,利多卡因和术后神经症状有一定关联,导致其在这一类手术的麻醉中应用减少。短暂性神经综合征是一系列出现在腰麻后的以下肢疼痛、感觉迟钝等为主要特征的症状,多在 72 小时内缓解。尽管这一并发症是暂时的,而且肌电图显示其与神经功能异常并不相关。在少部分患者中可引起显著的不适和部分功能损害。用 5 %利多卡因做腰麻后开始观察短暂性神经综合征的发生率,发现应用利多卡因浓度是 5 %和 1 %时,这种并发症的发生率相似。为了在泌尿外科手术脊髓麻醉达到快速麻醉效果而不用利多卡因,人们已经研究了不同种类及剂量的麻醉药物。应用 5 mg 丁哌卡因复合 25 μg 芬太尼与单独应用 10 mg 丁哌卡因相比,可达相同的阻滞平面和相似的麻醉效果,并有较短的运动阻滞残留。

二、经尿道前列腺切除术(transurethral resection of prostate,TURP)

(一)术前评估

良性前列腺增生是男性患者最常见的良性肿瘤,其发生率与年龄相关,在 80 岁以上的老年男性患者中达到 90 %。前列腺增生主要发生在最接近尿道的前列腺移行带,组织学特征为结节状增生的细胞结构。前列腺增生患者症状的程度与腺体大小、尿道梗阻程度和 α-肾上腺素能受体张力有关。前列腺增生症状不仅显著影响患者生活质量,而且使患者易于反复尿路感染,形成膀胱憩室和肾盂积水,甚至导致不可逆的肾脏损害。

症状轻微的患者无须处理,可以自愈,而症状显著的患者则应用选择性或非选择性 α-受体阻滞剂或者 5α-还原酶阻滞剂等药予以治疗。对于改善轻微泌尿道症状,这两类药物均有较好效果,两者合用时可以缩短病程,减少手术治疗。对药物治疗不敏感患者,应选择手术治疗。

开腹前列腺切除术增加尿路流量效果最好,但并发症发生率也最高,只有 5 %的前列腺增生患者接受这种手术。目前,TURP 被认为是前列腺切除术的"金标准",然而也有一定的并发症发生,包括 5 ％～10 ％的患者可出现性功能障碍。已有多种微创疗法应用于前列腺增生的治疗,包括经尿道电针消融术、经尿道微波疗法和激光疗法等,这些技术应用高能量加热前列腺引起组织凋亡。微创疗法对接受 TURP 有很大风险的老年患者和有性生活需要的年轻患者非常有利。微创疗法可以减轻患者症状、改善生活质量,而不需要全身和椎管内麻醉或者住院。然而与 TURP 相比,这些技术引起术后尿路再梗阻和再次手术的风险较大,因此目前还不能完全替代 TURP。

(二)并发症

文献报道,TURP 并发症的发病率大约为 9.5 ％,病死率估计在 0.1 ％～0.2 ％。术后并发症与患者年龄、手术时间与切除组织的量有关。接受 TURP 的患者通常是高龄患者,合并诸多高危因素,如心血管、呼吸和肾脏并发症。

1.TURP 综合征

TURP 的实施过程中需要使用冲洗液扩张膀胱,通过特殊的膀胱镜引导烧灼环自腔内切除增生的组织。此时,静脉窦处于开放状态,膀胱冲洗液可能被吸收进入循环系统,因此形成"TURP 综合征"。TURP 综合征多发生在手术开始后 15 分钟内,可能由液体经腹膜或腹膜后间隙吸收所致,但在此后延迟发生的也很常见,延迟的 TURP 综合征通常是由膀胱镜检后膀胱破裂或者腹膜后液体吸收所致。

TURP 综合征的临床表现以液体超负荷为特征,伴有低渗透压、低钠血症、神经功能障碍等。50 ％接受 TURP 的患者中发现无临床症的低钠血症。液体超负荷的临床表现,包括高血压和反射性心动过缓。心脏功能储备较差的患者更容易发生心脏功能衰竭和肺水肿。全身麻醉的患者,液体超负荷可能是 TURP 综合征的唯一征兆。TURP 综合征神经系统表现很常见,在局部麻醉患者中可能是最早出现的症状,因而有助于及早诊断。

TURP 综合征的临床表现取决于吸收的冲洗液种类和容量。液体的吸收很难控制,与手术时间、膀胱血管破裂数量和膀胱静水压和冲洗液袋相对于患者的高度有关。由于保持自主呼吸时膀胱压力比较低,区域麻醉与机械通气的全身麻醉相比,可能增加冲洗液的吸收量。

冲洗液的选择基于它的导电能力,电解质溶液因传导烧灼电流而不能作为 TURP 冲洗液,尽管机体吸收电解质溶液后的耐受性更好。过去,蒸馏水的使用十分普遍,导致 TURP 综合征发病率较高:大量吸收蒸馏水导致显著的低渗状态及血管内溶血,产生急性肾衰竭和脑水肿。由于细胞内的代偿机制不能迅速发挥作用,脑水肿程度较重,患者可产生恶心、躁动、意识模糊、昏迷、惊厥发作及大脑半球疝。自从采用了替代灌流液后,TURP 综合征的发生率下降了 50 ％。现在,常规使用的都是与生理渗透压浓度接近的替代灌流液,如 1.5 ％的甘氨酸溶液、2.7 ％山梨醇溶液(含 0.54 ％甘露醇)。纯山梨醇、甘露醇、葡萄糖及尿素溶液在临床中也有应用。这些溶液的渗透压浓度为 195 mOsm/L 至等渗。

目前,普遍认为,低钠血症是导致 TURP 综合征的主要原因。当大量相对低渗的冲洗液进入体内时,会导致血浆处于低渗状态。然而,如果维持一定的血清渗透分子浓度,即便低钠血症也不会导致脑水肿,甚至在出现严重的低钠血症时,神经元的传导性及跨膜蛋白只会发生微小的变化。甚至有时在血清渗透分子浓度没有受到明显影响的情况下,患者仍然会产生一些神经系统症状,可能涉及一些冲洗液中溶质的直接毒性作用。研究显示,甘氨酸可能是导致术后失明和惊厥发作的因素。在产生神经系统并发症的 TURP 患者中观察到血中甘氨酸浓度的波动,甚至有可能发生显著升高。在大脑皮质及视网膜中,甘氨酸是一种抑制性神经递质,在一些行 TURP 后出现视觉障碍的患者中,调节性瞳孔反射通常会延迟或者消失,这与皮质病变导致的失明不同,通常后者的调节性瞳孔反射仍然存在,以上提示 TURP 术后导致患者失明的机制可能是视网膜电位的传导受到了直接抑制。而随着血液中甘氨酸浓度的下降,患者的视觉障碍会随之消退。甘氨酸在肝脏代谢后产生氨,一些研究显示,在 TURP 术后输入甘氨酸溶液可导致高氨血症,而输注 L-精氨酸可以防止高氨血症。然而,高氨血症是否在 TURP 术后并发症中扮演重要的角色,目前尚未明确。

山梨醇的吸收及在体内的代谢,会导致高糖血症和乳酸性酸中毒发生。已有文献报道,在 TURP 术中给患者输入大量冲洗液会导致患者发生乳酸性酸中毒。尽管酸血症在本研究中并不严重,但是如果患者继续吸收大量液体将会导致严重的酸碱平衡紊乱。

目前,临床上尚无能够检测液体吸收的装置,因此 TURP 并发症的处理应当十分的小心谨慎,特别是当患者出现意识障碍后。将乙醇加入冲洗液体中,并检测呼出气体中乙醇的浓度,可检测并且定量冲洗液的吸收量,但是这种装置目前仅应用在临床研究中。不能用其他原因解释的血流动力学变化可能是唯一能够监测液体吸收量的线索。一旦怀疑患者发生 TURP 综合征,应当马上停止手术,测量其血清 Na^+、K^+ 及渗透压浓度。在循环溶质(如甘氨酸)存在的情况下,后者对于鉴别真性低渗透压和低钠血症至关重要。作为一项液体吸收程度的指标对患者血红蛋白浓度监测也是十分必要的。尽管血红蛋白尿的发生十分罕见,但在使用甘氨酸冲洗液后有可能发生,因此应当进行尿检,予以排除。

当低钠血症没有伴随低渗透压发生,或者低钠血症没有产生神经系统相关症状时,单纯的低钠血症不需要处理。如果必须采取相关治疗,也应当避免过快地纠正低钠血症,否则有可能导致脑桥脱髓鞘病变的发生。只有当患者出现了危及生命的症状,如昏迷和惊厥发作,才能采用高张盐水进行治疗。否则,在给予患者联合应用生理盐水和袢利尿剂(或甘露醇)时,将会导致血清 Na^+ 迅速升高,血清 Na^+ 的纠正速度不宜超过 $1\sim1.5\ mEq/(L\cdot h)$。同时利尿剂也可用于治疗液体过剩。膀胱穿孔的患者由于经腹膜失去大量的钠可能会出现血容量不足的表现,因此可能需要进行容量复苏治疗。

2.心肌缺血

研究显示,在 TURP 患者中观察到相对较高的心肌缺血发生率。报道显示,18%～26%的患者心电图显示 ST 段的改变或心肌缺血。尽管尚不能肯定这些心电图的改变是否意味着患者病情的恶化,仍然提示有较多并存病或者高龄患者 TURP 术后心肌缺血的发生率较高。

3.其他并发症

患者出血的危险与前列腺的大小,以及切除术持续的时间相关。有研究显示,术中的出血量为 $3\sim5\ mL/min$。对于前列腺较大的患者,必要时应当输血。麻醉方式的选择可能并不会影响出血量的多少。研究显示,6%的患者会出现凝血障碍。由于前列腺组织释放促凝血酶原激酶,患者偶尔会发生弥散性血管内凝血。

(三)麻醉管理

对于 TURP 手术的患者,没有资料显示应该采取某种特定的麻醉方法,与全身麻醉相较而言,椎管内麻醉的应用更加普遍。目前,还没有报道显示麻醉技术与 TURP 的病死率具有相关性。尽管行 TURP 手术的患者,心电图改变显示心肌缺血的发生率较高,然而研究显示,不管是区域麻醉还是全身麻醉,对于并发症的发生率并没有影响。不同的麻醉方法可能会影响患者的满意度、术后疼痛及舒适度、出院时间等,然而,目前尚没有数据证明不同的麻醉方法会对上述结果产生影响,反而有研究显示,区域或全身麻醉的选择,对患者在复苏室内停留时间,以及镇痛的满意度并没有影响。不管是在区域麻醉还是在全身麻醉下行 TURP 术都是安全的,而一些区域麻醉理论上的优点使得其成为 TURP 术中常用的麻醉方法。此时,可根据患者神经系统症状,对 TURP 综合征进行及时诊断,根据患者腹部或者肩部疼痛的表现及时发现膀胱穿孔等。及早发现上述并发症能够使我们进行早期干预和治疗,理论上患者能获得较好的预后。另外,与全身麻醉相比,区域麻醉的失血量可能较少,这是由于自主呼吸产生的静脉压比机械通气要低,如果在全身麻醉中允许患者自主呼吸,也有同样效果。

部分研究认为,全身麻醉可降低机体免疫力,诱发院内感染,对于肿瘤患者而言,这将导致肿瘤复发。已经有研究提示,脊髓麻醉可能对于免疫反应的抑制作用较小,但这些影响的临床意义尚不确定。区域麻醉能够减少前列腺切除术后深静脉血栓的发生率,但并没有证据表明 TURP 采取区域麻醉在术后能产生同样的效果。

全身麻醉时,使用喉罩能够帮助我们避免肌肉松弛,以及完成相对快速诱导。尽管通常行 TURP 的患者年龄较大或者存在明显的并发症,由于短效全身麻醉药物的应用,大部分患者在全身麻醉后只需要较短时间即可恢复。

当选择施行区域麻醉时,对于行 TURP 的患者,我们通常会选择蛛网膜下腔阻滞,而不是硬膜外阻滞,因为前者能够获得更好的盆底肌松弛效果和更可靠的骶神经根麻醉。一般情况下,应当避免高于 T9 水平的阻滞,其将使患者不能感觉到前列腺囊破裂引起的疼痛。为了消除冲洗液引起的膀胱扩张的感觉,T10 水平的感觉缺失是十分必要的。由 T11～L2 组成的腹下交感神经的传入纤维传导膀胱的感觉神经冲动。当膀胱内的压力维持于一个较低水平时,较低水平的阻滞即可满足要求。高于 L1 水平的阻滞并且在髓鞘内注射重比重的丁哌卡因 7.5 mg,在监测并维持膀胱内压力低于 15 mmHg 时是可行的,它能够较轻程度的降低血压,对于存在血流动力学紊乱的患者,应当考虑这种水平的阻滞。膀胱压力的监测十分复杂,另一种获得较低水平阻滞的方法是在蛛网膜下腔注射小剂量的混有镇静催眠麻醉药的局部麻醉药,在蛛网膜下腔注射含 10 μg 芬太尼的丁卡因 4 mg 与在髓鞘内注射 8 mg 丁卡因获得的阻滞水平相当,但是采用后种方法的患者出现低血压的发生率较前者高。50 ％应用 5 mg 丁哌卡因(含 25 μg 芬太尼)的患者将产生高于 T7 水平的感觉阻滞。而在 TURP 中获得足够的麻醉只需 4 mg 丁哌卡因(含 25 μg 芬太尼)。

TURP 术后患者经常出现由于逼尿肌痉挛产生的疼痛,因此,延长术后镇痛十分必要。对于 TURP 术后患者,吗啡连同局部麻醉药蛛网膜下腔注射能够有效地产生术后镇痛,相对于其他的外科手术而言,TURP 术后只需要相对较小剂量的吗啡就能获得有效的镇痛效果。为了避免蛛网膜下腔注射吗啡产生的不良反应(如呼吸抑制),其他替代性的药物也可应用。硬膜外注射曲马朵也可用于术后镇痛。然而与蛛网膜下腔单纯注射丁哌卡因相较而言,蛛网膜下腔联合注射丁哌卡因与曲马朵并没有提供更好的镇痛效果。

三、体外冲击波碎石术

肾结石是最容易发生的泌尿道疾病之一,仅次于泌尿道感染和前列腺疾病。尿路结石导致疼痛,尿路梗阻,血尿和感染,其成因还未完全明了。近二十年来,在其治疗方面已经取得了很大的进展,自体外冲击波碎石术诞生以来,外科取石已不再成为常用手段。

(一)术前评估和技术现状

自体外冲击波碎石术是一种以声波冲击碎石的方法,声波在组织与结石或组织与空气交界处发生大量能量转化,产生高振幅的压力震荡,能量被结石吸收,从而使结石破碎。

碎石机的一个关键组成部分是连接器,它能使冲击波从产生部位进入患者体表。以前多用水浴模型,患者坐在椅子上,置身于装满温水的槽内。新式模型则用一置于患者皮肤的水垫来传递声波,中间涂一层接合胶,但如果空气进入皮肤和接合胶之间导致接合不良,则不仅不能传递足够的声波,而且还会导致皮肤淤血和皲裂。

借助荧光影像或超声技术可定位结石并引导冲击波碎石术施行。能否成功粉碎结石还与结石的大小、位置和组成性质有关,草酸钙二水化合物结石通常比胱氨酸和草酸钙一水化合物结石更容易粉碎,较大的结石则需要事先经皮造口或者置入输尿管支架。

(二)并发症

1.心律不齐

当冲击波与心动周期的去极化期重合时,会触发心律失常。由于这个原因,通常采用心电图同步化,使声波在 R 波后 20 毫秒发生。尽管许多型号的碎石机并不能施行心电图同步化,显著心律失常的发生率仍很小。但是,即使采用了心电图同步化技术,仍有可能发生室上性心律失常。另外,为了避免肾随呼吸运动位置发生改变而导致波聚焦发生改变,有些仪器可与呼吸周期同步化。

冲击波有时也可抑制心脏起搏器起搏,并改变其起搏频率。为避免该并发症,患者须重新调整体位,使起搏器远离冲击波传导的路径。同时应备有复苏设备,包括体外起搏器。

2.血流动力学改变和呼吸影响

水浴会产生血流动力学影响,尤其是对患有心力衰竭和冠心病的患者。随着下肢和腹部静水压不断增加,血液聚集至胸腔内血管,对敏感个体可能会发生充血性心力衰竭。在水浴中患者全身血管阻力增加,导致左心负荷增加和局部缺血。腹内压增加引起膈肌上抬,增加呼吸做功,减少潮气量,影响动脉氧合作用。

3.肾损伤

自体外冲击波碎石术之后出现的肉眼血尿为正常现象,1 小时内即可自行消退。出现严重腹痛须警惕肾周血肿,通常采取保守处理,但发生低血压时需要行剖腹术。出血性体质是自体外冲击波碎石术的相对禁忌证,术前须常规检查凝血时间。

4.其他并发症

多发结石的患者在行自体外冲击波碎石术以后易导致碎石阻塞,所谓"石街"是指结石碎块沿输尿管堆积成串的现象,此时须行肾造瘘术引流或内镜取石术以减轻梗阻。自体外冲击波碎石术后有可能出现发热和败血症,术前泌尿道感染的患者尤其容易并发。冲击波的路径经肺时可能会产生气胸,在儿童患者更易发生。

(三)麻醉管理

自体外冲击波碎石术的声波在进入人体的体表处和波扩散的内脏水平,可使患者感到疼痛。未行麻醉处理的患者主观痛觉感受较泌尿外科内镜检查要强烈。Dornier HM3 型碎石机产生的冲击波强度较高,接受碎石术的患者需要较深的镇静和麻醉。新型碎石机所产生的冲击波强度较低,患者仅需低度镇静,甚至不需镇静。虽然应用新型碎石机的碎石效果不如高强度机器,碎石操作过程也较长,但对术后患者活动有利。在绝大多数情况下,接受自体外冲击波碎石术的是门诊患者,因此麻醉要求使患者术中和术后感觉舒适,且能快速恢复,自体外冲击波碎石术术后疼痛比较小,无须较强镇痛。因此,临床上一般给予短效的麻醉和镇静处理即可。

全身麻醉能消除患者的肌肉活动,必要时甚至可暂时停止呼吸运动,可为结石的定位带来便利。但全身麻醉下患者的体位调整比较困难,插管操作有一定风险,同时有学者认为,可能使患者术后恢复时间延长。因此,自体外冲击波碎石术更多应用硬膜外阻滞或蛛网膜下腔阻滞。然而,在全身麻醉的施行中,如能尽量避免使用麻醉性镇痛药物,而主要用异丙酚、N_2O 等药物维持,同时应用喉罩等技术,则并不一定会明显延长患者术后恢复时间。

以前认为,硬膜外间隙给予利多卡因,有起效和恢复快速的特性,因而在自体外冲击波碎石术等短小手术中被广泛应用,然而近来对其安全性的忧虑已经使其应用越来越少。一种可能的硬膜外腔给予局部麻醉药的替代方法是给予作用缓和的镇痛药。在一项随机对照实验中,使用 Dornier HM3 型碎石机进行的体外震波碎石术,结果发现硬膜外腔给予舒芬太尼的镇痛效果和利多卡因相当。随后的一项研究表明,硬膜外腔给予 $15\sim17.5\ \mu g$ 剂量的舒芬太尼能够提供最优化的效应与安全比例参数。

使用短效制剂的静脉镇痛镇静麻醉已广泛应用,利于术后活动,使患者快速恢复。接受高强度波时需要配合深度镇静,由此产生的诸如呼吸抑制等不良反应并不少见。相比于通过带套囊的口咽气道进行的氟醚全身麻醉,使用 Dornier HM3 型碎石机进行自体外冲击波碎石术过程中丙泊酚和瑞芬太尼所产生的镇静效果与去饱和作用程度及更强的睡眠要求密切相关。接受全身麻醉和接受镇静处理的患者恢复时间并无差异。一个成功的镇静方案依赖于所使用药物的类型。丙泊酚复合短效镇痛药是常选用的方案。由于在体内能够快速清除,比起芬太尼和其他诱导药物来说恢复时间更短,瑞芬太尼逐渐受到人们欢迎。瑞芬太尼和舒芬太尼已经被作为单独镇静药物来使用。这两种药物有着相似的镇痛特性,但一项随机对照试验显示,瑞芬太尼呼吸抑制的发生率较舒芬太尼低。

另一可选择的镇静技术是患者自控镇静。患者可根据自身不适程度的不同使用快速起效和消除的药物调节镇静水平。有研究对单独应用瑞芬太尼和瑞芬太尼、丙泊酚复合使用的患者自控方案进行比较。两种方案都能提供良好的效果和满意的舒适度,然而芬太尼复合丙泊酚组的呼吸抑制发生率较高。单独使用瑞芬太尼的恶心、呕吐发生率较高,此不良反应在该药物较常见,可被血清素抑制剂抑制。其他麻醉技术,如使用局部麻醉药易溶性混合物和局部麻醉药皮肤浸润麻醉,已有报道,但效果并不确定。综上所述,尚无证据显示,有适合自体外冲击波碎石术的特效麻醉药。麻醉的选择应根据患者特点、仪器类型和现有条件。静脉镇静,可为大多数患者提供足够的舒适度,尤其是使用低强度声波时。而神经阻滞麻醉能够快速恢复。

缓和的硬膜外镇痛药应用前景喜人。经喉面罩给予吸入性麻醉药而不合并使用肌松药,可为术者提供良好的操作条件,而且能够快速恢复。

四、癌症手术

(一)前列腺癌手术

1.术前评估

流行病学认为,前列腺癌是最常见的癌症之一,在男性肿瘤疾病的病死率中排行第二。前列腺完全切除术是美国最常见的大型手术,每年手术量达到近 60 000 人次。病死率随年龄增加而上升,没有确定的年龄峰值,60~79 岁的患者群病死率达 17 %。可能由于前列腺特殊抗原筛查和直肠检查的开展,近年来前列腺癌的病死率有所下降。95 %的病例病理学诊断其组织类型是腺癌,其他病例多数是移行细胞癌。

治疗方法的选择:前列腺癌疼痛程度可以从无痛到剧烈的恶性疼痛。因此,处理方法的选择非常困难。其最优疗法尚不明确,特别是对于早期局限性疾病的患者来说。年龄较大的患者其癌分化相对较好,但同时他们可能患有其他的并发症,致使手术风险增加。因此,对于该患者人群通常采取保守治疗。一项随机试验比较了接受急性前列腺癌切除术和保守治疗两种方案的共 695 名早期前列腺癌患者,在十年的随访中,采取前列腺切除术的患者群较保守治疗人群的病死率下降 26 %,远处转移率下降 40 %。然而,手术对病死率的有益作用仅限于<65岁的患者群。这些结果显示,前列腺切除术对于该年龄段人群是最佳治疗方案。前列腺切除术有阳性结节的患者很有可能存在远处转移,这些患者,以及局部存在进展的患者适合于非手术治疗,比如内分泌治疗、放射治疗、化学治疗。有局部病变的患者,如果不适合甚至禁忌行前列腺切除,选择放射治疗(如短期放射治疗)十分受欢迎,包括直肠超声指导下前列腺置入放射性针或者放射性核素粒子。

在众多前列腺切除的方法中,经耻骨后前列腺根治术最为常用。通过腹部中线下部的切口进入,将前列腺、精囊、射精管、膀胱颈部切除,然后将膀胱颈部与尿道吻合。在此过程中,通常用靛蓝胭脂红识别输尿管,它可以引起高血压。经耻骨后前列腺根治术的长期并发症中最常见的是性功能障碍。经膀胱切除前列腺可以保留血管神经束,从而减少术后性功能障碍。但是一旦囊外扩张出现,这一措施可以导致复发率提升。阴式前列腺根治术很少应用,它不能同时切除会阴淋巴结,并且在采用截石位时很容易损伤骨骼肌肉及神经。

2.并发症

出血是最常见的并发症,耻骨后路更易于发生。经耻骨后前列腺根治术过程中的出血是必然的,它与术者、前列腺大小、解剖及专业因素(如背侧静脉丛)有关。多种技术可以用来减少出血或者输血。我们期望避免输红细胞,是因为其昂贵的费用、免疫感染并发症、免疫抑制(可以导致院内感染,癌症复发)及它的负面效应。一方面,术前自体血预存(PAD)用于前列腺根治最受欢迎,但是费用很高,不能避免输注错误的危险,另一方面,中等程度失血无须自体血回输,这样会浪费很多的自体血。与 PAD 相比,急性等容血液稀释同样可以避免异体输血,但是它还可以避免血液储存的开销及未被使用血液的浪费,所以更为有效。一项关于前列腺根治术的随机研究中比较了 PAD、急性等容血液稀释、急性等容血液稀释联合人重组促红细胞生成素三种方法。后者更为有效地避免了术后贫血,但是促红细胞生成素增加的费用抵消了急性等容血液稀释节省的费用。自体血回输在前列腺根治术中与 PAD 效果相似,但是更为省钱,是一种更为适合的选择。但是由于肿瘤细胞可能经血流蔓延限制了它的应用。尚无证据表明自体血回输对前列腺全切的复发有影响。

3.麻醉管理

(1)监测:关于前列腺切除的监测目前尚无明确的指南。中心静脉压在估计血容量方面的准确性令人质疑。常规使用肺动脉导管不能改善术后预后。因此,血流动力学监测应该做到个体化,并以明确的血流动力学目标作为指导(如心排血量、氧供的优化)。尿道的连续性破坏后尿量测量会变得不准确,所以尿量在前列腺切除术中不能用于估计肾脏灌注。术中用经食管超声监测血流动力学及容量状态,可能对肾脏疾病患者有一定作用。

(2)麻醉选择:麻醉方式可能影响到经耻骨后前列腺根治术术后静脉的血栓栓塞率。相比单纯全身麻醉,硬膜外麻醉可以明显降低术后 24 小时深静脉血栓的发生率。多普勒超声显示,其可能与增加下肢静脉血流有关。其假说包括局部麻醉对凝血系统、应激反应衰减的影响和局部麻醉药对血小板聚集、凝血因子的直接影响。

据报道,单独采用硬膜外麻醉或者硬膜外麻醉复合全身麻醉,可以减少前列腺切除的血液丢失。其效果主要是全身麻醉时高静脉压及机械通气,致腹腔内压升高,被硬膜外麻醉所减轻。单用全身麻醉或者合并硬膜外麻醉的并发症发生率是相似的。

(二)膀胱癌手术

1.术前评估

膀胱癌最危险因素是性别、年龄、吸烟史以及芳胺接触史。液体摄入可以影响膀胱癌的发生,一项回顾性研究通过十年追踪发现,水或者其他饮料的摄入与膀胱癌的发生率成反比。

大部分膀胱癌患者伴有血尿或者排尿障碍。标准的诊断方法是膀胱镜检和活检。后续的治疗取决于浸润的深度。经过膀胱内给药化学治疗或经尿道滴灌治疗,及后续的经尿道切除术治疗后,大多数患者仅留下浅表病变。接受经尿道切除术患者的外科和麻醉处理要点同腔内泌尿外科操作的相关叙述。

2.根治性膀胱切除术

患有高危浅表肿瘤或侵袭性膀胱肿瘤的患者,应接受根治性膀胱切除术,这是膀胱侵袭性癌症最常见的治疗手段。由于复发率高,部分膀胱切除术应用得越来越少。根治性膀胱切除术对于仅有局限性病变的患者治愈率相当高,生存率大约为 70%。即使接受了根治性膀胱切除术,大部分患者还是会出现肿瘤远处复发,因此往往需要进行辅助性化学治疗。随机研究发现,术前接受了一个疗程化学治疗的局限性高分化膀胱癌患者行根治性膀胱切除术后的生存率高于单纯接受手术治疗的患者。根治性膀胱切除术中,作低位腹部正中切口,然后依次切除膀胱及周围脂肪、下段输尿管、前列腺、精囊,并根据肿瘤侵犯的程度切除相应尿道。女性患者的子宫、卵巢、输卵管、尿道及阴道前壁也被切除。根治性膀胱切除术中通常要进行盆腔淋巴结清扫,因为这样可以获得重要的肿瘤分期和预后信息,同时对于增加对肿瘤的治疗效果和提高患者生存率有好处。最后,还要进行尿路或膀胱重建术。利用一段回肠或结肠重建一个人造膀胱,并与自身尿道吻合是首选方案,对于提高患者的生活质量有很大意义。但对尿道或前列腺受累的患者,这一方案并不可行。其他方案包括可控经皮尿路转向术,是用一段肠管制作一个储存尿液的容器并向腹壁开口,或者进行不可控尿路转向术,如回肠尿瘘成形或经皮尿瘘成形术。可控尿路转向术与不可控尿路转向术相比,患者生活质量更高,但需要进行间断自行导尿。所有行肠代膀胱的患者均有慢性菌尿,并且反复尿路感染和肾盂肾炎。最近提出了一种新的膀胱重建术,生物合成的膀胱依靠胶原支架拼接而成,其上遍布来自患者自身的尿路上皮细胞和膀胱平滑肌细胞,移植入患者体内后可达到满意的尿动力学特性。这一技术目前只用于脊髓脊膜突出的患者,但其充满希望的结果显示,这一技术也可在其他疾病中得到更广泛的应用。

3.并发症

根治性膀胱切除术是一个有较高风险的手术。患者通常是年龄较大的男性患者,合并严重疾病或并发症的高危因素,如吸烟史、慢性肺部疾病及心脏病史等。一项对 2 500 名接受膀胱切除术的患者的观察中发现,术后病死率的独立危险因素,包括年龄、术前肾衰竭、美国麻醉医师协会分级、全身麻醉的应用、手术时间、术中输血、喝酒、呼吸困难及依赖状态等。另一项观察中发现,诱发并发症的手术因素包括失血、手术时间、尿路转向方式、肿瘤分期等。这一研究中报道总的并发症发生率大约为 30 %。术后肠梗阻是最常见的并发症,并不十分严重,但可增加患者住院时间。与其他类型的腹部大手术不同,膀胱切除术并不增加术后肺部并发症发生的风险,可能与这一手术的切口远离膈肌有关。

4.麻醉处理

(1)监测:尽管手术技术不断提高,但大量失血伴随着根治性膀胱切除术出现。研究表明,30 %的患者需要输血治疗。女性、术前贫血及实施回肠代膀胱术等是需要大量输血的预报信号。控制性降压曾被提倡以求减少输血,但这一技术的优点应该与其在心血管危险人群中的风险仔细权衡。这一手术时间相对较长,具体则取决于尿路转向方式的选择。术中仔细监测失血,准确评估血管内血容量是十分必要的。直接动脉测压的实施不仅可精确监测血压变化,还可方便于采取动脉血样进行血细胞比容的测定。在大多数手术过程中,由于尿路切断导致尿量的监测不便,一定程度上妨碍了对容量状态的准确判断。对于心功能不全的患者及肾病患者,进行中心静脉压的监测是必要的。监测血压的变化可为液体的需要量提供正确的判断依据,其预测意义甚至优于严重疾病患者中心静脉和左心房压的监测。肺动脉置管不应作为常规监测手段,但可应用于需要监测特殊指标指导维持血流动力学稳定的特殊患者。

(2)麻醉选择:尽管可以在椎管内麻醉下施行全膀胱切除术,通常情况下还是选择全身麻醉。单独应用硬膜外麻醉时患者会十分不适,因此这一技术更多地与全身麻醉复合应用。与前列腺切除术的麻醉类似,复合应用硬膜外麻醉可减少失血,降低输血率,但对并发症的总发生率并无显著影响。研究还显示,接受了硬膜外麻醉的患者术后镇痛较单独全身麻醉的患者有显著改善。美国退伍军人事务部的一项观察发现,与硬膜外麻醉相比,全身麻醉是膀胱切除术后并发症的危险因素。目前还没有随机对照研究得出有利的结果,尚需要进行泌尿外科手术麻醉选择的大型研究。

椎管内麻醉导致交感神经阻断,副交感神经过度兴奋,肠平滑肌痉挛,会导致回肠袋成形时操作困难,这一问题可以用格隆溴铵或罂粟碱来预防。

(三)睾丸癌手术

1.术前评估

睾丸恶性肿瘤非常罕见,每年在10万男性中发生2～3例。95%的睾丸癌都是生殖细胞肿瘤,其中35%是精原细胞瘤。非精原细胞瘤,如胚胎细胞癌、畸胎瘤、绒毛膜癌及混合细胞肿瘤等,在临床上具有更强的侵袭性,应给予更积极的治疗。精原细胞瘤在30～40岁的患者中发病率最高,并且其发病率的种族差异十分明显。精原细胞瘤在白人男子中的发病率显著高于亚裔或非裔男子。已知的危险因素有隐睾症或克氏综合征病史,在青春期以前进行睾丸下降固定术,可降低睾丸癌的风险。

睾丸肿瘤可表现为无痛性睾丸肿块,更多地表现为睾丸疼痛和肿胀,因而易与睾丸炎或附睾炎混淆。偶有少数患者的生殖细胞肿瘤,并不是在睾丸部位被发现。睾丸癌的确诊有赖于睾丸超声检查,腹部CT检查可用于肿瘤的临床分期诊断。睾丸肿瘤以一种特征性的阶梯方式沿腹膜后淋巴系统转移扩散。

2.治疗选择

所有睾丸肿瘤患者均须接受根治性睾丸切除术,进一步的治疗方式取决于肿瘤转移扩散的范围和肿瘤的组织学特征。应用现有的治疗方案治愈生殖细胞肿瘤,尤其是精原细胞瘤的可能性＞90%。早期诊断至关重要,肿瘤发现的时间越晚、分期越晚,患者的生存率越低。早期精原细胞瘤在接受睾丸切除术后可进行腹膜后放射治疗。非精原细胞瘤的肿瘤在临床上有更强的侵袭性,需要更积极的治疗,但其治愈率仍然＞90%;这些类型的肿瘤常常需要进行腹膜后淋巴结清扫术,尽管由于腹膜后淋巴结清扫术常导致逆行射精和不育等并发症,导致对其疗效的观察可能是选择性的。在腹膜后淋巴结清扫术中,腰交感神经被破坏,作为其替代方法,改良腹膜后淋巴结清扫术则选择保留此神经。疗效和复发率可由复查腹部CT及一系列生物学标志物的改变来评估,包括α胎儿球蛋白、人绒毛膜促性腺激素、乳酸脱氢酶等。联合化学治疗是复发的高度睾丸癌的标准治疗手段,方案为联合应用顺铂、鬼臼乙叉甙及博来霉素。化学治疗可致神经及肾毒性等并发症,及由博来霉素导致的肺纤维化。

3.睾丸切除术

根治性睾丸切除术是经腹股沟探查,然后在腹股沟内环处横向钳闭,并结扎离断精索,然后切除睾丸。不采用经阴囊睾丸切除术是由于易于诱发局部及盆腔淋巴结转移。这一手术可根据患者意愿,选择在全身或区域阻滞麻醉下进行。

4.腹膜后淋巴结清扫术

腹膜后淋巴结清扫术多取腹部正中切口或胸腹联合切口,标准的腹膜后淋巴结清扫术,包括两侧输尿管之间,上到肠系膜上动脉下至髂血管范围内所有淋巴组织的切除。改良腹膜后淋巴结清扫术则仅限于淋巴结的切除,并且保留了受累睾丸对侧的腰交感神经及腹下丛神经,这一技术保留了80%～90%的患者射精功能。上述手术通常在全身麻醉下实施。对于采用胸腹联合切口的患者,术后镇痛特别重要,可采用硬膜外阻滞或肋间神经阻滞技术进行镇痛。在这一手术过程中,体液和血液的丢失量较大,应给予严密观察并补足,为此,应建立较大的静脉通道。

接受睾丸癌手术的患者多较为年轻,合并严重疾病者较少。但如果患者此前接受过联合化学治疗则可能患有化学治疗药物所致并发症。博来霉素与肺毒性有关,年龄较大及肾功能不全的患者接受大剂量博来霉素治疗发生肺并发症的风险更高。有报道,应用博来霉素后接受手术的患者发生了急性呼吸窘迫综合征。根据动物实验和一系列临床观察的结果,目前认为,吸入高浓度的氧气可能倾向于诱发这一并发症。几乎没有证据显示,短期暴露于高浓度吸入氧可导致基础肺功能正常患者产生急性肺毒性作用。没有药物能够有效地保护围术期的肾功能。特别是襻利尿剂、甘露醇和肾脏血管扩张剂,他们对将要施行心血管手术患者的肾功能起不到保护作用。目前,没有证据支持,这些药物能够在肾切除术和其他高危泌尿外科操作中使用。

5.肾切除术

在有腔静脉侵犯的患者,肾切除术是高危操作。但是这类手术还是非常多的,因为不做手术,这些患者的预期寿命将会非常短。手术操作的复杂程度随着肿瘤侵入程度而增加。肿瘤侵入横膈和右心房的患者,死亡的风险很大。这类患者或者手术不能将腔静脉控制在肿瘤侵入的水平之外的患者需要实行体外循环。这些患者需要开放大静脉通路,因为有大出血的可能。此外,肿瘤局部或全部压迫腔静脉,会导致静脉远端的压力随之升高和静脉脉络的形成,它们一起增加了出血范围。有创的血流动力学监测是需要的,但是当肿瘤扩散到右心房时,进行中心通路开放就会并发肿瘤栓塞的风险,特别是肺动脉导管置管。经胸超声心动图用来监测血流动力学也是可选择的有用方法之一。经胸超声心动图可以用来确认术中肿瘤的侵入范围和肺栓塞的诊断。

行肾切除的患者必须接受术前常规的预防栓塞的治疗。肾切除术和其他大的泌尿外科操作,都存在并发静脉栓塞的高危因素,即使是腹腔镜技术也不例外。

五、微创泌尿外科手术

(一)技术

近十年来,微创和腹腔镜下泌尿外科手术逐渐增多。最先的操作是用来治疗隐睾和静脉曲张,后来用于睾丸癌、前列腺癌和膀胱癌的腹膜后淋巴结清扫。腹腔镜下肾切除术、前列腺切除术和膀胱切除术都已经在几个中心完成。腹腔镜泌尿外科手术有明显的减少术后疼痛和缩短术后住院时间的优势。腹腔镜肿瘤手术是否能得到和标准的腹膜外淋巴结清扫和根治性肾切除术一样的根除效果,目前还不完全清楚。因此,腹腔镜手术还在进行远期结果的评估,他们目前不是推荐的标准方法。

近年来,随着机器人技术的引入,开展的微创手术增加,这些技术使得操作者在进行复杂的手术操作时花费更少的时间提高可靠性,提高外科医师的学习曲线。机器人技术的使用似乎在泌尿外科学越来越普遍。根据早期的报道,机器人辅助的膀胱癌根治加新膀胱重建术有更低的并发症发生率和更快的术后恢复。这项技术目前仍需要较常规手术更长的手术时间,但是可以随着经验的积累而缩短。

近年来,引进了有和没有机器人辅助下的腹腔镜下前列腺癌根治术。这种手术方法是否能改善预后还不清楚,需要更多更大的系列研究。有一项研究比较了机器人辅助下的前列腺癌根治术和标准的经耻骨后前列腺根治术,发现两组在疼痛评分和镇静药的使用方面,没有差别。

腹腔镜下肾切除术可以通过经腹膜和后腹膜两种途径实行。在后一种方法时,患者被放置侧卧或半侧屈伸位,工作空间通过将一个气球经过一个小切口置入后腹膜加压来实现。这个空间随着气球中二氧化碳的注入而扩张。腹腔镜下肾切除术特别适用于活体供肾者,因为它降低了疼痛和残疾。腹腔镜下部分或全肾切除术都是可行的。腹腔镜下部分肾切除术辅以多模式的疼痛管理,包括麻醉性镇痛剂、非类固醇类抗炎药和切口部位的局部麻醉药,能令患者早期出院。

(二)麻醉管理

微创泌尿外科操作没有标准的麻醉管理方法。腹腔镜手术患者的生理改变和遇到的问题通过其他外科专业的经验已经很清楚了。特别是气腹和二氧化碳的注入对心血管、呼吸和中枢神经系统的影响都是腹腔镜手术的特征。泌尿外科腹腔镜手术也有其他挑战,如该专业使用的相关特殊体位。气腹会导致横膈的上移,降低了胸壁的顺应性,这会使肺容积降低,并增加气道阻力。在头低位,横膈的移动更明显,使得肺容积降低得更厉害。可能会出现肺不张,但是可以通过呼气末正压通气或膨肺预防。气腹时气道压力的增高是胸壁顺应性降低的原因而不是肺的过度扩张导致,而且不能考虑为气压伤的诱发因素。经腹膜二氧化碳的吸收导致动脉和呼气末二氧化碳分压升高,必须通过增加通气来补偿以避免酸血症。可以通过提高呼吸频率、增加潮气量,或者两者共同来完成。气腹合并头低位增加系统的动脉阻力、心脏收缩容积和心室收缩做功。侧卧屈曲位下腹腔镜手术可能显著降低静脉回流,导致心排血量降低和低血压。这种情况可以通过放气和手术台的偏转迅速逆转,并且可以通过输液预防。头低位时气腹引起的静脉压改变及高二氧化碳血症,会使颅内压显著升高,而且存在脑损伤的可能。有腔隙性脑损伤患者最好避免在这个体位下行腹腔镜手术。对并存有肾脏疾病的肾切除术患者,腹腔镜手术可能由于跨腹压的升高和肾脏的操作而产生额外的肾损伤。通过保持足够的血容量和血流动力学的稳定,肾脏的损伤可能是有限的。迄今为止,没有一种现存的肾脏保护的药理学策略被证明是有效的。

根据外科医师手术操作的熟练程度,麻醉计划必须考虑改为开放手术和大量出血的可能性。拟行腹腔镜手术的患者必须和进行开放手术患者一样,进行相同的术前评估。根据患者的临床情况,为计划的手术操作准备恰当的麻醉监护。在腹腔镜手术,中心静脉压和肺动脉楔压测量由于腹内压力会向纵隔传递而变得不准确。在高危患者使用经胸超声心动图,可以更准确地评估心脏容积。腹腔镜手术常常需要膀胱置管和鼻饲插管术。

当腹腔镜手术需要在急诊状态下施行时,诱导和麻醉维持的药物选择需要考虑迅速清醒和快速恢复。在腹腔镜手术,氧化亚氮一般不使用,避免由于肠道扩张而延长手术操作。术中和术后的镇痛经常是合用阿片类和非类固醇类抗炎药。硬膜外麻醉镇痛不常规应用。

腹腔镜手术的并发症,包括出血、皮下气肿、气腹、横膈撕裂和气体栓塞。尽管气腹时二氧化碳的使用降低了大量栓塞的可能性,但是空气栓塞是潜在的致命并发症,一旦出现血流动力学恶化,就必须考虑发生气体栓塞的可能性。

第八章 胸外科手术麻醉

第一节 麻醉前的评估与准备

一、麻醉前评估

麻醉前评估是一项不断发展的科学,也是一门艺术。麻醉医师工作模式在转变,麻醉门诊的推广,使得进行麻醉前评估的医师并不是实际实施麻醉的医师,因此评估通常分为两种:麻醉门诊评估和实施麻醉的麻醉医师评估。其主要目的在于充分熟悉患者的现病史及既往史等重要的病情信息,评估围术期风险,做好充分的麻醉前准备。重点在于呼吸功能的评估、伴随病情的评估和其他事项的评估。

(一)呼吸功能的评估

最好的肺功能评估来自对患者既往生活质量全面而详细的了解。术前肺功能检查主要是肺的呼吸力学、肺实质功能和心肺储备功能三个方面。可鉴别阻塞性或限制性通气障碍(表 8-1),还可对手术后并发呼吸功能不全的风险性进行预测。血气分析可了解患者术前有无低氧血症、高碳酸血症存在,以及其严重程度。

表 8-1　阻塞性或限制性通气障碍的肺功能指标改变

肺功能指标	阻塞性通气功能障碍	限制性通气功能障碍
肺活量(TLC)	无改变或增加	降低
功能性残气量(FRC)	增加	降低
残气量(RV)	增加	降低
肺活量(VC)	无改变或减少	降低
第 1 秒时间肺活量(FEV_1)	降低	无改变或降低
第 1 秒时间肺活量/用力肺活量(FEV_1/FVC)	降低	无改变或增加
肺 CO 弥散功能	无改变或降低	降低

1.呼吸动力学评估

评估呼吸动力学最常用和最有价值的单项指标是第一秒用力呼气容积占预计值百分比(FEV_1%预计值),尤其是术后预计 FEV_1%($ppoFEV_1$%)。计算公式如下。

$$ppoFEV_1\% = 术前 FEV_1\% \times (1\text{-切除的功能性肺组织所占的百分数})$$

即 $ppoFEV_1\% = 术前 FEV_1\% \times (1\text{-}s \times 0.0526)$,公式中 s 为肺段数。

根据 $ppoFEV_1$%值可将患者分为低危(>40 % $ppoFEV_1$%)、中危(30 %~40 % $ppoFEV_1$%)及高危(<30 % $ppoFEV_1$%)三类。低危患者肺切除后呼吸并发症的危险较小,高危患者易发生术后呼吸功能不全。

（1）对手术耐受性的估计：全面的肺功能检查，对评估患者能否耐受手术，以及手术后的生活质量有重要意义。目前，临床认为，有实用指导意义的指标为肺活量和最大通气量。

（2）肺叶、全肺切除对肺功能要求：肺癌成为目前胸部外科的主要治疗对象。由于近年来对术后呼吸管理、呼吸衰竭的治疗进一步提高，对肺功能指标的禁忌限值有一定放宽。

2.肺实质功能评估

与呼吸过程中将氧气运送至末梢同等重要的是肺内血管床与肺泡之间 O_2 和 CO_2 的交换能力，与动脉血气分析结果是常用的评估指标，$PaO_2 > 60$ mmHg、$PaCO_2 < 45$ mmHg 是界定能否耐受肺叶切除的传统指标，但临床上低于此条件进行肺癌或肺减容术均有成功报道，但这并不是否定了该指标作为提示患者风险增加的预警指标作用。最能反映肺实质功能的是肺一氧化碳弥散量（diffusion capacity of carb on monoxide of lung，D_LCO），该指标与肺泡-毛细血管界面总的功能性表面积密切相关，术后预计 D_LCO（$ppoD_LCO$）＜预计值 40 ％，与呼吸和心脏并发症发生率增加相关。

3.心肺储备功能的评估

心肺储备功能的评估是肺功能评估的最重要方面，主要评估心肺的相互作用。运动试验是评估心肺功能的金标准，最大氧耗量是判断开胸手术预后最好的预测指标。但该试验测试昂贵，不利于推广。传统的爬楼梯试验和 6 分钟步行距离测试仍然是比较好的测试手段。如患者不能爬 2 段楼梯或 6 分钟步行距离测试的距离＜610 m，都能提示心肺功能储备不足，手术风险大。

4.评价肺功能的其他方法

（1）肺通气灌注扫描：对于病变部位可能存在严重的通气血流比例失常患者，为修正和调整术前对术后残留呼吸功能的评估，可采用分侧肺功能放射性核素扫描和通气-灌注（V/Q）扫描来确定肺和各肺段的通气血流状况。

（2）联合测试：单独的任何一项检查均不能可靠地用于术前肺功能的评估。对术前患者呼吸力学、肺实质功能和心肺储备功能三个方面可完整地进行评估，更有利于制订围术期呼吸管理计划。

（二）一般情况及合并病情的评估

1.年龄

肺切除术等胸科手术无绝对的年龄限制。但伴随年龄的增长，呼吸系统并发症和心脏并发症发生率明显上升。但 80～92 岁手术病死率为 3 ％，呼吸及心血管并发症各占 40 ％。相对于年轻人，65～75 岁全肺切除手术患者病死率升高 1 倍，大于 75 岁则升高 2 倍。所以，老年患者胸腔手术的危险性高，术前应全面评估，特别是呼吸和心血管功能，对术后转归影响很大。老年患者须进行最低限度的心脏检查，如心脏超声。

2.吸烟

吸烟者多有慢性支气管炎、支气管扩张和肺气肿，血中碳氧血红蛋白增加为 2 ％～7 ％，致使携氧能力降低；吸烟增加气道应激，减弱黏液输送，并增加分泌物，降低 FVC 和最大呼气中期流速，从而使术后肺并发症增加。术前戒烟和术后戒烟同等重要，术前戒烟大于 4 周，即可降低术后肺部并发症发生率，建议术前戒烟，而且戒烟时间越长，术后肺部并发症发生率越低。

3.肾功能不全

肺切除术后可发生肾功能不全,可增加围术期病死率,其危险因素包括:既往存在肾损害、利尿剂治疗史、全肺切除术、术后感染及输血等。此外,肺切除术麻醉管理中要重视液体管理和围术期肾功能的监测,特别是对于既往有肾功能不全病史的患者。

4.心脏疾病

(1)老年患者常合并冠心病,术前进行登楼试验是传统评估心肺功能的有效方法,最大摄氧量(maximal oxygen uptake, VO_2max)是反映心肺储备功能最有价值的指标,也是评估心肺功能和预测肺切除术后结局的金标准,依据测定的VO_2max值可将患者分为低、中和高危三类。低危>20 mL/(kg·min),中危15~20 mL/(kg·min),高危<15 mL/(kg·min)。ppo-VO_2max<10 mL/(kg·min)是肺切除的绝对禁忌证。

(2)术前运动试验亦很重要,若患者不能在速度为3 km/h、倾斜10°的踏板上走完2分钟,则不能行全肺切除。

(3)在临床麻醉中,酸中毒、脓毒血症、低氧血症、正压通气等都可使肺血管阻力增加,并可引起右心衰竭,麻醉处理中要予以重视。

5.肺肿瘤患者注意事项

需要特别注意该类患者的"4M"症,即肿块引起的效应(阻塞性肺炎、肺脓肿、上腔静脉压迫综合征、支气管扭曲、肺尖肿瘤综合征、周围神经麻痹、胸壁或纵隔扩张),代谢效应(肌无力综合征、高钙血症、低钠血症、库欣综合征),肿瘤转移(脑、骨、肝、肾上腺),药物使用(肺损伤化疗药物、心肌毒性药物、肾毒性药物)。

(三)支气管内插管困难

胸科手术麻醉医师要对上呼吸道和下呼吸道同时进行术前评估,更重要的是须评价气管内插管难易度,患者有无放疗史和有无呼吸道或肺部手术史等,均为评估支气管内插管难易程度的预测因素。麻醉医师须掌握亲自阅读胸片和胸部CT片的能力,这样可以更好地对支气管插管难易程度作出预测。

二、麻醉前准备

(一)改善呼吸功能

1.术前呼吸锻炼

术前呼吸锻炼对老年患者、术后并发症高危患者防止术后肺不张有重要意义。使用呼吸功能锻炼器,可以锻炼呼吸肌,有效提高呼吸肌强度,加强通气功能,并可锻炼腹式呼吸。

2.控制呼吸道感染和促进支气管引流

支气管与外界相通,严重的感染大多为混合性,因此主张根据痰的细菌培养和药敏试验,使用广谱抗生素或两种敏感的抗生素联合应用。对是否在术前行预防性应用抗生素观点不一。慢性肺脓肿和支气管扩张患者除了用抗生素抗感染外,还应进行体位引流,待每天痰量减少为<50 mL,手术较为安全。

3.缓解支气管痉挛

哮喘急性发作,要立即治疗,手术应延期,直至有效控制。COPD患者由于分泌物潴留、黏膜水肿、气管平滑肌收缩、小气道阻塞,常有支气管痉挛。使用选择性 β_2 肾上腺素能药,如沙丁胺醇等。过去 6 个月内口服激素的患者,激素须用至手术当天,术前应增加剂量,术前和术中静脉输注氢化可的松 100 mg,可减轻黏膜水肿,并防止支气管收缩物质的释放,术后减量。必要时应用氨茶碱。

4.停止吸烟

戒烟后可使痰量明显减少,改善纤毛运动功能,咳嗽减轻,术后呼吸道并发症明显减少。戒烟 48 小时已可明显降低体内碳氧血红蛋白浓度,有利患者术中、术后心肌氧供。术前戒烟 >4 周,即可降低术后肺部并发症发生率,建议术前戒烟,而且戒烟时间越长,术后肺部并发症发生率越低。

(二)改善心脏功能

合并有高血压、冠心病、糖尿病、心律失常、传导阻滞等并发症者,均应针对病因,请内科会诊,协助治疗,积极创造条件手术。

(三)术前用药

术前用药最重要的作用是避免随意停用或更改目前治疗药物,如抗高血压药、β 受体阻滞剂等。镇静药或镇痛药物不建议常规使用。

(四)其他

改善全身营养状况,对长期营养不良,蛋白消耗而造成严重贫血或水、电解质失衡,要积极纠正,必要时术前可给予胃肠外营养支持治疗。

第二节　麻醉实施

一、麻醉方法选择

(一)全身麻醉

开胸引起的呼吸循环扰乱,其有效的解决方法是气管内插管及应用肌松药进行控制呼吸,所以一般胸外科麻醉均采用全身麻醉。但对巨大纵隔肿瘤、气管肿瘤、气道明显梗阻的患者,麻醉诱导时应用肌松药后可引起面罩通气困难,宜保留自主呼吸,选用清醒插管。

(二)全身麻醉联合硬膜外麻醉

其优点是结合了全麻和硬膜外的各自的优势,减少各自的并发症风险,减轻手术创伤导致的应激反应,提供术后更好的镇痛,改善呼吸功能,降低术后肺部并发症发生率。目前,胸腔镜手术广泛开展,胸腔镜胸壁穿刺部位一般位于第 4 和第 7 肋间隙,阻滞麻醉平面须达到 $T_{2\sim10}$,因此硬膜外阻滞穿刺间隙选择宜 $T_{7\sim8}$ 或 $T_{8\sim9}$。向头端置管 3~4 cm,给予 2 %利多卡因 2 mL 后 5 分钟,观察麻醉平面无异常者,分两次注入 0.5 %罗哌卡因各 3~4 mL(即总量为6~8 mL)。

(三)全身麻醉联合椎旁神经阻滞

近年来,随着超声可视化技术的大力推广和应用,椎旁神经阻滞在胸科手术中日益受到重视。根据手术创伤的不同和患者的具体情况,可选择单次椎旁神经阻滞和连续椎旁神经阻滞,该方法可单侧阻滞术侧的神经传导,相较于硬膜外神经阻滞,其循环干扰更小、创伤更小、对凝血功能的要求不高,可减少全身麻醉用药,有利于围术期呼吸功能和循环功能的稳定,有利于患者的术后快速康复。

二、麻醉药物选择

全身麻醉都采用联合用药,如丙泊酚、咪达唑仑、依托咪酯、瑞芬太尼、舒芬太尼等。气道高反应、胸部创伤、急性出血、行急诊剖胸患者宜选用依托咪酯、氯胺酮等麻醉药。老年患者诱导,可采用丙泊酚,从低靶控浓度开始、分级诱导。强效吸入麻醉药可降低气道反应引起的支气管痉挛,但是在 OLV 时,吸入麻醉浓度不宜过高(<1 MAC),以防止低氧血症的发生。因此,静吸复合麻醉是目前在胸外科手术麻醉中最常用的方法。术中肌松药的使用,以中、短效肌松药为主,目前以选用维库溴铵、罗库溴铵和顺阿曲库铵为多。为做好合理正确用药,长时间手术应加强肌松药监测。

三、术中管理

(一)气道管理

气道管理是胸科手术围术期管理的基础,是提供良好氧供的必需条件之一。气管导管定位良好后要按需吸引气道内分泌物,尤其是切肺离断气管或支气管前,要充分吸痰,但吸痰时间不要过长,一般不超过 20 秒,吸痰期间要密切观察经皮动脉血氧饱和度(percutaneous arterial oxygen saturation,SpO_2)改变,以免影响机体氧合。开胸手术往往气道反应性高,DLT 或支气管封堵器有导致气道痉挛的潜在可能,避免麻醉过浅时进行插管、拔管、气道吸引等气道内操作,围术期应用支气管扩张剂有预防作用。

(二)OLV 管理

OLV 的管理是胸科管理中非常重要的一环,其涉及气道管理、氧合管理,其管理水平直接影响患者麻醉质量及预后。麻醉医师一方面要在术中快速萎陷非通气侧肺,从而为外科医师提供良好视野;另一方面,要减轻通气侧肺的负担。此外,还要在手术结束时完全复张之前萎陷的肺组织,避免术后肺不张。

1.低氧血症

(1)低氧血症的发生:目前 OLV 期间低氧血症的发生率仅不足 1 %,氧饱和度不低于 90 %(PaO_2>60 mmHg)通常被认为是可以接受的。但对于那些对低氧可能非常敏感的患者,如冠心病和既往脑卒中患者,要适当提高术中最低氧合水平。采用保护性通气策略,以减轻对通气侧和非通气侧的肺损伤。减少非通气侧肺血流以减少肺内分流、降低低氧血症的发生率。

(2)低氧血症与麻醉药物及麻醉方式:OLV 期间萎陷侧肺泡内氧分压降低,刺激缺氧性肺血管收缩(hypoxic pulmonary vasoconstriction,HPV)从而使非通气侧肺可最多减少 50 %血流,目前认为,胸段硬膜外交感神经阻滞对 HPV 作用微乎其微。

挥发性麻醉药物均可抑制 HPV,且存在剂量相关性。但目前常用的七氟烷在小于等于 1 MAC时,其对 HPV 的抑制能力较弱。全凭静脉麻醉与 1 MAC 现代吸入麻醉药物相比,其氧合的区别临床上没有意义。

(3)低氧血症的处理:尽管目前总体低氧血症发生率已很低,但就个体而言,仍须重视低氧血症的发生及处理。由于人类 HPV 在 OLV 最初 30 分钟迅速增加,大约 2 小时达到高峰,因此 OLV 早期 20～30 分钟时氧合常常会降低,而后将趋向稳定并逐渐升高。

DLT 的位置再次确定和调整,仍然是寻找低氧合原因的首要措施,此外,增加吸入氧浓度、适当增加通气侧呼气末正压通气(positive end expiratory pressure,PEEP)水平(5 cmH$_2$O)、非通气侧肺实施5 cmH$_2$O持续气道正压通气(continuous positive airway pressure,CPAP)、停用扩血管药物、手术医师辅助直接压迫或暂时夹闭非通气侧肺血流均可在一定程度上改善氧合。正式 OLV 之前多次实施短时 OLV 有助于氧合功能的改善和增加。

2.非通气侧肺管理

采用纤支镜定位保证良好的导管对位,是该侧肺管理的基础,通常也是保证氧合水平良好的最重要条件。OLV 开始时必要的气道内吸引可加速肺萎陷的速度。经该侧进行 CPAP 有助于改善术中低氧合状态。

3.通气侧肺管理

重点是减轻该侧肺的负担,该侧肺顺应性降低、血流再分布等因素,使得该侧肺组织气道压力往往偏高,导致肺损伤加重。一方面,要避免液体超负荷;另一方面,要减轻气压伤。压力通气和容量通气均可用于 OLV 管理,采用较低的压力支持通气模式联合合理的 PEEP 通气模式有助于减轻肺损伤,同时避免肺不张。但尚无证据显示,压力通气模式较容量通气模式可改善氧合,此外,在压力支持通气模式下,一方面,允许轻度 CO$_2$增高;另一方面,要密切监测潮气量,因为其可能突然升高或降低。

(三)体温管理

开胸后胸腔暴露,热量丢失较快,小儿、老年患者尤其需要受到重视。除常见并发症外,体温过低还可抑制 HPV,进而影响氧合。使用加温毯或保温毯,维持合理的手术室温度,液体加温等措施均是有效措施。

(四)液体管理

在胸科手术微创化趋势下,麻醉的液体管理也要趋于精细化,目标导向的液体治疗有助于避免围术期液体过负荷,改善内环境。肺切除术的液体管理,尤其要精确确定容量,液体输注量以维持和补充术中丢失即可,推荐使用必要的血管活性药物联合精细液体管理。一般认为,胸内手术液体正平衡不要超过 20 mL/kg,对于一般成年患者晶体液要控制在 24 小时＜3 L,肺切除手术不需要补充第三间隙的液体损失量,要保证＞0.5 mL/(kg·h)的尿量。

(五)循环管理

胸科手术期间,由于胸部疾病本身,如纵隔肿瘤等的影响、外科医师的操作,循环波动较明显,如肺门周围操作、冷盐水刺激可引起心律失常,术中操作压迫心包导致低血压;胸科手术尤其是肺切除术患者多为老年人,往往合并冠脉疾病,该类患者麻醉时要维持良好的动脉氧合及舒张压,避免增加心排血量和心率,降低心脏做功。胸段硬膜外阻滞或椎旁神经阻滞有助于改善心功能。

第三节　常见胸外科手术麻醉管理

一、食管手术麻醉

食管手术以食管癌最为多见,其他的有良性食管狭窄、贲门失弛缓症、食管裂孔疝等。

(一)麻醉要点

1.术前评估

该类患者往往营养状态差,伴有消瘦、贫血、低蛋白血症、脱水和电解质紊乱,术前应积极纠正。

2.麻醉实施

(1)麻醉方法:常规采用气管内全身麻醉,联合应用硬膜外阻滞或椎旁神经阻滞,有利于术中循环的稳定,有利于术后快速康复。

(2)麻醉过程:麻醉诱导时要注意预防误吸。为方便手术操作及避免手术操作对手术侧肺的机械损伤,常采用双腔支气管导管或支气管阻塞导管行 OLV,按 OLV 常规加强呼吸管理,手术游离食管分离病变时可能损伤对侧胸膜,发生张力性气胸,造成呼吸循环严重紊乱,术中应严密观察,必要时可张肺后缝合胸膜裂口。

(3)麻醉管理:加强围术期液体监测和治疗,避免发生输液不足或负荷过多,同时也须密切注意内环境稳定和体温稳定。术中常规监测血气。

(二)麻醉配合

食管手术过程中应配合手术医师调整胃管位置,吸出胃内气体及液体,要防止切断食管时将胃管切断。关胸、张肺后接密封引流,并作持续胸腔负压引流。

(三)特殊类型手术

贲门失弛缓症系食管神经肌肉功能失常而致食管收缩无力,而食管下端括约肌保持紧张状态而不易松弛,因此,食物在食管中潴留。手术方式主要为食管肌层切开。麻醉前要注意营养状况,有无贫血、低蛋白血症。手术常在气管内麻醉下进行,麻醉诱导时要预防食管内容物反流,可在诱导前放置胃管吸出胃内容物,并按饱胃处理,采用快速序贯诱导方案,麻醉维持按胸部手术常规处理。

食管裂孔疝可经胸或腹进行手术,麻醉前要注意插胃管,排空胃内容物,麻醉诱导时面罩加压用力不宜过大,以免大量气体入胃而加重肺受压。诱导时不用手按压腹部,以免增加腹压发生反流误吸,气管插管后行正压通气,其余处理与胸内手术麻醉相同。

二、肺切除术手术麻醉

目前,肺切除术多在电视辅助胸腔镜下完成,其优势在于:住院时间缩短、出血少、疼痛减轻、肺功能影响小、炎症反应轻。

(一)麻醉前评估

1.一般情况

根据病变位置、性质及患者的全身和肺功能情况,最为多见的首先是肺段切除、肺叶切除和淋巴结清扫,其次为全肺切除、袖型切除并淋巴结清扫。

2.肺功能评估

肺癌的罹患人群以老年人为主,术前做肺功能评估,如用力肺活量(FVC)或第一秒时间肺活量(FEV_1)<预计值的50％,或最大呼气流速<60％时,术前血气分析异常者肺切除术有较大危险性。

(二)麻醉实施

1.麻醉准备

常规建立动脉通路,以便监测血压和血气分析;建议常规放置深静脉通路,以便在必要时快速输液。

2.麻醉管理

(1)低氧血症:低氧血症明显时,可积极与手术医师沟通,必要时临时阻断准备切除的肺叶血管。

(2)肺复张:肺叶切除完成,支气管残端需要进行漏气测试,一般将压力控制在<30 cmH_2O即可。

(三)麻醉合作

外科医师在夹闭手术的支气管后要测试夹闭位置的正确与否,此时需要麻醉医师再次检测气管导管或封堵器的远端有无被加闭,常规吸痰,然后手控膨肺,此时仅需轻微压力即可,避免膨胀过猛,不利于后续的手术操作。

(四)特殊类型手术

1.全肺切除术

所有肺切除术麻醉时均须警惕有无全肺切除可能。全肺切除术后的病死率高于肺叶切除术,其术后第一个30天手术总病死率为5％～13％。

全肺切除术患者管理重点在于:限制液体摄入,谨慎采用较低潮气量(5～6 mL/kg,理想体重),同时避免过高的气道压力(峰压<35 cmH_2O,平台压力<25 cmH_2O)。

2.肺移植手术

肺移植是治疗终末期肺病的有效方法,常见受体类型有:慢性阻塞性肺疾病、肺纤维化、原发性肺动脉高压等。

(1)麻醉前评估,包括一般病情评估、心肺功能评估、心理评估等。

(2)麻醉实施。①麻醉方法:常规全身麻醉,可考虑应用硬膜外麻醉或椎旁神经阻滞,但须警惕一旦需要体外膜肺支持情况下可能应用肝素影响凝血功能,增加区域阻滞并发症的风险。推荐常规使用DLT,可直接连续地进行吸引和定位。②麻醉评估:气管插管成功后实施OLV评估,结合术前心肺功能评估与手术医师共同决定手术方式的选择。维持氧合稳定及内环境平衡,积极早期评估,循环或氧合任一不能维持考虑选择体外膜肺辅助或体外循环辅助。③麻醉监测:常规建立动静脉通路,肺动脉压(pulmonary artery pressure,PAP)力的监测常常是必需的,因此常常需要置入肺动脉漂浮导管,以获得更全面的血流动力学参数。实施体温监测、保温毯、液体加温等多种措施维持体温稳定。④液体管理:该类患者往往营养差,合并低蛋白血症,围术期肺门阻断前注意限制液体摄入,肺门开放后根据需要选用清蛋白、血制品进行液体复苏,常常需要去甲肾上腺素等血管活性药物,维持循环稳定。

(3)术后:术中选择体外膜肺或体外循环的患者,术后积极评估,条件允许可考虑手术室内撤机。常规转入重症监护病房,转运途中麻醉医师全程护送,全面监护生命体征。

三、特殊类型手术麻醉

(一)胸壁手术

胸壁手术包括胸壁畸形(漏斗胸、鸡胸等)、感染、结核、肿瘤、创伤和肋骨等手术,乳房手术也属胸壁手术范围。胸壁手术部位虽在胸腔外,但常由于病变或手术而进入胸腔,可发生气胸而造成呼吸循环紊乱,麻醉时应考虑发生气胸的可能性。

1.胸壁肿瘤手术麻醉

胸壁肿瘤小手术可在局麻下进行手术切除,较大手术,如肋软骨瘤切除,可在硬膜外阻滞或气管内插管全麻下进行。

2.乳房肿瘤手术麻醉

乳房肿瘤手术麻醉应依据患者手术类型、体质、体型、对麻醉舒适度的要求等因素综合考虑,可选择局麻、硬膜外阻滞、椎旁神经阻滞和全身麻醉。

(二)支气管胸膜瘘手术

支气管胸膜瘘是指支气管与胸膜腔之间发生异常交通,常见原因有:①肺脓肿、肺大疱等肺实质破裂入胸膜腔;②支气管肺癌侵蚀支气管;③肺切除术后支气管残端裂开。

1.麻醉方法

全身麻醉,且要有良好的肺隔离来保护健侧肺。

2.瘘口评估

围术期正压通气时,气体可经由瘘口泄漏。一方面,导致张力性气胸;另一方面,导致健侧肺通气不足。

(1)通过引流管观察引流瓶中的气泡是间歇性的还是持续性的。若为间断的气泡,往往提示瘘口小。反之,提示瘘口较大。

(2)利用吸入和呼出潮气量的差值进行测定。

3.肺隔离

最安全的方法是清醒状态自主呼吸下插入 DLT 直至肺隔离成功,良好的表面麻醉和患者的配合非常重要。然后是诱导和插管过程中一直保留自主呼吸,直至健侧肺被安全隔离。纤支镜定位前充分吸引脓液,通气设定应限制气道压力,减少漏气,必要时选用高频通气。

(三)肺大疱手术

肺大疱系由肺组织结构不良,肺泡结构组织缺失,造成肺实质内出现充气薄壁区域。肺大疱手术麻醉要点如下。

(1)与支气管胸膜瘘麻醉接近,不推荐常规术前应用胸腔引流。

(2)健侧肺被安全隔离前最佳选择是保留自主呼吸,若不能,须使用小潮气量、低气道压正压通气(气道压力不宜 $>20\ cmH_2O$),直至肺隔离成功。

(3)麻醉诱导期间一旦循环异常波动,警惕张力性气胸发生可能。

(4)既往多次手术患者,胸腔往往粘连严重,剥离时出血较多,注意监测容量变化,必要时输血治疗。

(四)肺减容手术

20世纪50年代,首次提出这一手术概念,20世纪90年代,肺减容手术获得广泛认同。接受肺减容术的患者肺功能常重度减退,活动能力明显受限,内科保守治疗无效,可作为肺移植的过渡阶段或作为肺移植的替代治疗方法。肺减容手术麻醉要点如下。

1.麻醉方法

麻醉方法以全身麻醉为主,联合使用硬膜外阻滞或椎旁神经阻滞麻醉,减少静脉用药量,早期清醒拔管。可选用吸入麻醉药物改善气道反应性。

2.麻醉管理

该类患者内源性PEEP较高,OLV时通气参数的设定应避免肺组织过度膨胀,最佳通气模式以通气侧肺潮气量6 mL/kg左右为佳。可选用容许性高碳酸血症通气治疗,通过机械通气给氧,能够在存在高$PaCO_2$的情况下校正低氧血症,而不会发生呼吸衰竭。

3.麻醉监测

术中应监测血压(blood pressure,BP)、心率(heart rate,HR)、心电图(electrocardiogram,ECG)、SpO_2、$PetCO_2$、有创血压(invasive blood pressure,IBP)、中心静脉压(central venous pressure,CVP)等,对心肺功能差者可插入Swan-Ganz导管持续监测PAP、右房压和心排血量。术中可多次进行血气分析,以早期发现低氧血症并采取措施。

(五)气管支气管手术

气管切除及重建术常见病因为气管肿瘤、气管外伤(尤其是既往气管插管后气道狭窄)及先天性畸形等多种原因导致的气道阻塞。该类手术患者往往存在通气功能障碍、低氧血症,甚至合并心功能不全,因此麻醉风险高,具有较高的挑战性。

1.麻醉前评估

完善的术前评估非常重要,X线、CT、支气管镜检查及气道重建三维影像等是非常必要的检查,气管病变的位置、范围、性质是决定麻醉方案的重要依据。

2.麻醉实施

(1)麻醉准备:常需一个麻醉团队完成,全面负责术前的评估、方案的制定、麻醉的具体实施。积极与手术医师沟通,共同参与术前的讨论。麻醉诱导期间外科医师应随时准备行气管切开。

(2)麻醉要点:①无论采用任何麻醉方法,维持气道安全是最核心的内容,关键在于尽快重建通畅的气道;②术前镇静药物的选择以不抑制患者自主呼吸和保留气道反射为原则;③气道狭窄部位的不同决定了麻醉方案的不同。

若狭窄位置较高且估计气管导管无法通过,最安全的方法是在局麻下行颈部气管切开。如气道阻塞进一步加剧又不能迅速解除时,应立即开胸,切开狭窄远端气管或支气管,并经手术野插入无菌气管导管,连接无菌呼吸回路行机械通气。

若狭窄部位较低接近隆突,可考虑将气管导管定位于狭窄上方,最好在保留自主呼吸下开胸。

经插入的细气管导管行高频喷射通气,也可维持氧合直至手术医师在台上切开气道,但需要注意的是若狭窄严重喷射通气可造成气压伤,且气体排出不畅,更危险的是血液、气道分泌物无法有效排出,造成进一步的通气困难。

最困难的情况是病变累及范围大,如上方法均无效时,应准备体外循环下手术。

(3)气管导管型号选择:根据术前评估结果选择气管插管的型号,再次评估气管插管是否可以和是否需要通过病变。气道梗阻程度<管腔 1/2(非外压性)时,一般采用稍细气管导管(ID 6.5)即可通过狭窄部位,麻醉方案可采用常规快速诱导。

但要警惕两点:一是若气道肿瘤带蒂样不稳定的话,气管导管越过狭窄处有瘤体破裂或脱落风险;二是在给肌松药物之前要保证无面罩通气困难。

(4)麻醉方法:①轻、中度气道梗阻时,可用吸入麻醉诱导,避免用肌松药,这样一方面可保留自主呼吸或可迅速恢复自主呼吸,另一方面可尝试喉镜暴露并试插管,如能保证呼吸道通畅(气管空间足够大或气管插管已经通过了狭窄区)可给予镇静、镇痛及肌松药。②严重气道阻塞、不能平卧、氧依赖,且对于麻醉、肌松后,气道进一步内阻外压的情况无法估测、潜在完全不能通气、威胁生命的危险情况时,有两种选择:一是应用硬质气管镜,在局部麻醉下,进行气道内处理(扩张、烧灼等),先将气管内径扩张为>5 mm 便于通气,再实施全身麻醉;二是如果无硬质气管镜的条件,则宜选择在体外循环下施行手术,以提高手术的安全性。

3.手术结束

大部分患者需要保持颈部屈曲位以减少缝合线的张力,促进吻合口愈合。目前,主张气管手术后早期拔管,但拔管前要保证患者清醒,配合良好,自主呼吸稳定,保护性反射恢复,气道清理干净。拔管时需备齐再次插管工具,但拔管后再次插管具有挑战性,应尽量避免。

(六)纵隔肿瘤手术的麻醉

纵隔分上、下、前、中、后五部分,上纵隔有甲状腺瘤、胸腺瘤,前纵隔易发生畸胎瘤和囊肿,中纵隔有支气管囊肿,心包囊肿、淋巴肉瘤等,后纵隔多为神经源性肿瘤。麻醉要点如下。

(1)纵隔肿瘤可压迫主气道、肺动脉干、心房和上腔静脉等,尤其是前纵隔及上纵隔肿瘤患者呼吸道阻塞是最常见和最可怕的并发症。

(2)气管支气管受压通常发生在所插入气管内导管尖端远处,一旦塌陷,可迅速造成通气困难,导致气道危象,而且尝试将气管内导管强行通过远端狭窄处,往往是非常困难的。

(3)术前评估应根据气管受压程度,准备不同型号的导管。其麻醉要点与气道重建术麻醉类似,可在自主呼吸下吸入七氟烷麻醉诱导,充分做好气道表面麻醉,充分吸氧后行气管插管,必须使气管导管插过受压气管部位。如压迫导致一侧支气管受压,可选用双腔支气管导管,将导管插入对侧。

(4)气管插管后气管或大血管受压仍较严重时,应尽快开胸,手术医师将瘤体托起,以减轻压迫症状。

第四节　围术期监测

胸科手术围术期监测总体原则同其他手术类型,但该类手术有其自身特点,因此其监测手段和内容也有所不同。

一、氧合和通气监测

（1）该类手术往往需要单肺通气（one-lung ventilation，OLV）麻醉，低氧血症的发生率为 1％～10％。仅仅采用 SpO_2 监测是远远不够的，因为，OLV 时由于肺内分流等原因动脉血氧分压降低，而此时 SpO_2 的监测数值可能仍在临床可接受范围内；此外，OLV 后 PaO_2 的下降速度可提示后续低氧血症发生情况，因此 OLV 20 分钟观察 PaO_2 的变化十分有帮助。

（2）呼气末 CO_2 分压监测，与动脉血气 $PaCO_2$ 比较，是评定通气良好指标，正常两者阶差在 4～6 mmHg。观察呼气末的 CO_2 波形，有助于早期判断气道阻塞、双腔管移位、气管导管是否在气管内、心搏骤停等突然变化。$PetCO_2$ 出现严重的（>5 mmHg）或持续的下降，表明通气侧肺与非通气侧肺之间血流灌注分配不均，可作为 OLV 期间低氧血症发生的一个早期预警信号。

二、循环功能监测

（一）心电图

所有胸外科手术患者均须监测心电图（Ⅱ导联或 V5 导联），心电图Ⅱ导联的轴心与 P 波平行，是常用的连续心电图监测的导联，采用单极心前区导联 V5，观察 ST 段和 T 波变化，可监测心脏前壁心肌缺血。

（二）直接动脉压监测

大多数胸科手术中需要持续实时地监测动脉血压，这对间断的动脉血气分析，也是非常必要的；此外，动脉测压除获得压力数据，还可获得压力变化的波形。一般而言，脉搏波形的升支斜率与心肌收缩力成正比，下降支形态与外周阻力有关，而中线下面积则与心排血量成正比，可供临床衡量循环功能做参考。

（三）CVP 监测

胸科手术时 CVP 的监测非常普遍，能够反映患者血容量、静脉张力和右心室功能，并用于指导围术期液体治疗。但目前普遍认为，开胸侧卧位下 CVP 读数的可靠性并不高。胸科手术的液体管理多较严格，因此 CVP 更多的是术后监测用。

（四）肺动脉导管

麻醉医师须权衡利弊后，仅在一些特定条件下应用肺动脉导管。胸外科应用肺动脉导管的指征：①伴有心血管疾病（尤其是冠心病）；②危重患者（伴呼衰、脓毒血症、肺动脉高压、肺血管阻力增高者）；③肺心病；④预期肺移植或全肺切除。

（五）TEE 检查

侧卧位下，TEE 可连续实时地监测心功能，这是其他监测方法很难做到的。但这种设备昂贵、须具备专业知识、涉及食管的胸科手术等诸多因素，使其存在一些限制。胸科手术中 TEE 使用指征通常有：①血流动力学不稳；②心包积液；③肿瘤累及心脏；④空气栓塞；⑤肺血栓动脉内膜切除术；⑥肺移植等。

（六）经胸超声

在正常情况下，胸腔主要被含气的肺脏占据，除了传统的胸腔积液的定位是超声的擅长之外，超声对气体的不敏感也影响了探头图像的清晰度和可识别性。但是，如 OLV 后肺水肿、胸部多发伤等多伴随肺脏气体和液体平衡的变化,基于胸膜和肺的伪影的变化,使得超声在胸科手术的应用大有前景。

第五节 肺隔离技术

纤维支气管镜,作为肺隔离常规定位和 OLV 中应用保护性肺通气策略,使 OLV 时低氧血症的发生率从以前的 20 %～25 %,已降为如今的 1 %以下。

一、适应证

(一)绝对适应证

(1)两侧肺隔离,防止倒灌。确保有效通气:①感染(肺脓肿、感染性肺囊肿);②大咯血。

(2)防止病肺通气时漏气:①支气管胸膜瘘;②肺挫裂伤;③巨大肺囊肿或肺大瘤;④气管破裂。

(3)单侧或双侧肺灌洗。

(二)相对适应证

手术区域显露:①胸腔镜手术;②胸主动脉瘤;③肺切除术;④食管手术;⑤支气管管口肿瘤。

二、隔离方式

可通过三种方式实施肺隔离:双腔支气管导管(DLTs)、支气管封堵器、单腔支气管内导管。其中 DLTs 是目前临床最常用的肺隔离实施工具。

(一)DLTs

1.导管选择

由于人体右侧上叶开口距离隆嵴仅 1.5～2 cm,选择右侧 DLT 时起右侧侧孔会出现不能与右侧上叶开口正对的情况,导致右上肺叶不张,因此择期胸科手术中更常使用左侧 DLT,但遇到如左主支气管入口解剖学异常和手术部位涉及左主气管等特殊情况时,仍须使用右侧 DLT。

(1)CarLen 和 White 双腔支气管导管:CarLen 双腔支气管导管是左支气管导管型(图 8-1A),可插入左支气管,而 White 双腔支气管导管是右支气管型(图 8-1B),插入右主支气管,两种均为橡胶制品。管腔截面呈"D"字型,带有隆凸小舌可跨在隆凸部。但由于管腔小,带有小舌钩,插管操作时可引起声门损伤、小钩断裂和脱落可造成意外,现在已经很少使用。

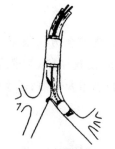 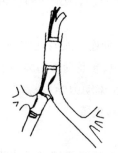

A.Carlen双腔支气管插管(左支型)　　　B.White双腔支气管插管(右支型)

图 8-1 CarLen 和 White 双腔支气管

（2）Robertshaw 双腔导管：可弃性 Robertshaw 双腔导管，由透明塑料制成，"D"型管腔大而光滑，无小舌钩，有左、右型（图 8-2）。外径型号最小 26（相当内径 ID 4 mm）；28（ID 4.5 mm）；35（ID 5.0 mm）；37（ID 5.5 mm）；39（ID 6.0 mm）；41（ID 6.5 mm）。这种插管优点为：①无小舌钩，插管容易；②管腔为"D"型，易通过呼吸管；③支气管气囊，光纤支镜定位识别方便；④X线可显示导管位置；⑤透过透明塑料管可观察呼吸湿化器在管腔内来回移动，易清除气管分泌物；⑥右支型设计更为合理，可保证右上肺叶通气。

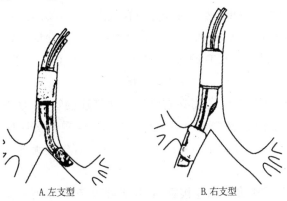

A.左支型　　　　　　　　B.右支型

图 8-2　Robertshaw 双腔支气管插管示意图

一般常规选用：男性选用 DLT 35～41 F，女性选用 DLT 35～37 F（表 8-2）。部分医院认为，男性 DLT 37，女性 DLT 35 多可满足肺隔离的需求，且便于 DLT 插入、减少插管并发症。

表 8-2　气管和支气管直径和所推荐的 DLT 的尺寸

气管宽度（mm）	支气管的直径（mm）	DLT 尺寸（F）
>18	>12	41
>16	12	39
>15	11	37
>14	10	35
>12	<10	32

2.实施方法

(1)插管前检查 DLT，包括气囊是否漏气，气管的气囊可注气 15～20 mL，支气管气囊注气 3 mL 作检查。然后在导管外涂润滑剂，根据患者解剖及插管习惯，将 DLT 变弯曲至所需角度，但不宜更改导管前端自身的塑性。

(2)左手置入喉镜，暴露声门后，右手握导管送入声门下 4 cm 左右（蓝色套囊已在声门下），即可拔气管导芯，并缓慢旋转导管，使其支气管腔朝向目标支气管送入，深度为 29～31 cm（平均 29±3 cm），或遇到阻力提示导管尖端已进入支气管。在插管过程中如果遇到阻力切忌用力，一定要查明原因再作进一步处理，如更改插管方向、更换小一号 DLT、更换单腔气管导管联合使用支气管阻塞导管。

(3)双腔支气管插管完成后，将气管和支气管套囊充气，开始使用手法通气，双侧肺膨胀均衡，双侧都可听到呼吸音，而且不漏气。

3.定位

因其价格低、易于获得和便利性的特点,传统的听诊法仍然是目前应用最多的定位方法,但听诊准确性偏低,常无法有效指导定位;纤支镜法定位是目前诊断和纠正术中 DLT 位置不当的推荐方法;X 线下也可对导管的位置进行定位,但存在可重复性差、有辐射等缺点。超声下指导管定位是近年来出现的新方法,其主要依据为肺通气时存在胸膜滑动征来进行判断。

(1)听诊定位法(图 8-3)。

核对气管导管的位置:①DLT 插入后,将导管气囊充气;②迅速用手控人工呼吸,可见呼气末 CO_2 波形,两侧胸廓活动良好,两肺呼吸音清晰;③如果发现两侧肺呼吸音不一致,气道阻力大,估计 DLT 插入过深,DLT 的气管腔开口可能在主支气管或隆凸部,则将导管退出 2~3 cm。

核对左侧支气管导管的位置:①钳夹右侧接口通气连接管,并移去帽盖;②支气管气囊缓慢注气,直至左肺不出现漏气,注气量一般不超过 3 mL;③重新松开右侧钳夹,盖好帽盖;④听诊双肺呼吸音清晰,吸气压不超过 20 cmH_2O,表示支气管气囊无部分或全部堵塞对侧气管、主支气管腔。

核对双侧通气情况:①钳夹右侧连接管,右肺无呼吸音,左肺呼吸音良好,且气道压不超过 30 cmH_2O;②钳闭左侧通气连接管,左肺无呼吸音,右肺呼吸音良好。

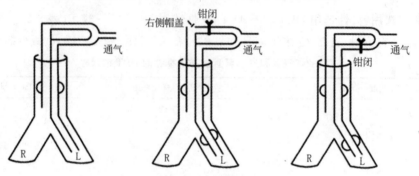

图 8-3 双腔支气管插管的定位方法

DLT 位置侧听诊鉴别(两肺呼吸音变化)见表 8-3。

表 8-3 左侧双腔管位置的听诊鉴别

位置不当	进入左支气管过深	未进入左支气管	进入右支气管
大小气囊均充气钳闭右侧	左肺有呼吸音	左右肺均有呼吸音	右肺有呼吸音
大小气管均充气钳闭左侧	呼吸音全无或极低	呼吸音全无或极低	呼吸音全无或极低
小气囊放气钳闭左侧	左肺有呼吸音	左右肺均有呼吸音	右肺有呼吸音

(2)纤维支气管镜定位。具体操作方法如下:如使用左支型 DLT,常规方法插入后,再将纤维支气管镜(直径≤3.6 mm)引入气管腔,可见到隆凸部,蓝色的支气管气囊上缘正在隆突之下见到,并无支气管气囊"疝"。然后,纤维支气管镜通过支气管腔检查,应见到左上叶开口。当使用右支型 DLT 时,一定要注意右上叶开口,以保证右上叶通气。用于 DLT 定位的纤维支气管镜较细,不宜用作吸引。

4.常见问题

导管位置不当和插管导致气道损伤,是目前最常见的问题。体形小、女性、食管手术、既往有放疗史为主要的因素。需要注意:①在气管插管前必须查看胸部 X 线片或 CT 片有无解剖异常;②避免应用 N_2O,70 % 的 N_2O 在术中可使支气管套囊内的气体从 5 mL 增加到 16 mL;③尽可能用最低的容量充气支气管套囊或阻塞导管的容量以获得肺的隔离,缩短肺隔离的时间;④如果气道阻力增加,则必须用纤维支气管镜检查;⑤选用适宜尺寸的导管,太小尺寸的导管可使肺隔离困难,太大尺寸可引起创伤。

(二)支气管封堵器

DLT 的设计是对正常气管、支气管解剖而设计的,支气管封堵器则适用于上或下呼吸道解剖有异常的患者。封堵器通过阻塞单侧主支气管,使得堵塞的远端肺萎陷,如有必要,封堵器可选择性地封堵某个肺叶。

1.封堵器选择

目前,可用于肺隔离的封堵器种类多样,常用的有三种类型。

(1)Arndt 支气管阻塞器。

(2)Coopdech 支气管阻塞导管。

(3)Univent 单腔支气管阻塞器导管。

2.优势

有些特殊情况下,如患者口腔或颈部手术等存在明显困难气道,其术中需要实施肺隔离技术,由于 DLT 直径较粗,因此封堵器具有很大的优势。

3.存在问题

存在问题包括封堵欠佳、连接头端断裂、意外脱出等。

第九章　普外科手术麻醉

第一节　腹部手术麻醉

一、腹部手术的麻醉特点

(一)腹腔内脏的神经支配

腹腔内脏器官受交感神经和副交感神经双重支配,内脏痛和牵拉反应与这些神经分布有密切关系。

1.交感神经

内脏大神经起自脊髓胸 4～10 节段,终止于腹腔动脉根部的腹腔节,部分纤维终止于主动脉肾节和肾上腺髓质。内脏小神经起自脊髓 $T_{10\sim12}$ 节段,终止于主动脉肾节。内脏最小神经起自胸 12 节段,与交感神经干一并进入腹腔,终止于主动脉肾节。由腹腔神经节、主动脉肾节等发出的节后纤维分布至肝、胆、胰、脾、肾等实质器官和结肠脾曲以上的肠管。腰交感干由 4～5 对腰节组成,节上的分支有腰内脏神经,终止于腹主动脉丛及肠系膜丛等处,其节后纤维分布于结肠脾曲以下的肠管和盆腔脏器,部分纤维随血管分布至下肢。盆腔神经丛来自骶 2～3 骶节和尾节所发出的纤维。

2.副交感神经

中枢位于脑干的副交感神经核及骶部 2～4 节段灰质的副交感核。迷走神经的腹腔支参与肝丛、胃丛、脾丛、胰丛、肾丛及肠系膜上下神经丛的组成,各丛分别沿同名血管分支达相应脏器。结肠脾曲以下肠管和盆腔脏器受骶 2～4 副交感节前纤维组成的直肠丛、膀胱丛、前列腺丛、子宫阴道丛等支配。

3.重要腹腔内脏的神经支配

重要腹腔内脏的神经支配见表 9-1。在结肠脾曲以上肠管和肝、胆、胰、脾等手术时,椎管内麻醉要阻滞内脏神经交感神经支,阻滞平面应达 $T_4\sim L_1$,但迷走神经支不可能被椎管内麻醉所阻滞。为消除牵拉结肠脾曲以上肠胃等内脏的反应,可辅用内脏神经局麻药局部封闭。结肠脾曲以下肠管和盆腔脏器的手术,阻滞平面达 $T_8\sim S_4$,交感神经和副交感神经可同时被阻滞。

表 9-1　重要腹腔内脏的神经支配

器官	神经	沿内脏神经的传入路径	节前纤维
胃、小肠、横结肠	交感	腹腔丛→内脏大、小神经→$T_6\sim L_1$ 脊髓后角	$T_6\sim L_1$,脊髓侧角
	副交感	迷走神经→延髓束核	迷走神经背核
降结肠、直肠	交感	腰内脏神经和交感干骶部分支,到达 $L_{1\sim2}$ 脊髓后角	$T_{12}\sim L_3$ 脊髓侧角

器官	神经	沿内脏神经的传入路径	节前纤维
	副交感	肠系膜下丛,盆丛→盆内脏神经→$S_{2\sim4}$脊髓后角	$S_{2\sim4}$副交感核
肝、胆、胰	交感	腹腔丛→内脏大、小神经→$T_{4\sim10}$脊髓后角	$T_{4\sim10}$脊髓侧角
	副交感	迷走神经→延髓束核	迷走神经背核

(二)腹部手术特点和麻醉要求

(1)腹部外科主要为腹腔消化系统疾病的手术。消化道主要功能是:消化、吸收、代谢;清除有毒物质;参与机体免疫功能;分泌多种激素调节消化系统和全身生理功能。因此,消化器官疾病必然导致相应的生理功能紊乱及全身营养状态恶化。

(2)胃肠道每天分泌大量消化液,含有相当数量电解质,一旦发生肠道蠕动异常或肠梗阻,消化液将在胃肠道内潴留;或因呕吐、腹泻等,导致大量体液丢失,细胞内、外液的水和电解质锐减,酸碱平衡紊乱。

(3)消化道肿瘤、溃疡或食管胃底静脉曲张,可继发大出血。除表现呕血、便血外,胃肠道可潴留大量血液,失血量难以估计。麻醉前应根据血红蛋白、尿量、尿比重、血压、心率、脉压、中心静脉压等指标补充血容量和细胞外液量,并做好大量输血的准备。

(4)胆道疾病多伴有感染、阻塞性黄疸和肝损害。麻醉时应注意肝肾功能的维护、出凝血异常及自主神经功能紊乱的防治。

(5)急腹症,如胃肠道穿孔、急性胆囊炎、化脓性胆管炎、胆汁性腹膜炎及肝、脾肠破裂等,病情危重,需急诊手术。急腹症手术麻醉的危险性、意外及并发症的发生率,均比择期手术高。应尽可能在术前短时间内对病情作出全面估计和准备。

(6)严重腹胀、大量腹水、巨大腹内肿瘤患者,当术中排出大量腹水、搬动和摘除巨大肿瘤时,腹内压容易骤然下降而发生血流动力学及呼吸的明显变化。

(7)腹内手术中牵拉内脏容易发生恶心、呕吐。呕吐或反流误吸是腹部手术麻醉常见的死亡原因。胃液、血液、胆汁、肠内容物都有被误吸的可能。会导致急性呼吸道梗阻、吸入性肺炎或肺不张、误吸综合征和急性肺损伤等严重后果。

(8)良好的肌肉松弛是腹部手术麻醉的重要条件。

(三)腹部手术常用的麻醉方法

腹部手术患者具有年龄范围广、病情轻重不一及并存疾病不同等特点,故对麻醉方法与麻醉药物的选择,须根据患者全身状况、重要脏器损害程度、手术部位和时间长短、麻醉设备条件及麻醉医师技术的熟练程度,作综合考虑。

1.局部麻醉

局部麻醉适用于短小手术及严重休克患者。可用的局麻方法有局部浸润麻醉,区域阻滞麻醉和肋间神经阻滞麻醉。腹腔内手术中还应常规施行肠系膜根部和腹腔神经丛封闭。本法安全,对机体生理影响小,但阻滞不易完善,肌松不满意,术野显露差,故使用上有局限性。

2.脊麻

脊麻适用于下腹部及肛门会阴部手术。脊麻后尿潴留发生率较高,且禁忌证较多,故基本已被硬膜外阻滞所取代。

3.连续硬膜外阻滞

连续硬膜外阻滞为腹部手术常用的麻醉方法之一。该法痛觉阻滞完善;腹肌松弛满意;对呼吸、循环、肝、肾功能影响小;因交感神经被部分阻滞,肠管收缩,手术野显露较好;麻醉作用不受手术时间限制,并可用于术后止痛,故是较理想的麻醉方法,但内脏牵拉反应较重,为其不足。

4.全身麻醉

随着麻醉设备条件的改善,全身麻醉在腹部手术的选用日益增加,特别是某些上腹部手术,如全胃切除、腹腔镜手术、右半肝切除术、胸腹联合切口手术及休克患者手术,均适于选用全身麻醉。由于患者情况不同,重要器官损害程度及代偿能力的差异,麻醉药物选择与组合应因人而异。目前,常用方法有静吸复合全麻、神经安定镇痛复合麻醉、硬膜外阻滞与全麻复合麻醉等。麻醉诱导方式须根据患者有无饱胃及气管插管难易程度而定。急症饱胃者(如进食、上消化道出血、肠梗阻等),为防止胃内容物误吸,可选用清醒表麻插管。有肝损害者或 3 个月内曾用过氟烷麻醉者,应禁用氟烷。胆道疾患术前慎用吗啡类镇痛药。

二、胃肠道手术的麻醉

(一)麻醉前准备

(1)胃肠道疾病,特别是恶性肿瘤患者,术前多有营养不良、贫血、低蛋白血症、浮肿、电解质异常和肾功能损害。麻醉前应尽力予以调整,以提高患者对手术、麻醉的耐受性,减少术后并发症。

(2)消化道溃疡和肿瘤出血患者多并存贫血,如为择期手术,血红蛋白应纠正为 100 g/L以上,血浆总蛋白为 60 g/L 以上,必要时应给予小量多次输血或补充清蛋白。

(3)消化道疾病发生呕吐、腹泻或肠内容物潴留,最易发生水、电解质及酸碱平衡紊乱,出现脱水、血液浓缩、低钾血症,上消化道疾病易出现低氯血症及代谢性碱中毒;下消化道疾病可并发低钾血症及代谢性酸中毒等。长期呕吐伴有手足抽搐者,术前术中应适当补充钙和镁。

(4)为避免麻醉中呕吐、误吸及有利于术后肠功能恢复,对幽门梗阻的患者,术前应常规洗胃;胃肠道手术宜常规行胃肠减压。

(5)麻醉前用药须根据麻醉方式和病情而定。对饱胃及可能呕吐者,应避免用药量过大,以保持患者的意识和反射。

(二)麻醉处理

1.胃十二指肠手术

硬膜外阻滞可经 $T_{8\sim9}$ 或 $T_{9\sim10}$ 间隙穿刺,向头侧置管,阻滞平面以 $T_4\sim L_1$ 为宜。为清除内脏牵拉反应,进腹前可适量给予氟芬或杜氟合剂或哌替啶及东莨菪碱。上腹部手术的阻滞平面不宜超过 T_3,否则胸式呼吸被抑制,膈肌代偿性活动增强,可影响手术操作。此时,如再使用较大量镇痛镇静药,可显著影响呼吸功能而发生缺氧和二氧化碳蓄积,甚至发生意外。因此,麻醉中除应严格控制阻滞平面外,应加强呼吸监测和管理。腹部手术选用全麻时,宜选择麻醉诱导快,肌松良好,清醒快的麻醉药物。肌松药的选择及用药时间应合理掌握,须保证进腹探查、深部操作、冲洗腹腔及缝合腹膜时有足够的肌肉松弛,注意药物间的相互协同作用,加强呼吸、循环、尿量、体液等变化和维护水、电解质，酸碱平衡的管理。

2.结肠手术

右半结肠切除术选用连续硬膜外阻滞时，可选 $T_{11\sim12}$ 间隙穿刺，向头侧置管，阻滞平面控制在 $T_6\sim L_2$。左半结肠切除术可选 $T_{12}\sim L_1$ 间隙穿刺，向头侧置管，阻滞平面须达 $T_6\sim S_4$。进腹探查前宜先给予适量辅助药，以控制内脏牵拉反应。选择全麻使用肌松药时，应注意与链霉素、新霉素、卡那霉素或多黏菌素等的协同不良反应（如呼吸延迟恢复）。结肠手术前常须多次清洁洗肠，故应注意血容量和血钾的变化。严重低钾血症可导致心律失常，术前数小时应复查血钾，麻醉中须有心电图监测。

3.直肠癌根治术的麻醉

手术须取截石位。经腹会阴联合切口，选用连续硬膜外阻滞时宜用双管法。一点取 $T_{12}\sim L_1$ 间隙穿刺，向头置管；另一点经 $L_{3\sim4}$ 间隙穿刺，向尾置管。先经低位管给药以阻滞骶神经，再经高位管给药，使阻滞平面达 $T_6\sim S_4$，麻醉中适量应用辅助药即可满足手术要求。麻醉中应注意体位改变对呼吸、循环的影响，游离乙状结肠时多须采用头低位，以利于显露盆腔，此时应注意呼吸通气情况，并常规面罩吸氧。术中出血可能较多，要随时计算出血量，并给予及时补偿。

(三)麻醉后注意事项

(1)腹部手术结束，须待患者各项生命体征稳定后方可送回术后恢复室或病房；麻醉医师须亲自检查呼吸、血压、脉搏、四肢末梢温度颜色及苏醒程度，向主管手术医师和值班护士交代清楚后，方可离开患者。

(2)患者尚未完全清醒或循环、呼吸功能尚未稳定时，应加强对呼吸、血压、中心静脉压、脉搏、尿量、体温、意识、皮肤颜色、温度等监测，并给予相应处理。术后应常规给予氧治疗，以预防术后低氧血症。

(3)麻醉手术后应立即进行血常规、红细胞比积、电解质、血气分析等检查，并依检查结果给予相应处理。

(4)持续静脉补液，手术当天的输液量（包括术中量），成人为 3 500～4 000 mL，如术中有额外出血和体液丢失，应依出量予以补充调整。热量供应于成人大手术后为 209.2 kJ/(kg·d)[50 kcal/(kg·d)]；小手术后为 167.4 kJ/(kg·d)[40 kcal/(kg·d)]。术前营养差的患者，术后应给予肠道外高营养治疗。

(5)术后可能发生出血、呕吐、呃逆、尿潴留和肺部并发症，须予以重视和防治。

三、胆囊、胆道疾病手术

(一)麻醉前准备

(1)重点应检查心、肺、肝、肾功能。对并存疾病特别是高血压病、冠心病、肺部感染、肝功能损害、糖尿病等，应给予全面的内科治疗。

(2)胆囊、胆道疾病多伴有感染；胆道梗阻多有阻塞性黄疸及肝功能损害，麻醉前都要给予消炎、利胆和保肝治疗。阻塞性黄疸可导致胆盐、胆固醇代谢异常，维生素 K 吸收障碍，致使维生素 K 参与合成的凝血因子减少，发生出凝血异常，凝血酶原时间延长。麻醉前应给维生素 K 治疗，使凝血酶原时间恢复正常。

(3)血清胆红素升高者,在腹部外科多为阻塞性黄疸,术前应加强保肝治疗,术中术后应加强肝肾功能维护,预防肝肾综合征的发生。

(4)阻塞性黄疸的患者,自主神经功能失调,表现为迷走神经张力增高,心动过缓。麻醉手术时更易发生心律失常和低血压,麻醉前应常规给予阿托品。

(5)胆囊、胆道疾病患者常有水、电解质、酸碱平衡紊乱,营养不良,贫血,低蛋白血症等继发性病理生理改变,麻醉前均应作全面纠正。

(二)麻醉选择及处理

(1)胆囊、胆道手术可选择全身麻醉、硬膜外阻滞或全麻加硬膜外阻滞下进行。硬膜外阻滞可经 $T_{8\sim9}$ 或 $T_{9\sim10}$ 间隙穿刺,向头侧置管,阻滞平面控制在 $T_{4\sim12}$。胆囊、胆道部位迷走神经分布密集,且有膈神经分支参与,在游离胆囊床、胆囊颈和探查胆总管时,可发生胆-心反射和迷走-迷走反射。患者不仅出现牵拉痛,而且可引起反射性冠状动脉痉挛,心肌缺血导致心律失常,血压下降。应采取预防措施,如局部神经封闭,应用哌替啶及阿托品或依诺伐等。吗啡、芬太尼可引起胆总管括约肌和十二指肠乳头部痉挛,而促使胆道内压上升达 300 mmH_2O 或更高,持续 15～30 分钟,且不能被阿托品解除,故麻醉前应禁用。阿托品可使胆囊、胆总管括约肌松弛,麻醉前可使用。胆道手术可促使纤溶酶活性增强,纤维蛋白溶解而发生异常出血。术中应观察出凝血变化,遇有异常渗血,应及时检查纤维蛋白原、血小板,并给予抗纤溶药物或纤维蛋白原处理。

(2)阻塞性黄疸常伴肝损害,应禁用对肝肾有损害的药物,如氟烷、甲氧氟烷、大剂量吗啡等。恩氟烷、异氟烷、七氟烷或脱氟烷亦有一过性肝损害的报道。麻醉手术中因凝血因子合成障碍,毛细血管脆性增加,也促使术中渗血增多。但经部分临床观察,不同麻醉方法对肝功能正常组与异常组的凝血因子,未见有异常变化。

(3)胆道外科患者病情与体质差异极大,肥胖体形者逐年增多,麻醉选择与处理的难度也各异。

(三)麻醉后注意事项

(1)术后应密切监测血压、脉搏、呼吸、尿量、尿比重,持续鼻导管吸氧,直至病情稳定。按时检查血红蛋白、红细胞比积及血电解质、动脉血气分析,根据检查结果,给予调整治疗。

(2)术后继续保肝、保肾治疗,预防肝肾综合征。

(3)对老年人、肥胖患者及并存气管、肺部疾病者,应防治肺部并发症。

(4)胆总管引流的患者,应计算每天胆汁引流量,注意水、电解质补充及酸碱平衡。

(5)危重患者和感染中毒性休克未脱离危险期者,麻醉后应送术后恢复室或 ICU 进行严密监护治疗,直至脱离危险期。

四、脾脏手术

(一)麻醉前准备

(1)脾脏是人体血液储存和调节器官,有清除和调节血细胞及产生自身免疫抗体的功能。原发性或继发性脾功能亢进须行手术者,多有脾肿大,红细胞、白细胞、血小板减少和骨髓造血细胞增生。麻醉医师应在麻醉前全面了解病史及各种检查结果,估计可能出现的问题,做好相应准备。

(2)严重贫血,尤其是溶血性贫血者,应输新鲜血。有肝损害、低蛋白血症者,应给予保肝及多种氨基酸治疗。有血小板减少、出凝血时间及凝血酶原时间延长者,应小量多次输新鲜血或浓缩血小板,并辅以维生素 K 治疗。待贫血基本纠正、肝功能改善、出血时间及凝血酶原时间恢复正常后,再行手术。

(3)原发性脾功能亢进者除有严重出血倾向外,大都已长期服用肾上腺皮质激素和促肾上腺皮质激素(adrenocorticotropic hormone,ACTH)。麻醉前除应继续服用外,尚须检查肾上腺皮质功能代偿情况。

(4)有粒细胞缺乏症者常有反复感染史,术前应积极防治。

(5)外伤性脾破裂除应积极治疗出血性休克外,应注意有无肋骨骨折、胸部挫伤、左肾破裂及颅脑损伤等并存损伤,以防因漏诊而发生意外。

(二)麻醉选择与处理

(1)无明显出血倾向及出凝血时间、凝血酶原时间已恢复正常者,可选用连续硬膜外阻滞。麻醉操作应轻柔,避免硬膜外间隙出血。凡有明显出血者,应弃用硬膜外阻滞。选择全麻时须根据有无肝损害而定,可用静脉复合或吸入麻醉。气管插管操作要轻巧,防止因咽喉及气管黏膜损伤而导致血肿或出血。

(2)麻醉手术处理的难度主要取决于脾周围粘连的严重程度。游离脾脏、搬动脾脏、结扎脾蒂等操作,手术刺激较大,有发生意外大出血的可能,麻醉医师应提前防治内脏牵拉反应,并做好大量输血准备。巨大脾脏内储血较多,有时可达全身血容量的 20 %,故麻醉中禁忌脾内注射肾上腺素,以免发生回心血量骤增而导致心力衰竭。

(3)麻醉处理中要密切注意出血、渗血情况,维持有效循环血量。渗血较多时,应依情使用止血药和成分输血。

(4)麻醉前曾服用激素的患者,围术期应继续给予维持量,以防肾上腺皮质功能急性代偿不全。

(三)麻醉后注意事项

(1)麻醉后当天应严密监测血压、脉搏、呼吸和血红蛋白、红细胞比积的变化,严防内出血和大量渗血,注意观察膈下引流管出血量、继续补充血容量。

(2)加强抗感染治疗。已服用激素者,应继续给维持量。

五、门脉高压症手术

(一)门脉高压症主要病理生理特点

门静脉系统是腹腔脏器与肝脏毛细血管网之间的静脉系统。当门静脉的压力因各种病因而高于25 cmH_2O时,可表现一系列临床症状,统称"门脉高压症"。其主要病理生理改变为:①肝硬化及肝损害。②高动力型血流动力学改变。容量负荷及心脏负荷增加,动静脉血氧分压差降低,肺内动静脉短路和门、体静脉间分流。③出凝血功能改变。有出血倾向和凝血障碍。原因为纤维蛋白原缺乏、血小板减少、凝血酶原时间延长、第Ⅴ因子缺乏、血浆纤溶蛋白活性增强。④低蛋白血症。腹水、电解质紊乱、钠和水潴留、低钾血症。⑤脾功能亢进。⑥氮质血症、少尿、稀释性低钠、代谢性酸中毒和肝肾综合征。

（二）手术适应证的选择

门脉高压症手术麻醉的适应证主要取决于肝损害程度、腹水程度、食管静脉曲张及有无出血或出血倾向。为做好手术前准备和估计，降低死亡率，可将门脉高压症的肝功能情况归纳为三级，见表9-2。Ⅲ级肝功能者不适于手术麻醉，应力求纠正到Ⅰ或Ⅱ级。Ⅰ、Ⅱ级术后死亡率约为5％，Ⅲ级者死亡率甚高。

表 9-2　门脉高压症肝功能分级

	肝功能分级		
	Ⅰ级	Ⅱ级	Ⅲ级
胆红素（μmol/L）*	＜20.5	20.5～34.2	＞34.2
血清蛋白（g/L）	≥35	26～34	≤25
凝血酶原时间超过对照值（min）	1～3	4～6	＞6
转氨酶			
金氏法（U）	＜100	100～200	＞200
赖氏法（U）	＜40	40～80	＞80
腹水	无	少量，易控制	大量，不易控制
肝性脑病	无	无	有

注：* μmol÷17.1＝mg/dL

高桥成辅指出，门脉高压症麻醉危险性增加的界限为：黄疸指数大于40 U；血清胆红素大于20.5 μmol/L；血浆总蛋白量小于50 g/L；清蛋白小于25 g/L；A/G 小于0.8；谷丙转氨酶（glutamic-pyruvic transaminase，GPT）、GOT 大于100 U；磺溴酞钠（BSP）潴留试验大于15 ％；吲哚氰绿（ICG）消失率小于0.08。为探讨肝细胞功能的储备能力，糖耐量曲线试验有一定价值，90～120分钟值如高于60分钟值者，提示肝细胞储备力明显低下，麻醉手术死亡率极高。

近年来，多以综合性检查结果来判断门脉高压症的预后，详见表9-3。这种分类为麻醉临床提供科学依据。

表 9-3　门脉高压症的预后判断分类

	预后分类			
	Ⅰ	Ⅱ	Ⅲ	Ⅳ
有效肝血流量（mL/min）	＞600	600～400（不含400）	400～300	＜300
肝内短路率（％）	＜15	15～30（不含30）	30～40	＞40
肝静脉血氨法（μg/dL）	＜65	65～80（不含80）	80～100	＞100
BSP 潴留率（％）	＜10	10～30（不含30）	30～35	＞35
ICG 消失率	＞0.01	0.1～0.08（不含0.08）	0.08～0.04	＜0.04
术后生存率（％）	91.5	79.4	51	14.3

（三）麻醉前准备

门脉高压症多有程度不同的肝损害。肝脏为三大代谢和多种药物代谢、解毒的器官，麻醉前应重点针对其主要病理生理改变,做好改善肝功能、出血倾向及全身状态的准备。

(1)增加肝糖原,修复肝功能,减少蛋白分解代谢:给高糖、高热量、适量蛋白质及低脂肪饮食,总热量应为 125.5～146.4 kJ(30～35 kcal/kg)。必要时可静脉滴注葡萄糖胰岛素溶液。对无肝性脑病者可静脉滴注相当于 0.18 g 蛋白/(kg·d)的合成氨基酸。脂肪应限量在50 g/d以内。为改善肝细胞功能,还须用多种维生素,如每天复合维生素 B 6～12 片口服或 4 mg 肌内注射;维生素 B_6 50～100 mg;维生素 B_{12} 50～100 μg;维生素 C 3 g 静脉滴入。

(2)有出血倾向者可给予维生素 K 等止血药,以纠正出凝血时间和凝血酶原时间。如系肝细胞合成第Ⅴ因子功能低下所致,麻醉前应输新鲜血或血浆。

(3)腹水直接反映肝损害的严重程度,大量腹水还直接影响呼吸、循环和肾功能,应在纠正低蛋白血症的基础上,采用利尿、补钾措施,并限制入水量。有大量腹水的患者,麻醉前应多次小量放出腹水,并输用新鲜血或血浆,但禁忌一次大量放腹水,以防发生休克及低盐综合征或肝昏迷。

(4)凡伴有水、电解质、酸碱平衡紊乱者,麻醉前应逐步纠正。

(四)麻醉选择与处理

肝脏是多种麻醉药代谢的主要场所,而多数麻醉药都可使肝血流量减少。麻醉选择与处理的主要原则是选用其最小有效剂量,使血压维持在 80 mmHg 以上,否则肝脏将丧失自动调节能力,并可加重肝细胞损害。

(1)麻醉前用药:大量应用阿托品或东莨菪碱可使肝血流量减少,一般剂量时则无影响。镇静镇痛药均在肝内代谢,门脉高压症时分解代谢延迟,可导致药效增强、作用时间延长,故应减量或避免使用。

(2)麻醉药:氧化亚氮在无缺氧的情况下,对肝脏无直接影响。氟烷使肝血流量下降约 30%,部分患者术后可有 GPT 与 BSP 一过性升高,因此原有肝损害或疑有肝炎者宜禁用。恩氟烷是否存在肝损害,尚未定论,但用药后 1 周内 GPT 可上升至 100 U 以上,故最好避免使用。异氟烷、七氟烷在体内降解少,对肝功能影响轻微,可考虑选用。肝损害时血浆蛋白量减少,应用巴比妥类药时,因分解代谢减缓,使血内游离成分增加,药效增强,但睡眠量巴比妥类对肝脏尚无影响。氟哌利多、芬太尼虽在肝内代谢,但麻醉常用量尚不致发生肝损害,可用于门脉高压症手术的麻醉,但对严重肝损害者应酌情减量。氯胺酮、咪达唑仑、哌替啶则均可选用。

(3)肝硬化患者的胆碱酯酶活性减弱,使用琥珀胆碱时,其作用可增强,易发生呼吸延迟恢复;应用泮库溴铵时可无影响。正常人筒箭毒碱可经肾和胆汁排泄,门脉高压症患者经胆汁排出减少,故禁忌大量使用箭毒类药。

(4)酯类局麻药由血浆胆碱酯酶分解,酰胺类局麻药都在肝内代谢。由于血浆内胆碱酯酶均来自肝脏,肝硬化患者应用局麻药可因其分解延缓,易于蓄积,故禁忌大量使用。

综合上述特点,门脉高压症分流手术的麻醉可选用下列方法之一:①硬膜外阻滞辅以依诺伐。②依诺伐、氧化亚氮、氧、肌松药复合麻醉。③氯胺酮、咪达唑仑、氧化亚氮、氧、肌松药复合麻醉。④异氟烷、芬太尼、氧化亚氮、氧、肌松药复合麻醉。

(五)麻醉处理要点

(1)维持有效循环血量:通过心电图、血压、脉搏、SpO_2、中心静脉压、尿量等的监测,维持出入量平衡,避免血容量不足或过多,预防低血压和右心功能不全,维护肾功能。输液时不可大量使用乳酸钠林格液或生理盐水,否则钠负荷增加可导致间质性肺水肿;伴肾功能损害者尤须避免。此外,麻醉中可通过血气分析和电解质检查,及时纠正水、电解质和酸碱失衡;如有可能,宜测定血浆及尿渗透浓度,有指导价值。

(2)保持血浆蛋白量:低蛋白血症患者麻醉时应将清蛋白提高为 25 g/L 以上,不足时应补充清蛋白,以维持血浆胶体渗透压和预防间质水肿。

(3)维护血液氧输送能力:须保持血容量、每搏量、红细胞比积、血红蛋白及氧离解曲线的正常。心功能正常者,为保持有效循环血量,宜使红细胞比积保持在 30 % 左右,以降低血液黏滞度,保证最佳组织灌流。为确保氧的输送能力,对贫血者可输浓缩红细胞。

(4)补充凝血因子:麻醉前有出血倾向者,应输用新鲜血或血小板。缺乏由维生素 K 合成的凝血因子者,可输给新鲜血浆。麻醉中一旦发生异常出血,应即时查各项凝血功能,作针对性处理。

(5)处理大量出血:门脉高压分流术中,出血量在 2 000 mL 以上者,并非少见,可采用血液回收与成分输血,适量给予血浆代用品。输血、输液时应注意补充细胞外液、纠正代谢性酸中毒、充分供氧及适量补钙。

(6)保证镇痛完善,避免应激反应。

六、急腹症患者

急症手术中以急腹症最常见。据统计,急诊麻醉中急腹症约占 82.6 %。其特点是发病急、病情重、饱胃患者比例大,继发感染或出血性休克者多,麻醉前准备时间紧,难以做到全面检查和充分准备。麻醉危险性、意外发生率及麻醉手术后并发症,均较择期手术高。

(一)麻醉前准备

(1)麻醉医师必须抓紧时间进行术前访视,重点掌握全身状况、神智、体温、循环、呼吸、肝及肾功能;追问既往病史,麻醉手术史、药物过敏史、禁食或禁饮时间。根据检查,选定麻醉方法和药物,做好意外防治措施。

(2)对并存血容量不足、脱水、血液浓缩、电解质及酸碱失衡或伴严重合并疾病,以及继发病理生理改变者,根据血常规、红细胞比积、出凝血时间、血型、心电图、X 线检查,血气分析、血清电解质、尿常规、尿糖、尿酮体等的检查结果,进行重点处理或纠正。

(3)对休克患者必须施行综合治疗,待休克改善后再行麻醉。但有时由于病情发展迅速,应考虑在治疗休克的同时进行紧急麻醉和手术。治疗休克应重点针对脱水、血浓缩或血容量不足进行纠正,以改善微循环和维持血压。术前要备足全血,以便于麻醉中进一步补足血容量。纠正电解质与酸碱失衡、血压维持在 80 mmHg 以上、红细胞比积在 30 % 以上,重要脏器的血流灌注和肾功能尚可维持。对大量出血患者,应尽快手术以免延误手术时机。

(4)饱胃、肠梗阻、消化道穿孔、出血或弥漫性腹膜炎患者,麻醉前必须进行有效的胃肠减压。

(5)剧烈疼痛、恐惧和躁动不安必然促使儿茶酚胺释放,加重微循环障碍,促进休克发展,故麻醉前应给一定的术前药,但剂量应以不影响呼吸、循环,保持意识存在为准。

(二)麻醉选择及处理

1.胃、十二指肠溃疡穿孔

除应激性溃疡穿孔外,多有长期溃疡病史及营养不良等变化。腹膜炎患者常伴剧烈腹痛和脱水,部分患者可继发中毒性休克。在综合治疗休克取得初步纠正的基础上,可慎用硬膜外阻滞,但须小量分次用药,严格控制阻滞平面。麻醉中继续纠正脱水、血浓缩和代谢性酸中毒,防治内脏牵拉反应。对严重营养不良、低蛋白血症或贫血者,术前宜适量补血或血浆。麻醉后重点预防肺部并发症。

2.上消化道大出血

食管静脉曲张破裂、胃肠肿瘤或溃疡及出血性胃炎,经内科治疗 48 小时仍难以控制出血者,常需紧急手术。麻醉前多有程度不同的出血性休克、严重贫血、低蛋白血症、肝功能不全及代谢性酸中毒等。术前均需抗休克综合治疗,待休克初步纠正后可选用全身麻醉或连续硬膜外阻滞。麻醉中应根据血压、脉搏、脉压、尿量、中心静脉压、血气分析、心电图等监测情况,维护有效循环血容量,保持血压在 90 mmHg 以上,维持呼吸功能,避免缺氧和二氧化碳蓄积,纠正酸碱失衡,使尿量在 30 mL/h 以上。

对出血性休克或持续严重出血的患者,宜选用气管内插管浅全麻。为预防误吸,应施行表面麻醉清醒气管内插管。麻醉维持可选用对心肌和循环抑制轻的依托咪酯、γ-羟丁酸钠、氯胺酮、咪达唑仑、芬太尼、氧化亚氮及肌松药等。有肝、肾损害者注意维护肝、肾功能。

3.急性肠梗阻或肠坏死

无继发中毒性休克的患者,可选用连续硬膜外阻滞。有严重脱水、电解质、酸碱失衡、腹胀、呼吸急促、血压下降、心率增快的休克患者,以选择气管内插管全麻为安全。麻醉诱导及维持过程中应强调预防呕吐物反流误吸;继续进行抗休克综合治疗,维护心、肺、肾功能,预防呼吸困难综合征、心力衰竭和肾衰竭。输血输液时,应掌握剂量与速度,胶体与晶体比例,以维持生理需要的血红蛋白与红细胞比积。麻醉后须待患者完全清醒,呼吸交换正常、循环稳定、血气分析正常,方停止呼吸治疗。

4.急性坏死性胰腺炎

循环呼吸功能稳定者,可选用连续硬膜外阻滞。已发生休克经综合治疗无效者,应选用对心血管系统和肝肾功能无损害的全身麻醉。麻醉中应针对病理生理特点进行处理:①因呕吐、肠麻痹、出血、体液外渗往往并存严重血容量不足,水、电解质紊乱,应加以纠正。②胰腺酶可将脂肪分解成脂肪酸,与血中钙离子起皂化作用,因此患者可发生低钙血症,须加以治疗。③胰腺在缺血、缺氧情况下可分泌心肌抑制因子(如低分子肽类物质),因此抑制心肌收缩力,甚至发生循环衰竭,应注意预治。④胰腺炎继发腹膜炎,致使大量蛋白液渗入腹腔,不仅影响膈肌活动、且使血浆渗透压降低、容易诱发肺间质水肿,呼吸功能减退,甚至发生急性呼吸困难综合征(ARDS)。麻醉中应在血流动力学指标监测下,输入血浆代用品、血浆和全血以恢复有效循环血量,纠正电解质紊乱及低钙血症,同时给予激素和抗生素治疗。此外,应注意呼吸管理,维护肝功能,防治 ARDS 和肾功能不全。

七、类癌综合征

(一)类癌综合征主要病理生理特点

(1)类癌综合征见于胃肠道、胆、胰、甲状腺、肺、支气管、前纵隔、卵巢、睾丸等部位,发生率占类癌患者的 18 %。

(2)其病理生理改变主要由于色胺酸代谢紊乱,分泌 5-羟色胺、缓激肽、组胺等血管活性物质所造成。类癌综合征患者在麻醉中易促使神经节阻滞药的作用增强,致血压下降、支气管痉挛、高血糖、肠蠕动亢进。5-羟色胺可通过血脑屏障对中枢产生抑制作用,使麻醉苏醒延迟。缓激肽可引起严重血管扩张、毛细血管通透性增加和血压下降。

(3)临床表现主要有:皮肤潮红、毛细血管扩张,以面部、颈和胸部明显,多次发作后肤色呈发绀状;眼结膜有毛细血管扩张和水肿;血压下降,极度乏力;腹泻呈水样及脂肪样大便,每天为 20~30 次,可导致营养不良,水、电解质失衡;心内膜、心包膜、胸膜、腹膜纤维组织增生,出现三尖瓣、肺动脉瓣狭窄或关闭不全,最终发生心力衰竭、严重支气管痉挛可导致窒息。

(二)麻醉前准备

(1)对疑有类癌综合征的患者要全面检查。对原发病灶部位、肝损害及其程度和心功能代偿情况等作为重点检查和全面估价。

(2)手术前应对综合征发作的患者试用 5-羟色胺拮抗剂(如 nozinam)、缓激肽拮抗剂,如抑肽酶(trasylol)及皮质类固醇等进行试探性治疗,找出有效治疗药物和剂量。以供麻醉处理时参考使用。

(3)改善全身状况和营养不良,纠正水、电解质失衡。手术前禁用含有大量色胺酸的饮料和食物(如茶、酒、脂肪及某些蔬菜);禁忌挤压肿瘤以防诱发综合征的发作。

(4)保持患者镇静,避免交感-肾上腺系统兴奋,麻醉前用药宜适当增量。

(三)麻醉选择和处理

(1)吗啡、硫喷妥钠、右旋糖酐、多黏菌素 B 等,可增加肠色素颗粒细胞膜的通透性或泵作用发生改变而促使 5-羟色胺分泌增加,故应禁用。

(2)琥珀胆碱的去极化作用,可增高腹内压;筒箭毒碱的神经节阻滞和组胺释放作用,可诱发血压严重波动和支气管痉挛,故应慎用。

(3)类癌分泌的活性物质,直接作用于神经末梢与靶细胞的交接处,由此引起类癌综合征的发作,各种麻醉包括局麻、神经阻滞、脊麻或硬膜外阻滞中都会同样发作。因此,在麻醉管理中应提高警惕,尽量避免导致血压下降和呼吸抑制的各种影响因素。

(4)神经安定药、抗组胺药可降低肠色素颗粒细胞膜的通透性,并阻滞 5-羟色胺、组胺的作用,故类癌综合征手术可选用神经安定镇痛麻醉或静脉复合麻醉,肌松药中可选用泮库溴铵或维库溴铵等无组胺释放作用的药物。

(5)麻醉力求平稳,诱导期避免各种应激反应和儿茶酚胺释放因素,控制适当的麻醉深度。手术挤压肿瘤、变动体位、缺氧、二氧化碳蓄积、低血压等因素都会促使类癌的活性物质(5-羟色胺及缓激肽)分泌增加,应严密监护。选用气管内插管,有利于供氧和维持呼吸道通畅,一旦出现支气管痉挛,可立即施行正压辅助呼吸,故适用于类癌手术患者的麻醉。

(6)麻醉中一旦发生缓激肽危象而导致严重低血压时,应禁用儿茶酚胺类药,后者可增加缓激肽的合成，低血压可更加严重。必要时应选用甲氧明、间羟胺或高血压素。最好选用5-羟色胺、缓激肽和组胺的拮抗药及激素；补足有效循环血量；纠正水、电解质及酸碱失衡。对并存心肌、心瓣膜损害的类癌患者，应注意防止增加右心负荷，正确掌握输血、输液速度与总量，注意尿量，预防心力衰竭。

第二节　气管手术麻醉

气管、支气管与隆突部位的疾患经常需要手术治疗。这些部位手术的麻醉有一定特殊性，麻醉医师必须了解该部位疾病的病理生理与手术特点，以制订麻醉计划。本节不包括气管切开手术的麻醉。

气管手术麻醉中应用的通气方式可总结为以下五种。①经口气管插管至病变气管近端维持通气：该法适于短小气管手术。由于气管导管的存在，吻合气管时手术难度增加。插入气管导管时对病变的创伤可能导致呼吸道急性梗阻。②间断喷射通气：经口插入细气管导管或手术中放置通气导管至远端气管或支气管行喷射通气。该法利于手术操作，但远端通气导管易被肺内分泌物阻塞，喷射通气还可能造成气压伤。③高频正压通气：该法与间断喷射通气类似。④体外循环：由于需要全身抗凝，可能导致肺内出血，现基本不用。⑤手术中外科医师协作在远端气管或支气管插入带套囊的气管导管维持通气。该法目前应用最普遍。

一、气管疾患

先天性疾患、肿物、创伤与感染是气管疾患的常见病因。先天性疾患包括气管发育不全、狭窄、闭锁与软骨软化。肿物包括原发肿物与转移肿物。原发肿物以鳞状细胞癌、囊腺癌与腺癌多见。转移肿物多来自肺癌、食管癌、乳腺癌及头颈部肿瘤。创伤包括意外创伤与医源性创伤。气管穿通伤与颈胸部顿挫伤可损伤气管，气管插管与气管切开也可造成气管损伤。气管手术中居首位的病因是气管插管后的气管狭窄，气管肿物次之。

二、近端气管手术的麻醉

近端气管切除重建手术一般采用颈部切口与胸部正中切口。由于手术操作使气管周围支持组织松弛，在气管插管未通过气管病变的情况下，可能引起气道完全梗阻。麻醉诱导插管后静脉吸入复合维持麻醉。暴露病变气管后向下分离，切开气管前10分钟停用氧化亚氮。于气管前贯穿气管全层缝一支持线，缝支持线时气管导管套囊应放气以防损伤。在气管切口下2 cm处穿结扎线，切开气管后外科医师将手术台上准备好的钢丝强化气管导管插入远端气管。连接麻醉机维持麻醉与通气。病变气管切除后，以缝合线牵拉两气管断端，麻醉医师通过患者头颈部俯屈可帮助两气管断端接近。如果切除气管长，两气管断端不能接近，应行喉松解使气管断端接近。气管断端采用间断缝合，所有缝合线就位后彻底吸引气管内的血液与分泌物，快速拔出远端气管的气管导管，同时将原经口气管插管管口越过吻合口，麻醉与通气改此途径维持。缝合线打结后应检查是否漏气。气管导管交换中应防止气管导管进入一侧支气管。

手术结束待患者完全清醒后拔除气管导管。如果手术室条件好，气管导管最好在手术室拔除。吻合口水肿较常见,因而拔管前应准备纤维气管镜与其他再插管的物品。拔管后气道通畅,病情稳定后应送入 ICU 继续严密观察。ICU 应做好再插管的准备。为减轻吻合口张力,患者应保持头俯屈体位。

三、远端气管与隆突手术的麻醉

靠近隆突部位的气管切除与隆突成形术一般采用右侧开胸入路,必要时行左侧单肺通气。麻醉的一般原则与近端气管手术相同。手术中通气可以采用全程单肺通气与部分单肺通气。全程单肺通气采用单腔气管导管或双腔管行支气管插管。部分单肺通气则需要手术中交换气管导管,即开始行双肺通气,暴露病变气管后手术台上行支气管插管后单肺通气。病变切除吻合口缝合线就位后拔除支气管插管,同时将主气管内的气管导管向下送入支气管,吻合完毕再将气管导管退回主气管内。手术结束后拮抗肌肉松弛药,待自主呼吸良好,患者清醒后在手术室拔管。拔管时同样应准备纤维支气管镜等再插管的设备。

四、术后恢复

气管手术后患者应在 ICU 接受密切监护。进入 ICU 后最好行胸部 X 线检查以排除气胸。患者应保持头俯屈的体位,减轻吻合口张力。面罩吸入湿化的高浓度氧气。隆突手术影响分泌物排出,必要时可使用纤维支气管镜辅助排痰。术后吻合口水肿可引起呼吸道梗阻,严重时需要再插管。由于体位的影响,ICU 插管最好使用纤维支气管镜。术后保留气管导管的患者应注意气管导管的套囊不应放置于吻合口水平。需要长时间呼吸支持的患者可考虑气管切开。

靠近喉部位的气管手术后易出现喉水肿,表现为呼吸困难、喘鸣与声嘶。治疗可采用改变体位(坐位)、限制液体、雾化吸入肾上腺素等措施,喉水肿严重时需要再插管。

术后疼痛治疗的方案应根据手术方式、患者痛阈与术前肺功能确定。近端气管手术的术后镇痛可采用镇痛药静脉注射、肌内注射及患者自控给药的方式。远端气管与隆突手术的术后镇痛可选择硬膜外镇痛、胸膜内镇痛、肋间神经阻滞镇痛与患者自控镇痛等方式。

患者在 ICU 过夜,病情稳定后可返回病房。

第三节　肺切除手术麻醉

一、术前准备

肺切除术常用于肺部肿瘤的诊断和治疗,较少用于坏死性肺部感染和支气管扩张所引起的并发症。

(一)肿瘤

肺部肿瘤可以是良性、恶性或者为交界性。在一般情况下,只有通过手术取得病理结果,才能明确肿瘤性质。90 % 的肺部良性肿瘤为错构瘤,通常是外周性肺部病变,表现为正常肺组织结构紊乱。支气管腺瘤通常为中心型肺部病变,常为良性,但有时亦可局部侵袭,甚至发生远处转移。这些肿瘤包括:类癌、腺样囊性癌及黏液表皮样癌。肿瘤可阻塞支气管管腔,并导致阻塞远端区域反复性肺炎。肺类癌起源于 APUD 细胞,并可分泌多种激素,包括促肾上腺皮质激素(ACTH)、精氨酸加压素(AVP)等。类癌综合征临床表现不典型,有时更类似于肝转移征象。

肺的恶性肿瘤可分为小(燕麦)细胞肺癌(占20％,5年生存率为5％～10％)和非小细胞肺癌(占80％,5年生存率为15％～20％)。后者包括鳞状细胞癌(表皮样瘤)、腺癌和大细胞(未分化)癌。上述肿瘤均最常见于吸烟者,但腺癌也可发生于非吸烟者。表皮样瘤和小细胞肺癌常表现为支气管病变的中央型肿瘤;腺癌和大细胞肺癌则更多表现为常侵犯胸膜的周围型肿瘤。

1.临床表现

肺部肿瘤的临床症状有:咳嗽、咯血、呼吸困难、喘鸣、体重减轻、发热及痰液增多。发热和痰液增多表明患者已出现阻塞性肺炎。胸膜炎性胸痛或胸腔渗出表明肿瘤已侵犯胸膜;肿瘤侵犯纵隔结构,压迫喉返神经可出现声音嘶哑;侵犯交感神经链可出现霍纳综合征;压迫膈神经可使膈肌上升;如压迫食管则出现吞咽困难,或出现上腔静脉综合征。心包积液或心脏增大应考虑肿瘤侵犯心脏。肺尖部(上沟)肿瘤体积增大后可因侵犯同侧臂丛的C_7～T_2神经根分支,而导致肩痛和(或)臂痛。肺部肿瘤远处转移常侵及脑、骨骼、肝脏和肾上腺。

肺癌尤其是小细胞肺癌,可产生与肿瘤恶性扩散无关的罕见症状(癌旁综合征),其发生机制包括:异位激素释放及正常组织和肿瘤之间的交叉免疫反应。如果异位激素分泌促肾上腺皮质激素(ACTH)、精氨酸加压素(AVP)及甲状旁腺素,则分别会出现库欣综合征、低钠血症及低钙血症。Lambert-Eaton(肌无力)综合征的特征是近端性肌病,肌肉在反复收缩后肌力增强(不同于重症肌无力)。其他的癌旁综合征还有肥大性骨关节病、脑组织变性、周围性神经病变、移动性血栓性静脉炎及非细菌性心包炎。

2.治疗

手术是可治性肺部肿瘤的治疗选择之一。如果非小细胞肺癌未侵及淋巴结、纵隔或远处转移,则可选择手术切除;相反,小细胞肺癌很少选择手术治疗,因为确诊时几乎无可避免地出现转移,小细胞肺癌多选用化疗或化疗与放疗结合治疗。

3.肿瘤的可切除性或可手术性

肿瘤的可切除性取决于肿瘤的解剖学分期,而肿瘤的可手术性则取决于手术范围和患者的生理状况。确定肿瘤的解剖学分期有赖于胸片、CT、支气管镜和纵隔镜等检查结果。同侧支气管旁和肺门淋巴结转移的患者可接受切除手术治疗,但同侧纵隔内或者隆突下淋巴结转移者的切除手术则受到争议。对于斜角肌、锁骨上、对侧纵隔或对侧肺门淋巴结转移者,一般均不予手术切除。如无纵隔转移,则有些医疗中心亦对肿瘤采取包括胸壁在内的扩大性切除;同样,无纵隔转移的肺尖部(上沟)肿瘤经过放疗后亦可手术切除。手术范围的确定原则是既要达到最大限度地治疗肿瘤,亦要保证手术后足够的残肺功能。在第5或6肋间隙经后路开胸实施肺叶切除术是大多数肺部肿瘤选择的手术方式;对于小的周围型肺部病变或肺功能储备差的患者,可选择肺段切除和肺楔形切除手术。如肿瘤侵犯左、右主气管或肺门,则须实施患侧全肺切除术。对于近端型肺部病变及患者肺功能较差者,可选择袖状肺切除术来取代全肺切除术,即切除受累的肺叶支气管及部分左或右主支气管,并在切除后将远端支气管与近端支气管进行吻合。肿瘤累及气管时可选考虑实施袖状肺切除术。肺叶切除术的死亡率为

2 %～3 %,而全肺切除术的死亡率为5 %～7 %。右全肺切除术的死亡率较左全肺切除术高,可能是因为右侧手术切除了更多的肺组织。胸部手术后发生死亡大多数是心脏原因引起。

4.全肺切除术的手术原则

全肺切除手术可行性虽然是一个临床问题,但术前肺功能检查结果可为手术方式的选择提供初步的参考意义,根据术前患者肺功能受损程度,可预测患者手术风险。表9-4列出了实施全肺切除术患者术前肺功能检查中各指标的意义。如果患者虽未达到上述标准但又须施行全肺切除术,则应进行分区肺功能检查。评价全肺切除术可行性的最常用指标是术后第1秒用力呼气量预计值(FEV_1),如果 FEV_1 预计值＞800 mL 即可手术。在第1秒用力呼气量中各肺叶所占的比例与其血流量百分数有很好的相关性,而后者可用放射性核素(^{133}Xe、^{99}Tc)扫描技术进行测量。

$$术后 FEV_1 = 剩余肺叶的肺血流量百分数 \times 术前总 FEV_1$$

一般来说,病肺(虽无通气但有血流灌注)切除后不仅不会影响患者的肺功能,反而还可改善血氧饱和度。如术后第1秒用力呼气量(FEV_1)预计值小于800 mL 但还须行全肺切除术,术前应评价残肺的血管能否耐受相对增加的肺血流,但目前尚无此类评价。如果患者术前肺动脉压超过40 mmHg 或氧分压低于45 mmHg,则不宜行全肺切除术;此类患者可行患侧肺动脉阻塞介入治疗。

表9-4　全肺切除术患者术前肺功能检查中各指标的意义

检查	患者高危因素
动脉血气	PCO_2＞45 mmHg(呼吸空气);PO_2＜50 mmHg
FEV_1	＜2 L
术后预计 FEV_1	＜0.8 L 或＜40 %(预计值)
FEV_1 / FVC	＜50 %(预计值)
最大呼吸容量	＜50 %(预计值)
最大氧耗量	＜10 mL/(kg・min)

注:FEV_1:第1秒内用力呼气量;FVC:用力呼吸容量

全肺切除术后的并发症常涉及呼吸和循环系统,术前有必要对这两个系统的功能进行评价。如患者能登上2～3层楼而无明显气喘,则提示其可耐受手术,不需其他进一步检查。患者活动时的氧耗量可作为预测术后患病率和死亡率的有用指标,如氧耗量大于20 mL/kg 的患者,术后发生并发症的可能性较小;如氧耗量低于10 mL/kg 的患者,手术后患病率和死亡率则极高。

(二)感染

肺部感染常表现为肺部单个结节或空洞样病变(坏死性肺炎)。为了排除恶性病变或明确感染类型,临床上常须实施开胸探查术。而对于抗生素治疗无效、反复性脓胸及大咯血等空洞性病变可行肺叶切除术。产生此类表现的肺部感染既可能是细菌(厌氧菌、支原体、分枝杆菌、结核),也可能是真菌(组织胞浆菌、球孢子菌、隐球菌、芽生菌、毛霉菌及曲霉菌)。

(三)支气管扩张

支气管扩张是一种支气管长期扩张状态,是支气管长期反复感染和阻塞后的终末表现。

常见病因有:病毒、细菌和真菌等感染,误吸胃酸及黏膜纤毛清除功能受损(黏膜上皮纤维化及纤毛功能异常)。扩张后支气管的平滑肌和弹性组织被富含血管的纤维组织代替,故支气管扩张患者容易咯血。对于保守治疗无效的反复大量咯血且病变定位明确后,可手术切除病变。如果患者的病变范围较大,则可表现为明显的慢性阻塞性通气障碍特征。

二、麻醉管理

(一)术前评估

接受肺组织切除术的患者大部分均有肺部疾病。吸烟对慢性阻塞性通气障碍和冠心病患者均是重要的危险因素,接受开胸手术的许多患者常合并存在这两种疾病。术前实施心脏超声检查不仅可评估患者的心脏功能,同时可确定是否有肺心病的证据(右心扩大或肥厚);如果在心脏超声检查时应用多巴酚丁胺可有助于发现隐匿性冠心病。

对于肺部肿瘤患者,应仔细评估肿瘤局部扩张引起的局部并发症和癌旁综合征。术前应仔细审阅胸片、CT及磁共振等检查结果。气管或支气管的偏移会影响气管插管和支气管的位置。气道受挤压的患者麻醉诱导后可能会引起通气障碍。肺实变、肺不张及胸腔大量渗液均可导致低氧血症,同时应注意肺大泡和肺脓肿对麻醉的影响。

接受胸科手术治疗的患者,术后肺部和心脏并发症发生率均上升。对于高危患者而言,如果术前准备充分,在一定程度上可减少术后并发症。外科手术操作或肺血管床面积减少致右心房扩张均可导致围术期心律失常,尤其是室上性心动过速。这种心律失常的发生率随年龄和肺叶切除面积的增加而提高。

对于中、重度呼吸功能受损的患者,术前应慎用或禁用镇静药。虽然抗胆碱类药物(阿托品 0.5 mg 或格隆溴铵 0.1～0.2 mg 肌内注射或静脉注射)可使分泌物浓缩及增加无效腔,但可有效地减少呼吸道分泌物,从而可提高喉镜和纤维支气管镜检查时的视野质量。

(二)术中管理

1.准备工作

对于心胸手术来说,术前的准备工作越充分,就越能避免发生严重的后果。其中,最常见的包括肺功能储备差、解剖上的异常、气道问题和单肺通气,患者很容易出现低氧血症,事先通盘考虑必不可少。另外,对于基本呼吸通路的管理,还需要事先准备一些东西,如各种型号的单腔和双腔管、支气管镜、CPAP、大小型号的麻醉插管的转换接头、支气管扩开器等。

如果手术前准备从硬膜外给患者使用阿片类药物,那么应该在患者清醒时进行硬膜外穿刺,这比将患者诱导之后再进行操作要安全。

2.静脉通路

对于胸科手术,至少需要一条畅通的静脉通路,最好是在手术侧的深静脉通路,包括血液加温器,如果大量失血还需要加压输液装置以保证快速补液。

3.监测

一侧全肺切除的患者、切除巨大肿瘤,特别是肿瘤已经侵犯胸壁的患者和心肺功能不全的患者,需要直接动脉测压,全肺切除或巨大肿瘤切除的患者,可以从深静脉通路放置 CVP 监测,CVP 可以反映血管容量、静脉充盈状态和右心功能,可以作为补液的一个指标。肺动脉高压或左心功能不全的患者,可以放置肺动脉导管,可以通过影像学保证肺动脉导管没有放置到要切除的肺叶里面。要注意的是,不要将 PAC 的导管放置到单肺通气时被隔离的肺叶里面,这样会导致显示出的心排出量和混合静脉血氧气张力不正确。在肺叶切除患者中要注意 PAC 的套囊会明显增加右心的后负荷,降低左心的前负荷。

4.麻醉诱导

对于大多数患者,面罩吸氧后使用快速静脉诱导,具体使用什么药物,由患者术前的状态决定。在麻醉深度足够之后使用直视喉镜,避免支气管痉挛,缓和心血管系统的压力反射,这可以通过诱导药物、阿片类药物或两者同时使用来实现。有气道反应性的患者,可以用挥发性吸入药物来加深麻醉。

气管内插管可以在肌松剂的帮助下进行,如果估计插管困难,可以准备支气管镜。尽管传统的单腔管能适用于大多数的胸科手术,单肺通气技术还是使得它们变得更容易。但如果外科医师的主要目的是活检而不是切除,采用单腔管更合理,可以在气管镜活检之后再放置双腔管代替单腔管。人工正压通气可以帮助防止肺膨胀不全,反常呼吸和纵隔摆动,同时还能帮助控制手术野,以利于手术完成。

5.体位

在诱导、插管、确定气管导管的位置正确之后,摆位前还要保证静脉通路的通畅和监护仪的正常工作。大多数的肺部手术患者采用后外切口开胸,术中患者侧位,正确的体位很重要,它能避免不必要的损伤和利于手术暴露。患者下面的手臂弯曲,上面的手臂升到头上,将肩胛骨从手术范围拉开。在手臂和腿之间放置体位垫,在触床的腋窝下放置圆棍,保护臂丛,同时还要小心避免眼睛受压,避免损伤受压的耳朵。

6.麻醉维持

现在使用的所有麻醉方法都可以保证胸科手术的麻醉维持,但是大多数的麻醉医师还是使用一种吸入麻醉药(氟烷、七氟烷、异氟烷或地氟烷)和一种阿片类药物的复合麻醉。吸入麻醉药的优点在于:①短期的剂量依赖式的支气管扩张作用;②抑制气道反应;③可以吸入高纯度的氧气;④能快速加深麻醉;⑤减轻肺血管收缩带来的低氧血症。吸入麻醉药在浓度变化小于 1 MAC 的范围对 HPV 影响很小。阿片类药物的优点在于:①对血流动力学影响很小;②抑制气道反应;③持续的术后镇痛效应。如果术前已经使用了硬膜外的阿片类药物,那么静脉使用要注意用量,以免引起术后呼吸抑制。一般不推荐使用氧化亚氮,因为这会使吸入氧气的浓度下降。与吸入性麻醉药一样,氧化亚氮会减轻肺血管收缩带来的低氧血症,而在一些患者中还会加剧肺动脉高压。去极化肌松药的使用在麻醉维持过程中能保持神经肌接头的阻断作用,这有效地帮助外科医师将肋骨牵开。在牵开肋骨的时候要保持最深度的麻醉。牵拉迷走神经引起的心动过缓可以通过静脉使用阿托品来解除。开胸时静脉回心血量会因为开胸侧的胸腔负压减少而下降,这可以通过静脉补液速度得到纠正。

对于一侧全肺切除的患者要严格控制输液量。输液的控制包括基本量的补充和失血的损耗两个方面,对于后者通常输注胶体液或是直接输血。侧位的时候输液有一个"低位肺"现象,就是指在侧位的时候液体更容易在重力的作用下向位于下面的肺集中。这个现象在手术中,尤其是在单肺通气的时候,会增加下位肺的液体流量,并加重低氧血症。另外,不通气肺由于外科操作的影响,再通气的时候容易发生水肿。

在肺叶切除中,支气管(或残存的肺组织)通常会被一个闭合器分离。残端通常要在 30 cmH$_2$O 的压力下检验是否漏气。在肋骨复位关胸的时候,如果使用的是单腔管,手动控制通气可以避免在使用肋骨闭合器的时候损伤肺边缘。在关胸前,要手动通气,并直视观察确认所有的肺已经充分膨开。随后可以继续使用呼吸机通气,直至手术结束。

(三)术后管理

1.一般管理

大多数患者术后都拔管以免肺部感染。有些患者自主呼吸未能恢复,不能拔除气管导管,需要带管观察以待更佳的拔管时间。如果使用的是双腔管,术毕的时候可以换成单腔管进行观察。如果喉镜使用困难可用导丝。

患者术后一般在 PACU、ICU 观察病情。术后低氧血症和呼吸性酸中毒很常见。这通常是由外科手术对肺造成的压迫或由于疼痛不敢呼吸引起的。重力作用下的肺部灌注和封闭侧肺的再通气水肿也很多。

术后约有 3 % 的患者出现出血,而死亡率占其中的 20 %。出血的症状包括:胸腔引流的增加(>200 mL/h)、低血压、心动过速和血小板容积下降。术后发生室上性心律失常很多,需要及时处理。急性右心衰可以通过降低的心排出量和升高的 CVP、血容量减少和肺动脉楔压的变化表现出来。

常规的术后管理包括:右侧半坡位的体位、吸氧(40 %～50 %)、心电监护、血流动力学监测、术后的影像学检查和积极的疼痛治疗。

2.术后镇痛

肺部手术的患者术后使用阿片类药物镇痛和与之相关的呼吸抑制的平衡是一个矛盾。对于进行胸科手术的患者而言,阿片类药物比其他的方法具有更好的镇痛效果。注射用的阿片类药物静脉给药只需要较小的剂量,而肌内注射则剂量要大得多。另外,使用患者自控镇痛(PCA)也是个不错的办法。

长效的镇痛药,例如 0.5 % 的罗哌卡因(4～5 mL),在手术切口的上下两个肋间进行封闭也能收到很好的镇痛效果。这可以在手术中直视下进行,也可以在术后操作。这个方法还能改善术后的血气结果和肺功能检查,缩短住院时间。如果略加以变化,还可以在术中采用冰冻镇痛探头,在术中对肋间神经松解进行冰冻,达到长时间镇痛的效果。不足的是这种方法要在24～48 小时之后才会起效。神经的再生在 1 个月左右。

硬膜外腔注射阿片类药物同时使用局麻药也有很好的镇痛效果。吗啡 5～7 mg 与10～15 mL 盐水注射可以维持 6～24 小时的良好镇痛。腰段硬膜外阻滞的安全性更好,因为不容易损伤脊髓根,也不容易穿破蛛网膜,但这只是理论,只要小心操作,胸段硬膜外阻滞同样是安全的。当注射亲脂性的阿片类药物如芬太尼时,从胸段硬膜外腔注射比腰段具有更好的效果。有些临床医师提议多使用芬太尼,因为这种药物引起的迟发性呼吸抑制较少。但不管是从哪个部位注射药物进行镇痛,都要密切监测以防并发症。

有些学者提出了胸膜腔内镇痛的方法,但遗憾的是,临床看来这并不可行,可能是由于胸管的放置和胸腔内出血。

3.术后并发症

胸科手术的术后并发症相对多见,但大多数都是轻微的,并可以逆转。常见血块和黏稠的分泌物堵塞呼吸道,会引起肺膨胀不全,所以需要及时吸痰,动作要轻柔。严重的肺膨胀不全表现为一侧肺或肺叶切除后的支气管移动和纵隔摆动,这时候需要治疗性的支气管镜,特别是如果肺膨胀不全合并大量的黏稠分泌物。一侧肺或肺叶切除之后还常常导致小的裂口存在,这多是由于关胸不密合引起的,多在几天内自动封闭。支气管胸膜瘘会导致气胸和部分肺塌陷,如果在术后24～72小时发生,通常是由气管闭合器闭合不牢所致。迟发的则多是由闭合线附近气管组织血运不良发生坏死或是感染所致。

有些并发症少见,但须予以足够的重视,因为它们是致命的,术后出血是重中之重。肺叶扭转可以在患侧肺叶部分切除,余肺过度膨胀时自然发生,它导致肺静脉被扭转,血液无法回流,很快就会出现咯血和肺梗死。诊断标准是靠胸片发现均匀的密度增高,以及支气管镜下发现两个肺叶的开口过于靠近。在手术侧的胸腔还可能发生急性的心脏嵌顿,这可能是手术后两侧胸腔的压力差造成的严重后果。心脏向右胸突出形成嵌顿会引起腔静脉的扭转,从而导致严重的低血压和CVP的上升,心脏向左胸突出形成嵌顿,则会在房室结的位置造成压迫,导致低血压、缺血和梗死。心脏X线片的表现是手术侧的心影上抬。

纵隔手术的切除范围大,会损伤膈神经、迷走神经和左侧喉返神经。术后膈神经损伤会表现为同侧的膈肌抬高影响通气,全胸壁切除同样会累及部分膈肌,造成类似的结果并合并连枷胸。肺叶切除一般不会导致下身瘫痪。低位的肋间神经损伤会导致脊髓缺血。如果胸腔手术累及硬膜外腔,还会产生硬膜外腔血肿。

(四)肺切除的特殊问题

1.肺大出血

大量咯血指的是24小时从支气管出500～600 mL以上的血量,所有咯血病例中只有1%～2%是大咯血。通常在结核、支气管扩张、肿瘤或是经气管活检之后发生。大咯血是手术急症,大多数病例属于半择期的手术,而非完全的急诊手术,即便如此,死亡率还是为20%以上(如果用内科药物治疗,死亡率高于50%)。必要时可对相关的支气管动脉进行栓塞。最常见的死亡原因是气道内的血块引起的窒息。如果纤维支气管镜不能准确定位,那么患者有必要进入手术室行刚性气管镜检查。可以人工堵塞支气管暂时减缓出血或使用激光对出血部位进行烧灼止血。

患者需要保持侧卧位,维持患侧肺处于独立的位置,达到压迫止血的目的,要开放多条大容量静脉通路。麻醉术前药一般无须给予清醒患者,因为他们通常都处于缺氧状态,保持持续吸入纯氧。如果患者已经插管,可以给予镇静药帮助患者预防咳嗽。另外,套囊或其他的气管栓子要放置到肺被切除后。如果患者还没有实行气管插管,那就行清醒下气管插管。患者通常会吞咽大块的血块,所以要把他们当作饱胃的患者来处理,插管时要取半右上位,并持续在环状软骨上加力。双腔管有助于分隔患侧肺和正常肺,还能帮助将两侧肺独立切除互不干扰。如果放置双腔管困难,也可以放置大管径的单腔管。Univent管是内带可伸缩的气管套囊的单腔管,也可应用。如果气管腔有大块的血栓,可以考虑使用链激酶将其溶解。如果有活动性的出血,可以用冰盐水使其流速减慢。

2.肺大泡

肺大泡可以是先天的,也可以继发于肺气肿。大型的肺大泡可以因为压迫周围肺组织从而影响通气。最大的麻醉风险来源于这些肺大泡的破裂形成张力性气胸,这可以发生在任意一侧肺。诱导期间保持患者的自主通气直到双腔管套囊已将两侧肺隔离。许多患者无效腔增大,所以通气是要注意防止二氧化碳蓄积。氧化亚氮要避免使用,因为那会导致肺大泡破裂,表现为忽然出现的低血压、支气管痉挛和气道压峰值的升高,需要立即放置胸腔引流管。

3.肺脓肿

肺脓肿源于肺部感染、阻塞性的肺部肿瘤和全身性感染的散播。麻醉要点是尽快隔离两侧肺,以免感染累及对侧。静脉快速诱导、插入双腔管保持患侧肺的独立,立即将两侧套囊充气,保证在翻身摆体位的时候脓肿不会播散。在术中对患侧肺多次吸引也可以尽量减少对侧肺的感染机会。

4.支气管胸膜瘘

支气管胸膜瘘继发于肺切除术、肺部气压伤、肺脓肿穿破和肺大泡破裂。绝大多数患者采用保守治疗,只有胸腔引流和全身的抗生素治疗失败的患者需要手术治疗。麻醉的重点是考虑患者的通气障碍、必要时使用正压通气、可能存在的张力性气胸和肺脓肿对对侧肺的污染。肺脓肿由于多在瘘口附近,所以术后很快就会被吸收。

有些临床学者建议,如果存在大的瘘,就在清醒时插入双腔管,或是经静脉快速诱导插管。双腔管可以隔离两肺、可以对健侧肺单肺通气,对于麻醉处理很有帮助。术后可以在条件允许时拔管。

第四节　纵隔肿瘤手术麻醉

上、前、中纵隔的汇合处正好位于上腔静脉中段、气管分叉、肺动脉主干、主动脉弓及心脏的头侧面。对于成人,这个区域的大部分肿瘤是支气管肺癌和淋巴瘤的肺门淋巴结转移;而婴幼儿多为良性的支气管囊肿、食管重叠或者畸胎瘤。这个区域的肿瘤可以引起气管隆嵴处的气管支气管树、肺动脉主干及心房(和上腔静脉)的压迫和阻塞。胸部 CT 是最重要的诊断方法,因为它可以确定这些关键组织的压迫程度和大小。纵隔肿瘤麻醉中最常见的并发症为气道压迫,一篇综述中 22 例患者有 20 例出现气道梗阻。虽然气道梗阻是最主要的症状,但常常此时其他两到三个器官也有不同程度受压和存在并发症的潜在可能性,麻醉中如不特别注意,又没有丰富经验,每一个并发症都有可能危及生命,引起急性衰竭和死亡。总之,纵隔肿瘤麻醉的主要处理原则是:尽可能选择局部麻醉;全麻前尽可能进行化疗或放疗;如果必须全麻,应用纤维支气管镜检查气管支气管,并且清醒插管并保持自主呼吸。下面将分别讨论主要并发症及其麻醉管理。

一、气管支气管压迫

大部分引起气道梗阻的前纵隔肿瘤源自淋巴组织。但是,也有一部分源自囊液瘤、畸胎瘤、胸腺瘤和甲状腺瘤等良性病变。在进行化疗或放疗之前应作组织学诊断。大部分有气道梗阻的纵隔肿瘤患者,首先需要面临诊断手术的麻醉(如颈部或斜角肌的淋巴活检、霍奇金病的开腹活检)。重要的是,术中出现严重气道问题的患者不是术前均有呼吸道受压症状。

这些患者的麻醉管理有两点要优先考虑,具体如下。

第一,肿瘤压迫气道常常可危及生命,因为压迫阻塞通常发生在气管分叉处,位于气管导管的远端,打断自主呼吸可导致气道梗阻。对于有气管压迫和扭曲的患者,气管插管时,若导管口贴在气管壁上或者导管通过狭窄部分时,管腔被完全堵塞或形成一锐角,均可引起气道完全阻塞。考虑到全麻存在潜在的致死性气道阻塞可能,因此手术时尽量首选局部麻醉。

第二,淋巴瘤对化疗或放疗的反应通常极佳,胸片显示治疗后肿瘤显著缩小,症状也有所好转。有些患者即使不活检,其细胞性质也有较大可能预知。因此,如有可能淋巴瘤患者应在全身麻醉前进行化疗或放疗。

如果肿瘤位于上、前和中纵隔,患者表现呼吸困难和(或)不能平卧而需活检,则尽可能选择局麻。如细胞类型对化疗或放疗敏感,在进一步外科治疗前,应先行化疗或放疗。经过这些治疗后,应仔细复习肿瘤的放射学表现,并对肺功能作出动态评估。

如果患者没有呼吸困难且能平卧,应作 CT 扫描、流速-容量环及超声心动图检查,以评估肿瘤的解剖和功能位置。如果三种检查结果之一呈阳性,即使没有症状,活检时也应选择局麻。

如果使用全麻,那么诱导前应在局麻下以纤维支气管镜对气道进行评估。纤维支气管镜外套加强型气管导管,在纤维支气管镜检查完以后,插入气管导管。全麻诱导采用半斜坡卧位。整个手术保留自主呼吸,避免使用肌松剂,以防胸腔内压力波动过大,使已软化的气管支气管系统发生塌陷。在场人员应该具备快速改变患者为侧卧或俯卧位的能力。应随时准备好一硬质通气支气管镜,以通过远端气管和隆突部位的梗阻,同时应备好体外循环相关人员和设备。

术后前几个小时,必须严密观察患者,因器械操作后肿瘤水肿而体积增大,有可能发生气道阻塞而须再次插管和机械通气。

二、肺动脉和心脏的压迫

纵隔肿瘤压迫肺动脉和心脏的情况非常罕见,因肺动脉干部分被主动脉弓和气管支气管所保护。

肺动脉压迫的处理原则与气管支气管压迫一样。因这类患者需诊断性操作(如组织活检),故大多数患者是第一次施行麻醉。这些患者的术前评估同支气管压迫患者。若知道细胞类型或高度怀疑,首先可考虑放疗;若可能,所有诊断性操作应在局麻下进行,若患者要求全麻或患者在仰卧位、坐位、前倾位甚至俯卧位时症状加重,其间可考虑给予全麻,并且整个过程中保留自主呼吸,维持良好的静脉回流、肺动脉压和心排出量。可考虑增加容量负荷和给予氯胺酮等来维持静脉回流、肺动脉压和心排出量。术前也须备好体外循环。

三、上腔静脉综合征

上腔静脉综合征是由上腔静脉的机械阻塞引起。上腔静脉综合征的发生原因按发病率多少包括:支气管肺癌(87%)、恶性淋巴瘤(10%)、良性病变(3%),如中心静脉高价营养管、起搏器导管产生的上腔静脉血栓、特发性纵隔纤维化、纵隔肉芽肿及多结节性甲状腺肿。上腔静脉综合征的典型特征包括:外周静脉压增加(可高达 40 mmHg)引起上半身表浅静脉怒张;面颈部、上肢水肿;胸壁有侧支循环静脉和发绀。静脉怒张在平卧时最明显,但大多数病例在直立时静脉也不会像正常人一样塌陷。颜面部水肿明显,眼眶周围组织肿胀以致于患者不能睁开双眼,严重的水肿掩盖了静脉扩张症状。大部分患者有呼吸道症状(呼吸急促、咳嗽、端坐呼吸),这是静脉淤血和黏膜水肿阻塞呼吸道引起,这些均是预后不良的征兆。同样地,患者精神行为改变,也是脑静脉高压和水肿特别严重的征象。发展慢的上腔静脉阻塞,症状出现也较隐蔽;急性阻塞时,所有的症状进展极明显。上腔静脉综合征最典型的放射学特征为上纵隔增宽。静脉造影可以确诊(但不是病因学诊断),病因学诊断可通过开胸探查、胸骨切开、支气管镜、淋巴活检等方式来确诊。

大部分伴有上腔静脉综合征的恶性肿瘤患者可先行化疗和放疗(指未完全阻塞的患者)。但是,对于完全阻塞或几乎完全阻塞的患者[通常表现为脑静脉高压和(或)呼吸道阻塞的症状],以及经放疗、化疗后无效的患者,应考虑行旁路术或采用正中胸骨切口手术切除病变。这种手术通常非常困难,因为组织分界不清、解剖变形、中心静脉压异常高,以及出现不同程度纤维化。

拟行上腔静脉减压术的患者麻醉前评估应包括仔细的呼吸道检查。面颈部的水肿同样可以出现在口腔、口咽部和喉咽部。另外,呼吸道还可能存在外部的压迫和纤维化,正常运动受限,或存在喉返神经损害。如果疑有气道压迫,应行 CT 扫描。

为减轻气道水肿,患者以头高位护送到手术室。在麻醉诱导前,所有患者均行桡动脉穿刺置管。根据患者情况术前可从股静脉置入中心静脉导管或肺动脉导管,至少应在下肢建立一大口径静脉通道。术前用药仅限于减少分泌物。麻醉诱导方法取决于气道评估结果。如果诱导前患者必须保持坐位才能维持呼吸,那么应选择使用纤维支气管镜或喉镜清醒插管。

术中最主要的问题是出血。相当多的失血是由于中心静脉压太高。由于术野组织的解剖变形,手术相当困难,随时可能发生动脉出血。因此,当胸骨切开时手术室内应有备血。

术后,特别是纵隔镜、支气管镜检后上腔静脉的压迫并没解除,则可能发生急性呼吸衰竭而需气管插管和机械通气。这种急性呼吸衰竭的机制还不清楚,但最可能的原因是:上腔静脉综合征可引起急性喉痉挛和支气管痉挛;呼吸肌功能受损(恶性病变患者可能对肌松药有异常反应);肿瘤加重了气道的阻塞。因此,这些患者在术后几小时应密切监护。

第五节　食管手术麻醉

食管起自颈部环状软骨水平,终止于第 11 或 12 胸椎,直径约 2 cm,长 25 cm。在颈部位于气管后,进胸后微向左侧移位,在主动脉弓水平又回到正中,在弓下再次向左移位并通过膈肌。行程中有三个狭窄,分别位于颈部环状软骨水平、邻近左侧支气管水平与穿过膈肌水平。食管外科将食管人为地分为三段,即环状软骨水平至进胸腔积液平($C_6 \sim T_1$)为颈段食管,胸廓内部分($T_{1\sim10}$)为胸段食管,膈肌水平以下为腹段食管。

食管手术的麻醉应考虑患者的病理生理、并存的疾患与手术性质。大部分食管手术操作复杂。术前反流误吸造成呼吸功能受损伤、食管疾病本身影响进食造成营养不良。食管疾患常伴吞咽困难与胃食管反流,因而气道保护是食管手术麻醉应考虑的重点。

一、麻醉前评估

食管手术术前访视中应注意的问题主要有以下三方面:食管反流、肺功能与营养状况。

(一)反流误吸

食管功能障碍易引起反流,长期的反流易导致慢性误吸。对有误吸可能的患者,应进行肺功能评价并进行合理治疗。反流的主要症状有胃灼热、胸骨后疼痛或不适。对反流的患者麻醉时,应进行气道保护。行快速诱导时,应采用环状软骨压迫的手法或采用清醒插管。麻醉诱导时,采用半坐位也有一定帮助。

(二)肺功能

食管疾患引起反流误吸的患者多存在肺功能障碍。恶性食管疾患的患者常有长期吸烟史。对这些患者应行胸部 X 线检查、肺功能检查与血气分析了解肺功能状况。术前应行胸部理疗、抗生素治疗、支气管扩张药治疗,必要时可使用激素改善肺功能。

(三)营养状况

食管疾患因吞咽困难导致摄入减少,加上恶性疾患的消耗,患者有不同程度的营养不良。营养不良对术后恢复不利,因此,术前应改善患者的营养状况。

二、术前用药

食管手术术前药的使用原则与一般全身麻醉术前药的使用原则相同。由于反流误吸的可能增加,这类患者术前镇静药的用量应酌情减量。由于手术刺激造成分泌的增加,抗胆碱药(阿托品 0.4 mg 或胃肠宁 0.2 mg 肌内注射)的使用非常必要。为防止误吸还应使用抗酸药(西咪替丁或雷尼替丁)与胃动力药。

三、监测

手术需要的监测水平主要根据患者病情、手术范围、手术方式,以及手术中发生意外的可能性大小确定。麻醉医师的经验也是决定监测水平的影响因素。常规监测心电图、血压与血氧饱和度。应建立可靠的静脉通道。对需要长时间单肺通气的患者与术中术后需要严密观察心血管功能的患者,应行有创血压监测。对液体出入量大及手术对纵隔影响明显的,应考虑中心静脉置管。

四、内镜食管手术的麻醉

大部分食管手术术前需要接受胃镜检查明确病变的位置与范围。在食管狭窄病例,胃镜检查还能起到扩张性治疗的作用。

电子胃镜诊断性检查的麻醉并不复杂,大多数病例仅在表面麻醉下接受胃镜检查。由于患者存在一定程度的吞咽困难,胃镜检查中镇静药的使用应谨慎。使用镇静药一定要保留患者的气道保护性反射。

对不能配合表面麻醉的患者与行普通胃镜检查的患者,多实施全身麻醉。选择较细的气管导管固定于一侧口角一般不妨碍胃镜检查。根据气管插管的难易程度,可选择清醒插管与静脉快速诱导插管。麻醉维持可采用吸入麻醉、静脉麻醉或静脉吸入复合麻醉,为保证患者制动,可采用中短效肌肉松弛药。手术结束后拮抗肌肉松弛药,待患者完全清醒后拔管。

胃镜检查术后疼痛很轻,术后镇痛的意义不大。对反流明显的患者,应采用半坐位。

在病情严重不能耐受手术的患者,为解决吞咽问题可采用食管支架技术。食管支架的放置不需开胸,一般在胃镜辅助下放置。食管异物的取出同样多在胃镜辅助下实施,不需开胸。

五、开胸食管手术的麻醉

食管手术采用的手术入路较多,腹段食管手术仅通过腹部正中切口即可,麻醉原则与腹部手术麻醉相同。大部分食管手术为胸段食管手术,需要开胸,部分手术甚至需要颈胸腹部联合切口(如 Ivor-Lewis 手术)。由于左侧主动脉的干扰,食管手术多采用右侧开胸。为创造理想的手术野,减轻对肺的损伤,麻醉一般采用单肺通气。

对一些肺功能差不能耐受开胸的患者,可采用颈部与腹部联合切口的术式。经颈部与膈肌食管裂孔游离食管并切除。但此术式游离食管时对后纵隔的刺激可导致明显的循环功能抑制,游离食管还可能造成气管撕裂,因此临床上应用较少。

食管切除后一般以胃代替。在胃不能与食管吻合的情况下,需要与空肠或结肠吻合,使手术难度增加,手术切口自然需要开胸与开腹联合。空肠一般用于游离移植,需要显微外科参与。代结肠的位置可以在皮下,胸骨后或胸内肺门前后。

开胸食管手术的麻醉一般采用全身麻醉。应根据手术范围与患者病情选择使用麻醉药。范围大的手术还可考虑胸部硬膜外麻醉辅助全身麻醉及用于术后镇痛。

麻醉诱导应充分考虑误吸的可能,做好预防措施。为方便手术操作,开胸手术应尽量使用隔离通气技术。

手术中麻醉医师应了解外科医师的操作可能带来的影响,并与外科医师保持密切交流。手术操作可能导致双腔管或支气管堵塞囊位置改变影响通气,对纵隔的牵拉与压迫可导致循环功能的剧烈变化。手术中遇到上述情况,麻醉医师应及时提醒外科医师,双方协作尽快解决问题。

手术近结束时应留置胃管,胃管通过食管吻合口时应轻柔,位置确定后应妥善固定,避免移动造成吻合口创伤。留置胃管的目的在于胃肠减压,保护吻合口。

六、麻醉恢复

由于存在误吸的可能,拔管应在患者吞咽、咳嗽反射恢复,完全清醒时进行。因此,拔管前应拮抗肌肉松弛药,有良好的术后镇痛。

拔管时机的选择须考虑患者病情与手术范围。术前一般情况好,接受内镜检查、憩室切除等短小手术的患者多在术后早期拔管。气管食管瘘手术后气道需要一段时间的支持,因此拔管较晚。为促进呼吸功能恢复,拔管前应有良好镇痛。

对于不能短时间内拔管的患者,应考虑将双腔管换为单腔管。换管一般在手术室进行,换管要求一定的麻醉深度。采用交换管芯的方法较简便,一些交换管芯还能进行喷射通气。有条件时亦可在气管镜帮助下换管。

七、术后并发症

食管手术后并发症主要来自三方面:术前疾病影响导致的并发症、麻醉相关并发症与手术相关并发症。

术前因反流误吸造成肺部感染、继发性哮喘使肺功能降低的患者,术后拔管困难。营养不良的患者肌力恢复慢,易造成术后脱机困难。

麻醉相关的并发症主要为麻醉诱导与拔管后的误吸。应掌握严格的拔管指征。拔管时患者应清醒,能排除分泌物,有良好的镇痛作用。拔管时采用半坐位利于引流,可减少误吸的发生。术后疼痛影响分泌物排除造成局部肺不张、肺炎时可能需要再次插管进行呼吸支持。

手术相关并发症与手术方式有关。术后吻合口瘢痕形成可导致食管狭窄,可采用扩张治疗。胃镜检查可能导致食管穿孔,食管穿孔引起纵隔炎可能危及患者生命,应禁食、禁水,并静脉注射抗生素治疗,必要时行食管部分切除。食管切除手术的术后并发症还包括吻合口漏。

第十章　骨科手术麻醉

第一节　术前评估和准备

一、全身状况及各器官功能评估

（一）全身状况

1.营养状况

肥胖会导致机体循环和呼吸等系统发生病理生理改变,致使各重要脏器功能损害。近几年,有人统计,肥胖者比标准体重者并发症发病率和病死率为 40 ％～50 ％。所以,过度肥胖也属于高危手术范畴,骨科手术患者也经常遇到肥胖患者,我们应予以重视。术前充分评估,并采取预防措施,保证患者围术期安全,肥胖的评估可以用体重指数（BMI）来衡量:BMI（kg/m^2）＝体重（kg）/身高（m）^{2},标准体重的男性的 BMI 约 22 kg/m^2,女性约 20 kg/m^2,BMI 25～29 kg/m^2 为超重,BMI 大于或等于 30 kg/m^2 即为肥胖。若体重超过标准体重的 100 ％以上者为病态肥胖。

（1）肥胖对循环系统的危害:肥胖会使每搏输出量增加,心脏负担加重,久之会造成左室肥厚,而心脏传导组织中脂肪沉积,导致传导障碍。随着体重的不断增加,血压逐渐升高,动脉粥样硬化和冠心病发病率也上升。

（2）肥胖对呼吸系统的危害:肥胖使呼吸系统功能受损,首先是胸廓和膈肌活动受限,肺顺应性降低,尤以仰卧位为甚。应用镇静剂后可发生舌后坠甚至上呼吸道梗阻。行气管插管时,因颈部粗短、颈部与下颌关节活动受限、咬肌发达、舌体肥大难以暴露声门,插管常较困难。少部分肥胖患者会伴有"低肺泡通气综合征"。临床表现为低氧血症、高碳酸血症、继发性红细胞增多症、肺动脉高压和右心室肥厚。

（3）肥胖对内分泌系统的危害:肥胖患者因代谢紊乱,糖尿病发病率较高,并多伴有高脂血症、脂肪肝、肝功能障碍等。肥胖还使患者免疫功能降低,术后易合并感染。

（4）肥胖对麻醉操作及管理的危害:肥胖患者麻醉操作及管理较困难。局麻药用量难以控制,椎管内麻醉定位困难,阻滞平面易过高。全麻插管多数较困难,术后中枢性抑制、肌松剂残留易造成低氧血症,苏醒延迟。

2.贫血

患者贫血应该于术前积极纠正。成人血红蛋白不宜低于 80 g/L,对血红蛋白含量过高者,应分析原因予以放血或（和）稀释,以改善微循环和避免出现梗死。血细胞比容以保持在 30 ％～35 ％较有利于氧的释放。对年龄小于 3 个月的婴儿,术前血红蛋白宜超过 100 g/L;大于 3 个月的婴儿其术前血红蛋白也不应低于 90 g/L。

3.血常规

白细胞计数和中性粒细胞增多及红细胞沉降率增高,均提示体内存在急性炎症,其对麻醉的耐受能力降低,急性炎症越严重,对麻醉的耐受越差,术前应抗感染治疗。

4.基础代谢率

基础代谢率可明显影响患者对麻醉的耐受性。

5.儿童

特别是早产儿、新生儿、低体重儿,由于重要脏器发育不全,即使看起来较"健康",但对麻醉及手术耐受性较差。

6.老龄化

随着社会老龄化的到来,高龄患者逐年增多,老年人全身各系统器官功能逐渐衰退,易于合并其他疾病,对麻醉手术耐受性差,危险性增加。术前要全面评估,纠正异常,治疗并发症,以期降低并发症发生率和病死率。术前访视除常规体检外,对心电图、胸片、心肺肝肾功能、电解质酸碱平衡和特殊检查的结果都要仔细分析掌握,制订周密切实可行的麻醉方案,并积极与患者及家属沟通,告知利害关系,征得家属的理解和谅解。

(二)专科体格检查

(1)头颈活动度。①头颈活动度:正常头颈伸屈范围在 $90°\sim165°$,如头后伸不足 $80°$,即可使插管操作困难,常见于类风湿关节炎、强直性脊柱炎、颈椎结核、颈椎骨折脱位等,个别肥胖患者颈粗短或颈背脂肪过厚也可影响头后伸。烧伤和放射治疗的患者,颏胸粘连使头颈部活动受限,插管也较困难。②颏甲距离:从下颏至甲状切迹的距离,正常应在 $3\sim4$ cm(两横指)。或是在颈部完全伸展时,从下颏至甲状软骨切迹距离不小于 6 cm,否则插管困难。

(2)经口插管首先了解张口情况,正常张口度可达 $4\sim5$ cm,如张口度小于 2.5 cm(2 横指宽)常妨碍喉镜置入。上切牙前突、牙齿排列不齐、面部瘢痕挛缩及巨舌症,均可妨碍声门暴露。

(3)按舌根不成比例地增大影响窥视声门的程度,进行 Mallampati 气道分级评定。其方法是患者取直立坐位,头自然位,尽可能张大口,最大限度伸舌进行检查。Ⅰ级:可见咽腭弓、软腭和悬雍垂;Ⅱ级:可见咽腭弓和软腭,悬雍垂被舌根掩盖;Ⅲ级:仅可见软腭;Ⅳ级:仅见硬腭。Ⅲ~Ⅳ级气道的患者预示有插管困难,应借助可视喉镜或纤支镜插管。

(4)检查鼻腔通畅情况,是否有鼻出血史,并分别堵塞单侧鼻孔试行呼吸,判断通畅度,必要时请专科检查会诊。

(5)术前充分了解气管是否狭窄,颈部巨大肿块、甲状腺肿、主动脉瘤等长期压迫气管情况,有否气管软骨环软化、管腔变窄,气管创伤或既往有气管造口也可有狭窄,宜选择合适的导管型号或特殊气管导管。

(6)椎管内麻醉患者应检查脊柱形态、间隙、有无压痛、叩痛及局部皮肤情况,询问有无脊柱相关病史及手术史。

(7)神经阻滞患者应检查穿刺部位及阻滞神经有无感觉异常,对欲穿刺部位应备皮。

(8)了解周围血管情况,观察颈外静脉,平卧时静脉塌陷,表示血容量不足;静脉怒张,表示心功能不全或输液过量。检查四肢浅表静脉,估计有无静脉穿刺困难情况。如须做桡动脉穿刺测压者,须做 Allen 实验或多普勒血流检测,以测试尺动脉供血是否通畅。

(三)呼吸系统

(1)据统计分析,患者术前有呼吸系统感染者,术后呼吸系统并发症的发生率较无感染者高出 4 倍。如患者正处于急性呼吸系统感染期间,禁忌行择期性手术,一般可在感染得到充分控制 1～2 周后施行,如系急症手术,应切实加强抗感染措施,要有熟练的气道处理能力。对慢性呼吸系统感染者,应尽可能使感染得到控制。

(2)针对肺结核(特别是空洞型)、慢性肺脓肿、重症支气管扩张症等,应警惕在麻醉过程中感染沿支气管系统在肺内扩散或造成健侧支气管堵塞或出现急性大出血而引起窒息。对这类患者施行全麻时,一般均采用双腔导管行支气管插管,将健、患侧肺分开,以进行有效的呼吸管理。

(3)慢性阻塞性肺病中慢性支气管炎、肺气肿、支气管哮喘、支气管扩张等,术前应了解有无呼吸衰竭史、急性感染、治疗及用药情况,以应对麻醉、手术中的应激因素导致的严重支气管痉挛。

(4)在评估患者的呼吸系统时,对其肺功能的评估是一项重要的内容。肺功能的评估可作为术前准备及术中、术后的呼吸管理提供可靠的依据。例如,肺活量低于预计值的 60 %、通气储量百分比<70 %、第 1 秒用力肺活量与用力肺活量的百分比(FEV$_1$/FVC %)<60 %或 50 %,术后有发生呼吸功能不全的可能。动脉血气分析简单易行,可用以了解患者的肺通气功能和换气功能。

(5)麻醉医师还应熟悉一些简易的床旁测试患者肺功能的方法。①屏气试验:令患者深吸气后屏住,计算憋气时间,30 秒以上属正常,10 秒以下为呼吸循环功能较差,难以耐受麻醉与手术。②吹气试验:让患者尽力吸气后用力呼出,3 秒内吹完表示正常,5 秒以上吹完提示有阻塞性通气功能障碍。③吹火柴试验:患者一口气吹熄 15 cm 远的火柴,如吹不灭,可估计 FEV$_1$/FVC<60 %,最大通气量<50 L/min;7.5 cm 处时仍吹不灭,最大通气量<40 L/min。④吹蜡烛实验:如能吹灭 90 cm 处的蜡烛,提示呼吸功能基本正常。

(四)心血管系统

1.心功能测定

测定心功能的方法很多,最简单实用的方法是根据心脏对运动量的耐受程度进行分级,一般根据临床表现分为四级。Ⅰ级:体力活动不受限制,日常活动不引起心功能不全的表现;Ⅱ级:体力活动轻度受限制,一般活动可引起乏力、心悸和呼吸困难等症状;Ⅲ级:体力活动明显受限制,轻度活动即可引起乏力、心悸和呼吸困难等症状;Ⅳ级:体力活动重度受限制,患者不能从事任何活动,即使在休息时也可出现心衰的各种症状和体征。目前施行的各种无创、有创心功能检查中,有诸多指标涉及左心功能、右心功能、心室的收缩功能和舒张功能。临床上常用的一些主要指标都是反映左心功能的,如心指数、左室射血分数、左室舒张末期压等。必要时做超声心动图检查,观测心脏各腔室、心肌厚度、瓣膜形态和活动,以及心脏的收缩和舒张功能。

2.心律失常

常见的围术期心律失常有以下几种。

(1)窦性心律失常:常见的窦性心律失常有窦性心律不齐、窦性心动过缓和窦性心动过速。窦性心律不齐多见于儿童,心率随呼吸周期节律性变化,一般无临床重要意义,老年人则可能与冠心病有关或提示患者可能有冠心病。窦性心动过缓表现为心率<60次/分,心电图 P、QRS、T 波规律出现,波形正常,原因多见于药物(如 β 肾上腺素受体阻滞药、强心苷类药)的影响,迷走神经张力过高,如无症状,多不须处理。如为病态窦房结所致,宜做好应用异丙肾上腺素和心脏起搏的准备。窦性心动过速的临床意义决定于病因,如精神紧张、激动、体位改变、创伤、体温升高、血容量不足、体力活动、药物影响、心脏病变等,应分析其原因,予以评估和处理。

(2)室上性心动过速:较多见于无器质性心脏病者,亦可见于器质性心脏病、甲状腺功能亢进和药物毒性反应。对症状严重或有器质性心脏病或发作频繁者,除病因治疗外,在麻醉前宜控制其急性发作,在发作控制后宜定时服药预防其发作。

(3)期前收缩:一过性或偶发性房性期前收缩或室性期前收缩不一定是病理性异常,如发生于年龄较大的患者,尤其是其发生和消失与体力活动量有密切关系者,则患者很可能有器质性心脏病,应注意对原发病的治疗,一般不影响麻醉的实施。如室性期前收缩系频发(>5次/分),或呈二联律、三联律或成对出现,或系多源性或室早提前出现落在前一心搏的 T 波上(RonT),易演变成室性心动过速和心室颤动,须对其进行治疗,择期手术宜推迟。阵发性室性心动过速一般认为属病理性质,常伴有器质性心脏病,如发作频繁且药物治疗效果不佳者,麻醉时须有电复律和电除颤的准备。

(4)心房颤动:最常见于风湿性心脏病、冠心病、高血压性心脏病和慢性肺心病等心脏疾病,可导致严重的血流动力学紊乱、心绞痛、昏厥、体循环栓塞和心悸不适。如果不宜进行或尚未进行药物复律或电复律治疗,麻醉前宜将心室率控制在 80 次/分左右,至少不应超过100 次/分。

(5)束支传导阻滞:右束支传导阻滞多属良性,一般无弥散性心肌病变,麻醉可无顾虑。左束支传导阻滞多提示有弥散性心肌损害,常见于动脉硬化、高血压、冠心病患者,一般在麻醉中不至于产生血流动力学严重紊乱。双束支阻滞包括右束支传导阻滞合并左前分支或左后分支阻滞,或合并左束支传导阻滞,多数情况系指前者,左前分支较易发生阻滞,左后分支较粗,有双重血液供应,如出现阻滞多表示病变较重;双束支阻滞患者有可能出现三分支阻滞或发展成为完全性房室传导阻滞,对这类患者施行麻醉前宜进行心脏起搏的准备,不宜单纯依靠药物。

(6)房室传导阻滞:Ⅰ度房室传导阻滞一般不增加麻醉方面的困难。Ⅱ度房室传导阻滞Ⅰ型(或称莫氏Ⅰ型)较多见,但较少引起症状;Ⅱ度Ⅱ型(莫氏Ⅱ型)几乎均属于器质性病变,易引起血流动力学紊乱和阿斯综合征,为防止Ⅱ度房室传导阻滞转变为更严重的心律失常,对莫氏Ⅱ型和莫氏Ⅰ型患者,其心率<50次/分,宜有心脏起搏的准备。对第Ⅲ度房室传导阻滞的患者,施行手术时应考虑安装起搏器或做好心脏起搏的准备。

3.高血压

对高血压患者,首先应明确其为原发性高血压(高血压病)或继发性高血压(症状性高血压)。继发性高血压,较常见的包括甲状腺功能亢进(甲亢)、原发性醛固酮增多症和嗜铬细胞瘤等,一旦怀疑或发现,应详细检查,明确诊断和治疗,待病情控制后再行骨科手术,以免在无准备的情况下于术中出现严重后果。麻醉危险性主要决定于重要器官是否受累,以及其受累的严重程度,现认为,收缩压升高比舒张压升高危害更大,故更重视对收缩压的控制。对多年的高血压,不要求很快降至正常,应缓慢平稳降压。临床研究表明,原发性高血压经治疗使血压下降后,其并发症发生率明显降低。

4.其他

(1)心肌梗死:过去认为在心肌梗死后 6 个月内不宜行择期性手术,否则围术期出现再梗死或死亡的机会增多。由于对心肌梗死治疗方面的进步,并考虑到不同患者心肌梗死的范围和对心功能的影响不一,现在认为不宜硬性规定必须间隔 6 个月,主要应评价患者目前的心肌缺血和心功能情况。美国心脏学会认为,心肌梗死后 30 天内为最高危患者,30 天以后对危险的评估则视患者的疾病表现和运动耐量而定。如果患者原来心肌梗死的范围较小,心功能未受明显影响,或经溶栓或 PTCA 治疗后目前心功能较好,手术又属限期,虽未达到一般认为需间隔的时间,亦可考虑手术。对急症手术,麻醉处理要注意对心功能的维护、支持,尽可能保持氧供需平衡。

(2)不稳定型心绞痛:近期有发作,心电图有明显心肌缺血表现,麻醉的风险较大,有人报道其围术期心肌梗死发生率为 26 %,应加强术前准备。

(3)心脏扩大:对心脏明显扩大或心胸比值>0.7 的患者,应视作高危患者,注意对其心功能的维护、支持,因为心脏扩大与死亡率的上升有关。

(4)肥厚性心肌病:左室肥厚与术后死亡率之间无明显关系,但肥厚性心肌病一般有左室流出道梗阻、心肌缺血,麻醉危险性比较大。

(5)心脏瓣膜疾病:这是较常见的心脏病之一,其中风湿性心脏病约占一半。行骨科手术危险性较健康患者大,术前应详细了解瓣膜病的种类、有无风湿活动、病程长短、有无肺动脉高压、有无心律失常、心功能情况、术前准备是否完善、手术大小及部位,综合判断,并做好术前准备。

(6)先天性心脏病:骨科手术患者有时也遇到合并先天性心脏病患者,据报道,我国先天性心脏发病率约为 1 %,疾病类型可分为 100 多种,但常见的有 10 多种。麻醉医师术前必须了解每一种心脏畸形的病理生理特点,以便麻醉管理。一般按其血流动力学、解剖特点和分流方向把先天性心脏病分为:左向右分流、右向左分流、肺循环与体循环分离、肺循环与体循环血流混合、心肌负荷增加、气管机械性梗阻等。其中,按骨科手术常见的主要是左向右分流的室间隔缺损、房间隔缺损与动脉导管未闭三种,余者则应先治疗先天性心脏病,然后再考虑骨科手术问题。先天性心脏病均易患肺和心内膜感染,故常规术前应用抗生素。在无心功能降低时,在局麻、阻滞麻醉及严格控制平面的椎管内麻醉下,均能完成骨科手术。麻醉前准备、麻醉选择、麻醉监测和注意事项,都要根据患者心功能状态而定。

(五)肝脏

一般情况下,肝功能异常增加麻醉手术的风险,要求在麻醉前对肝功能不全患者术前进行保肝治疗,改善肝功能,从而提高手术与麻醉的耐受性、安全性,减少术后并发症。从麻醉学的角度,比较关注肝脏的蛋白质合成、凝血因子的合成和药物的生物转化等几方面的功能。

(1)肝功能异常者,肝脏的蛋白质合成减少导致血浆中白蛋白减少,麻醉药物与血浆蛋白结合减少,容易导致麻醉药物药效过强、麻醉过深,从而导致严重后果。

（2）全身麻醉药、镇静药、镇痛药等多数在肝中降解（生物转化），一些非去极化肌松药和吸入麻醉药部分在肝脏代谢或经胆汁消除，肝功能不全或功能低下时，药物的降解和消除速率降低，药物时效延长，容易导致麻醉苏醒延迟。

（3）肝功能异常者常伴有肝脏依赖性凝血因子缺乏，手术前应该积极纠正。肝病急性期及重度肝功能不全者，如晚期肝硬化伴有严重营养不良、消瘦、贫血、低蛋白血症、大量腹水、凝血机制障碍、全身出血或肝昏迷前期脑病等征象，则危险性极高，不宜行任何择期手术。

（六）肾脏

（1）在一般情况下，椎管内麻醉比全麻对肾功能的影响小且较短暂，多数情况下麻醉和手术对肾功能的影响是完全可逆的。

（2）血浆肌酐也可在一定程度上反映肾功能，如其浓度在 $132.6\ \mu mol/L$ 以下，肾小球清除率大都正常。血浆肌酐浓度上升 1 倍，示肾小球滤过率约降低一半。

（3）肾是最重要的排泄器官，许多药物或（和）其降解产物均主要经肾排泄。有些药物的降解产物仍然具有某种程度的生物活性，故对于肾功能低下、衰竭或无尿的患者，使用药物时必须十分慎重。

（4）对慢性肾衰竭或急性肾病患者，原则上不施行择期手术。如果配合血液净化措施，如透析或（和）滤过，慢性肾衰可不再成为择期手术的禁忌，但患者对麻醉和手术的耐受能力仍然较低。慢性肾衰竭已发展至尿毒症时，说明健存的肾单位已经很少，且患者伴有各种代谢紊乱和尿毒症的系统症状，只宜在局麻或部位麻醉下施行急症手术。对尿毒症患者已行血滤，或为肾移植做准备行透析者，应了解血液透析的情况、效果、透析后的维持情况，以便麻醉管理，保持适当的血容量和电解质、酸碱平衡。已行肾移植手术的患者须行其他手术时，应重视其所用抗排异药物的不利影响或不良反应，避免麻醉因素使之加重。

（七）内分泌系统

1.甲状腺功能亢进（甲亢）

甲亢患者应了解其使用哪些药物来控制甲亢，应注意目前对甲亢的控制是否已达到可以接受手术治疗的水平，如果术前准备欠妥或不够充分，未能有效控制已亢进的甲状腺功能，仓促进行手术，可能出现甲状腺危象。

2.巨大的甲状腺腺瘤或结节性甲状腺肿大

这类疾病有可能影响呼吸道的通畅，应了解患者气管是否受压，受压时间长短和受压程度，判断有无气管环软化的可能，仔细判定对气管插管的影响。

3.甲状腺功能低下

这类患者应适当采取替代疗法，否则因患者基础代谢缓慢导致药物的降解和消除速率降低，药物时效延长，容易导致麻醉苏醒延迟。拔管期易出现黏液性水肿致上呼吸道梗阻。

4.糖尿病

首先应了解其属于胰岛素依赖型还是非胰岛素依赖型，所用控制血糖的药物和剂量，目前血糖是否已控制在合适水平。要求麻醉前应使血糖控制在稍高于正常的水平，以免麻醉时可能出现低血糖的威胁。如患者系使用口服降糖药治疗，在术前宜改用胰岛素。糖尿病是内分泌障碍、糖代谢紊乱的一种常见疾病，控制不当易合并重要脏器，如心血管、神经、肾、眼等器官损害,麻醉与手术处理不当,会不同程度加重其损害,术前应慎重评估和准备。术前要求:酮血症与尿酮体阴性;空腹血糖控制在<8.3 mmol/L,最高也要控制在<11.1 mmol/L;尿糖控制在阴性或弱阳性;术中常规监测血糖。

5.肾上腺皮质醇增多症

一般来说,此类患者对麻醉和手术的耐受能力均较差,有显著的骨质疏松,麻醉前应注意改善其体液和电解质的紊乱,适当控制高血压和高血糖,注意防止术中可能出现的肾上腺皮质功能不全。

6.肾上腺皮质功能不全

此类患者多由于长期使用激素治疗或自身免疫反应所致,也常见于老年人或久病衰弱者。平日生活活动可无困难,但难以承受手术所致的应激反应,术前常难预测,应提高警惕,注意合理使用替代疗法。

(八)中枢神经系统

手术前应对患者的神志状态和有无颅内高压作出判断,对患者有无惊厥、锥体外系综合征、神经衰弱等病史及相关药物进行了解,并注意解除患者对麻醉的顾虑。此外,对患者脊髓功能有无障碍,也应作出详细判断。

(九)消化系统

(1)对急症手术患者,应注意有无"饱胃"或胃肠胀满,应采取措施避免发生误吸,保证呼吸道通畅和防止严重肺部并发症。

(2)胃肠道疾病患者易有营养不良和(或)水、电解质、酸碱失调,应了解治疗和纠正的情况,判断是否须进一步处理。

(3)对正在行完全胃肠外营养(TPN)的患者,应了解其血糖、血磷、血钾及血渗透浓度等情况,并保持于正常范围,应于术前中断 TPN 治疗,以免术中或术后引起高渗性非酮性昏迷。停用 TPN 时不可突然中断,最好在24～48 小时内逐渐减少葡萄糖用量,使胰岛素分泌的调节恢复正常,以免引起低血糖。

(十)水、电解质和酸碱平衡

麻醉前应了解患者的水、电解质和酸碱平衡状态,如有异常,应适当予以纠正。应认真分析引起的原因或潜在的病情,尽可能结合病因治疗来处理,慢性的电解质异常不是短时间内可以纠正的,不能操之过急。

(十一)血液病

异常出血有先天性和后天性的原因。应着重了解患者异常出血的情况、凝血机制检查的结果,明确引起出血的原因及并存症情况,以便在术前准备中给予相应的病因治疗与全身支持疗法。在外科常见的血液异常有:血小板减少性紫癜、肝功能不佳或维生素 K 缺乏所致的凝血因子缺乏、血友病(甲型)等,应仔细鉴别,给予相应的术前处理。

二、麻醉和手术的风险因素

手术方面的风险因素包括:急症手术、失血量大的手术、对生理功能干扰剧烈的手术、新开展的复杂手术、临时改变术式、手术熟练程度欠缺等。

麻醉本身的风险因素包括:麻醉前对风险因素评估的准确程度;临时改变麻醉方式;急症

手术的麻醉;麻醉者缺乏相应的经验和技术水平;缺乏对急救设备和药品的准备;等等。

患者疾病的风险因素包括:心血管疾病是引起术后严重并发症或死亡的重要原因,术前应充分了解心脏病的类型、心功能状态和拟施手术的类别,进行手术风险的评估。手术前对患者心脏问题危险性的预测,可参考戈德曼(Goldman)的心脏危险指数(CRI)和美国麻醉医师协会的体格分级(ASA core)。Goldman用多因素分析法研究了心脏危险指数,该指数由许多危险因子组成,根据评分将患者分成轻重不等的四级,称Goldman分级。该指数越大,围术期心脏并发症发生率越高,死亡率越高。一般来说,CRI与ASA分级间有一定相关性,但CRI对手术前预测心脏死亡较为正确,而ASA则在手术前预测非心脏死亡较为正确。

三、术前准备

(一)术前准备的目的

其目的是使患者在体格和精神两方面均处于可能达到的最佳状态,以增强患者对麻醉和手术的耐受能力,提高患者在麻醉中的安全性,避免麻醉意外的发生,减少麻醉手术后的并发症。

(二)术前准备的任务

做好患者体格和精神方面的准备,这是首要的任务;给予患者恰当的麻醉前用药;做好麻醉用具、设备、监测仪器和药品(包括急救药品)等的准备。

(三)患者体格与精神方面的准备

1.体格方面的准备

(1)改善患者的全身状况:纠正严重贫血、低蛋白血症、纠正紊乱的生理功能与治疗并存症。

(2)及时停用在术前应停用的药物:单胺氧化酶抑制药和三环类抗抑郁药。如因急症手术不能按要求停用,则施行麻醉及术中处理要非常慎重。如患者在应用抗凝药物,如无必须继续使用的理由,一般情况下术前至少要停药1周,以免术中可能出现难以控制的出血。

(3)严格执行麻醉前的禁食、禁饮:麻醉前的禁食、禁饮的目的是避免麻醉诱导时,患者的保护性呛咳和吞咽反射受到抑制胃内容物反流引起误吸,导致吸入性肺炎,严重者可影响气体交换,危及生命。成人择期性手术患者应在麻醉前12小时内禁食,在4小时内禁饮。如末餐进食为脂肪含量很低的食物,亦至少应禁食8小时,禁饮2小时。对严重创伤患者、急腹症和产妇,虽距末餐进食已超过8小时,由于其胃排空延迟,亦应视作"饱胃"患者对待。小儿术前禁饮食时间过长,不仅会感口渴和饥饿,引起不必要的哭闹、烦躁,严重者可出现低血糖或脱水。2009年,中华医学会麻醉学分会儿科麻醉学组提出《小儿术前禁指指南》指出,小儿一般应禁食固体食物8小时,牛奶和配方奶6小时,母乳4小时,清饮料(清水、糖水、无渣果汁)2小时。新生儿及1岁以下婴儿可在临麻醉前4小时进少量清淡液体。新的研究认为,术前2小时进清水并不增加误吸的危险。建议对≤36个月者禁奶和固体食物6小时,禁饮2小时;>36个月者,禁食8小时,禁饮清淡液体2小时。如因故禁食过长应适当补充含糖液体,以防发生低血糖、脱水和低血容量。急诊手术在禁食时也应补液。

(4)其他的一般准备:如对于某种手术体位的适应性锻炼,肠道和膀胱的准备等。

(5)对急症手术患者,在不耽误手术治疗的前提下,亦应抓紧时间作较充分的准备。

2.精神方面准备

(1)目的:解除患者对麻醉和手术的恐惧、顾虑和增强患者的信心。

(2)适当介绍所选择麻醉方式用于该患者的优点、麻醉过程、可靠的安全性和安全措施,回答并合理解释患者提出的问题,指导患者如何配合,尽量满足患者对麻醉方面提出的要求,对患者多加鼓励,取得患者的信任。

(3)麻醉医师在接触患者时应注意自己的仪表、举止、态度,言谈必须得体,有时不慎的言辞可使患者更为紧张和失望。麻醉医师应尽量获得患者的信任及配合。

(四)麻醉前用药

麻醉前用药的目的在于使患者情绪安定、合作、减少恐惧、解除焦虑、产生遗忘作用(对于术前焦虑的患者和术前有过多次静脉穿刺和有创监测导管不适经历的患者较为重要),减少某些麻醉药的不良反应,如呼吸道分泌物增加、局麻药的毒性作用等,增加胃液的 pH 值和减少胃的容量(对有反流和误吸危险的患者较重要),调整自主神经功能,消除或减弱一些不利的神经反射活动,特别是迷走神经反射,缓解术前疼痛及减少麻醉药的需要量。

(五)麻醉设备的准备与检查

麻醉的设备用具一般应包括:适用的麻醉机及相应气源,气管内插管用具,吸引用具及吸引管,不同型号的动、静脉穿刺用套管针,各种输液用的液体,听诊器,监测血压、脉搏、心电图、血氧饱和度、体温等的装置或监测仪,常用的麻醉药和肌松药,心血管药物和其他急救用药急救设备等。

第二节　围术期麻醉管理

一、围术期液体管理

(一)麻醉手术期间液体需要量

麻醉手术期间液体需要量包括每日生理需要量;术前禁饮食或手术前累计缺失量;麻醉期间液体再分布或第三间隙转移量;麻醉导致血管扩张补充量和术中失血失液量。

(二)术中液体治疗方案

1.每日生理需要量

(1)每日正常基础量:100 mL/kg×10 kg+50 mL/kg×10 kg+25 mL/kg×以后每个 10 kg。

(2)每小时需要量:4 mL/(kg·h)×10 kg+2 mL/(kg·h)×10 kg+1 mL/(kg·h)×以后每个 10 kg。

(3)围术期生理需要量:每小时正常基础量×麻醉手术时间。例如:60 kg 患者,麻醉手术时间 4 小时,则围术期生理需要量为(4×10+2×10+1×40)mL/h×4 小时=400 mL。

2.累计缺失量

累计缺失量可以根据术前禁食时间来估算。例如:60 kg 体重患者,禁食 8 小时后的液体缺失量,约为 800 mL=(4×10+2×10+1×40)mL/h×8 小时。由于肾脏功能对水的调节作用,实际缺失量可能会比此计算量少。

3.第三间隙转移量

应激、严重创伤、炎症患者常继发性引起大量体液渗出浆膜表面(形成腹水)或进入肠腔内,形成体液的再分布,这部分液体在体内没有调节作用,按 10 mL/(kg·h)补充晶体溶液满足需要。

4.麻醉导致血管扩张补充量

围术期的麻醉处理(如降压处理)、麻醉药物和麻醉方法会产生血管扩张,导致有效血容量减少,建议以胶体溶液补充,并维持血容量正常或接近正常。

5.术中失血失液量

液体治疗时失血量与晶体容积比例为 1:3,即丢失 1 mL 血就必须以 3 mL 平衡盐或生理盐水来替代。在此液体实施计划下,保证患者术中尿量 50~80 mL/h,血压、心率正常,中心静脉压 6~12 cmH_2O。

(三)临床用血

1.输血原则

失血量占血容量 20%~30%,可输入晶体液、羧甲淀粉及浓缩红细胞进行补充;失血量>30%血容量,除以上成分外,可输入血浆;失血量>50%血容量,除以上成分外,加用清蛋白;失血量>80%血容量,须加输凝血因子和血小板等。

2.浓缩红细胞

浓缩红细胞用于需要提高血液携氧能力,血容量基本正常或低血容量已被纠正的疾病。①血红蛋白>100 g/L 的患者围术期不需要输红细胞。②血红蛋白<70 g/L 以下需要输红细胞。③血红蛋白在 70~100 g/L 之间,根据患者心肺代偿功能、有无代谢率增高、有无有症状的难治性贫血及年龄因素决定是否输红细胞。输血量与血红蛋白的关系:浓缩红细胞=(所需要 Hct-实测 Hct)×55×体重÷0.6。

3.血小板

(1)用于血小板数量减少或功能异常,渗血的患者。

(2)血小板计数>100×10⁹/L,不需要输血小板。

(3)血小板计数<50×10⁹/L,应考虑输注血小板。(产妇血小板可能低于此值,而不一定输注血小板)。

(4)血小板计数在(50~100)×10⁹/L 之间,应根据是否有自发性出血或伤口渗血决定是否输血小板。1U 血小板含 2.5×10¹¹,可使血小板升高 50×10⁹/L。成人出血 2 000 mL,可考虑补充单采血小板 1U。如术中出现不可控性渗血,经实验室检查确定有血小板功能低下,输血小板不受上述指征的限制。手术类型和范围、出血速率、控制出血的能力、出血所致的后果及影响血小板功能的相关因素(如体温、严重肝病等),都是决定是否输血小板的指征。血小板功能低下(如继发于术前阿司匹林治疗)对出血的影响,比血小板计数更重要。

4.新鲜冰冻血浆(FFP)

FFP 含有血浆所有的蛋白和凝血因子,主要用于围术期凝血因子缺乏的患者,而不是将新鲜冰冻血浆作为容量扩张剂。适应证包括:凝血因子缺乏(低于正常 30%);PT 超过正常

1.5 倍或INR＞2.0或 APTT 大于正常值 2 倍。每单位 FFP 使成人增加 2 ‰～3 ‰的凝血因子。患者使用 10～15 mL/kg 的 FFP,就可以维持 30 ％凝血因子,达到正常凝血状态。FFP 也常用于大量输血后,以及补充血小板仍然继续渗血的病例,纤维蛋白原缺乏患者也可采用 FFP。

5.大量失血的药物治疗

围术期首先除外引起出血的外科情况,然后考虑使用静脉止血药或局部止血药(如纤维蛋白胶或凝血酶凝胶)。

二、气道管理

(一)人工气道的建立和判断

1.人工气道建立的常用方法

常用的人工气道建立方法有手法开放气道、面罩加压技术、口咽和鼻咽通气道、喉罩、气管插管、环甲膜切开和气管切开。

2.人工气道的判断

从以下几方面可明确判断人工气道建立是否正确:明视导管通过声门;观察通气时的胸腹部运动;听诊双侧胸部及腹部呼吸音;呼气相可在导管内观察到水蒸气,而吸气相时则消失;连续监测 PetCO$_2$;纤维支气管镜检查和拍摄 X 线胸片。

(二)常用工具

(1)原则上在维持通气的条件下,首选相对微创和熟悉的方法建立气道。

(2)常用工具包括:常规直接喉镜及镜片、可视喉镜、管芯类、光棒、可视硬质管芯类、喉罩和纤维支气管镜。

(三)院内急救插管流程及注意事项

(1)须行动迅速,向主管上级医师汇报,安排具有相关医疗能力和资历的医师实施。同时告知病房主管医师实施氧疗,简易呼吸器面罩通气。

(2)携带装备要齐全,包括喉镜、气管导管、管芯、管钳、简易呼吸器和面罩等。

(3)意识未完全消失或有自主呼吸的患者,应向家属告知插管风险,并签署知情同意书。

(4)使用最熟悉的方法和设备完成插管。清醒、自主呼吸强伴低氧血症者,可用纤维支气管镜或盲探插管。

(5)必要时可辅用镇静、镇痛药,慎用肌松药。

(6)下级医师若插管失败,不可反复尝试,应及时请示上级医师。

三、麻醉监测与处理

(一)主要无创监测指标

1.心率

心率是最基本的循环指标之一,一般成人的正常心率范围是 60～100 次/分。围术期心率加快通常是低血容量的早期诊断指标之一,但需要除外手术刺激、麻醉偏浅、血管活性药物作用等因素。在液体复苏的早期,适当的心率为 80～110 次/分。

2.无创袖带血压

无创袖带血压也是基本的生命体征之一,需根据病情变化随时调整测量间隙时间。麻醉期间血压升高如超过麻醉前血压的 20 ％或 140/90 mmHg 以上者称为高血压;如下降超过麻醉前血压的 20 ％或收缩压降到80 mmHg 以下者称为低血压。在骨科手术,为了减少失血和输血,改善术野条件,常采用控制性低血压,即使用降压药物与技术等方法,将收缩压降为80～90 mmHg或将平均动脉血压降为 50～60 mmHg,终止降压后血压可迅速回复至正常水平,不产生永久性器官损害。

3.脉搏血氧饱和度

脉搏血氧饱和度主要根据血红蛋白的光吸收特性而设计,可以无创伤连续经皮监测血氧饱和度,被看作是每个患者必备的常规监测手段之一。正常值应在 94 ％以上,否则按供氧不足处理。

4.呼气末二氧化碳(PetCO₂)

主要测定呼气末二氧化碳。PetCO₂ 对于判断导管位置迅速,直观,非常敏感,如果导管插入食管,则不能观察到 PetCO₂ 波形,所以 PetCO₂ 对导管误入食管有较高的辅助诊断价值,是证明导管在气管内的方法之一。在呼吸环路接头脱落、回路漏气或颈椎手术因头面部遮盖螺纹管接头处脱落而观察者由于遮挡往往难以发现,PetCO₂ 监测可及时发现二氧化碳波形消失,同时伴有气道压力骤然下降。术中可根据 PetCO₂ 监测值及时调整呼吸参数,避免通气过度或不足。

5.尿量、颈静脉充盈度、四肢皮肤色泽和温度

尿比重大于 1.020 的高比重尿,提示肾灌注不足;尿比重小于 1.010 的为低比重尿,提示肾衰竭或尿崩症的可能,术中尿量应维持在 1 mL/(kg·h)以上。颈静脉充盈度、四肢皮肤色泽和温度也是反映肾灌注和微循环灌注状况的有效指标。

(二)主要有创监测指标

危重患者、大手术、出血多的患者,应该常规监测中心静脉压(CVP)和有创动脉血压(ABP),并重视其动态变化,以及与呼吸运动相关变化。

1.中心静脉压 CVP

中心静脉压 CVP 是围术期对血容量判断的常用监测指标,确定压力传感器零点的位置是精确测量 CVP 最关键点。正常值为 4～12 cmH₂O,低于 4 cmH₂O 提示血容量不足,高于 12 cmH₂O 提示有心功能不全或液体超负荷。术中维持适当的血压和较低的 CVP(4～5 cmH₂O)可在一定程度上减少术中的出血量。

2.有创动脉血压 ABP

有创动脉血压 ABP 是连续、可靠的循环监测指标。对于重症、一般情况差、并发症较多、手术时间长出血多的患者(如创伤休克患者、控制性低血压患者、脊柱侧弯患者、多发性骨折患者、心肌梗死和心力衰竭抢救等)须行有创动脉监测,以便更准确、直观、及时掌握患者情况。一般上肢采用桡动脉,下肢采用股动脉或足背动脉。

3.肺动脉嵌压(PAWP)和心室舒张末期容量(EDV)

PAWP 正常值为 5～12 mmHg,左心室功能不全最早体征是 PAWP 升高,而每搏量(SV)正常。EDV＝SV/射血分数。

4.相关实验室检查

动脉血气 pH 正常值为 7.35～7.45,是维持细胞生存重要条件。动脉血氧分压正常值 80～100 mmHg,是判断机体是否缺氧及程度的重要指标。动脉血二氧化碳分压是反映呼吸性酸碱平衡的重要指标,正常范围 35～45 mmHg。标准剩余碱(SB)不受呼吸因素的影响,正常平均值为 24(范围22～26)mmol/L。实际剩余碱(AB)为血浆中 HCO_3^- 真实含量,可受呼吸因素影响。两者的差数可反映呼吸对 HCO_3^- 影响的程度。如 SB＞AB,表示 CO_2 排出量增加;AB＞SB,表示 CO_2 滞留。碱剩余(BE)是代谢性酸碱平衡失常的指标,正常值为 0±3.0(范围－3.0～＋3.0)mmol/L。

对于脊柱侧弯、结核,全髋关节翻修等手术时间长且出血量不易控制的手术,术中要及时了解机体氧供和氧耗,及时检测动脉血气电解质、血红蛋白、血细胞比容、血糖、肾功能和血乳酸,以便及时地调控和处理。

第三节　骨科手术麻醉特点

一、骨科手术体位影响

骨科手术常要求多种体位,常用的体位有仰卧位、侧卧位、俯卧位、侧俯卧位、沙滩椅体位等。若体位不合适、卧位垫放置不合理或术中管理不当,都有可能导致术后相关并发症发生。

(一)呼吸系统并发症

随着近年来骨科手术采用俯卧位的增加,给麻醉管理带来一定的困难,也增加了呼吸系统并发症的发生概率。俯卧位时患者的胸廓活动受到限制,潮气量、肺活量、功能残气量及胸廓-肺顺应性均显著降低,易造成肺通气不足。因此,安置俯卧位时,应取锁骨和髂骨为支点,胸腹离开手术台,以减轻体位对呼吸功能的影响。麻醉选择气管内插管全身麻醉较为安全。麻醉期间适当增加通气量,同时监测呼末二氧化碳以避免通气不足的发生。

全身麻醉气管内插管,由于体位的变化,如当患者头转向一侧或经后路颈椎手术安置头位时,均可能发生气管导管扭曲、梗阻、脱管等意外,因此,气管导管插入的深度应适当,固定要牢固可靠,导管选择有螺纹钢丝的加强气管导管,在翻身及手术体位固定后须立即检查导管的位置,以确保人工气道通畅。

(二)循环系统并发症

血压下降最为常见。麻醉患者术前禁食,麻醉后血管扩张等导致血容量相对不足。当体位突然变化时,可能引起血流动力学的改变,出现血压骤降,严重者可导致心搏骤停。因此,在改变体位前,尽可能补足患者的血容量,并密切观察血流动力学的变化,及时给予正确处理。此外,俯卧位手术时,因支垫物放置不当,压迫腔静脉、肝脏及心、肺,影响静脉回流及心排血量,引起血压下降或静脉回流不畅造成术野出血。截石位膝部约束过紧,支架长时间压迫动脉、静脉,可致血栓形成及肢体缺血性改变。

(三)神经及眼部损伤

上肢过度外展、外旋或托手臂支架较硬,长时间牵拉压迫神经,均可造成颈丛、臂丛或尺、桡神经的损伤,这种损伤大多是暂时的,经休息可恢复。颈椎手术时,麻醉操作或安置体位不当,也可造成颈髓损伤。俯卧位手术因头部铺垫可能压迫眼球软组织,造成眼部软组织损伤,压迫眼球可诱发眼心反射,使心率减慢或发生急性青光眼、失明等。因此,安置骨科手术体位时,须考虑周全,既便于术野显露及操作,又要避免并发症的发生。

二、出血与止血带影响

(一)出血对患者的影响

骨组织的血运丰富,创面渗血较多,尤以骨断面和骨髓腔渗血难止。影响出血的其他因素,如手术部位、术中操作、手术时间长短、患者体质和术中血压调控等,术前须综合考虑。机体对失血有一定的代偿能力,失血量小于全身血容量的 15 %～20 %时,可输电解质溶液及血浆代用品等,失血量超过血容量的 30 %时,应给予输血。如短时间内失血超过血容量的 10 %,即可出现微循环灌注不足,细胞代谢功能障碍,如不及时纠正,可能会发展为多器官的功能障碍或衰竭。因此,维持血流动力学稳定是手术麻醉的安全保障。输血虽是一种有效的治疗措施,但也会引起一定的并发症,如输血反应、感染、传染疾病、凝血障碍等,必须引起临床医师足够重视。

(二)止血带的应用

四肢手术应用气囊充气止血带可减少术中出血并为术者提供清晰的手术视野。止血带使用不当可产生严重的并发症,首先,放置止血带的部位应正确,上肢患者应放置在上臂中上1/3处,下肢患者应放置在大腿根部近腹股沟处。使用前须对止血带仔细检查,观察气囊接触皮肤的面是否平整,否则充气后可引起皮肤水泡;其次,检查充气囊是否漏气等,充气前应先抬高肢体,并用驱血带驱血,再充气到一个适合的压力,一般上肢须高于收缩压 4～6.7 kPa(30～50 mmHg),下肢须高于 6.7～9.3 kPa(50～70 mmHg)。止血带充气时间上肢为 1 小时,下肢以 1.5 小时为限,若须继续使用,应先松气 5～10 分钟再充气,以免发生神经并发症或肌球蛋白血症。若止血带充气压力过大,时间过久,尤其在麻醉作用不够完善时,极易出现止血带反应,系肢体缺血引起,多数患者难以忍受,烦躁不安,即使使用全身麻醉药物也难以控制。另外,松止血带时由于驱血肢体血管床突然扩大及无氧代谢产物经静脉回流循环,抑制心肌收缩,偶出现"止血带休克",临床表现出汗、恶心、血压降低、脉搏增快、周围血管阻力降低、血钾升高和代谢性酸中毒,此时除补充血容量外,必要时给予缩血管药物。

三、骨水泥影响

骨黏合剂(又称"骨水泥")为高分子聚合物,由粉剂聚甲基丙烯酸甲酯与液状甲基丙烯酸甲酯单体构成,在人工关节置换术时为加强人工关节的稳定性,增加关节的负重力和促进患者术后早期活动,在人工假体置入前常先将骨黏合剂填入骨髓腔内。在使用时将粉剂与液状单体相混合成面团状,置入骨髓腔及髋臼内,10 分钟左右即能凝固而起固定作用。单体成分复杂,给动物静脉注射单体时,可出现周围血管扩张、低血压和心动过速,剂量较大时可引起肺水肿和出血,甚至死亡。在手术中截除的骨面使一些静脉窦开放,髓腔被"骨水泥"封闭,加之热效应,髓内压急剧上升,使得髓腔内脂肪、气体或髓颗粒被挤入静脉进入肺循环,引起肺栓塞。目前临床上用"骨水泥"枪高压冲洗以去除碎屑,"骨水泥"从底层开始分层填满髓腔,这样易使空气从髓内逸出以降低空气栓塞的发生率,也可以从下位的骨皮质钻孔,并插入吸引管,以解除髓内压的上升，以期降低并发症的发生。

临床上应用骨黏合剂时，有部分患者出现一过性低血压，但能很快恢复。对于血容量不足或心血管功能较差、高龄的患者，血压降低则更为显著，须提高警惕，采用预防措施，防止出现严重低血压甚至心搏骤停。在填塞骨黏合剂前应常规补充血容量，给予小剂量血管活性药物，使血压调整到术前水平，在填塞骨黏合剂前尽量避免追加麻醉药，以免引起血压下降与骨黏合剂的不良反应协同，采取以上措施多数患者能够安全渡过"骨水泥"期。一旦发生明显的低血压状态，要及时使用缩血管药物纠正低血压，必要时联合用药，低血压状态持续较久将出现不可逆转的改变或意外。

四、脂肪栓塞综合征和深静脉血栓

(一)脂肪栓塞综合征

脂肪栓塞综合征是外伤、骨折等严重外伤的并发症。自 1882 年森克(Zenker)首次从严重外伤死亡病例肺血管床发现脂肪小滴和 1887 年贝格曼(Bergmann)首次临床诊断脂肪栓塞以来，虽然已经一个世纪，并有不少人从不同角度进行过研究，但因其临床表现差异很大，有的病例来势凶猛，发病急骤，甚至在典型症状出现之前即很快死亡，有的可以没有明显的临床症状，只是在死后尸检发现。因此，直至近二十年对其病理生理才有进一步的认识。巴格(Bagg)(1979)等认为，该综合征是骨折创伤后 72 小时内发生的创伤后呼吸窘迫综合征。创伤早期如出现心动过速，体温升高超过 38 ℃，动脉氧分压下降，以及肺部出现"暴风雪"阴影等特殊征象，可以确诊。

脂肪栓塞定义为在肺实质或周围循环中出现脂肪滴。主要病因是伤后骨髓暴露，骨折部位移动促使脂肪细胞释放出脂肪滴，进入血液循环，使脏器和组织发生脂肪栓塞。主要表现在肺或脑血管的栓塞，导致低氧血症，脑水肿，可出现中枢神经症状：意识不清、神志障碍，甚至昏迷。

在髋和膝的人工关节置换术中，由于髓内压骤升，可使脂肪滴进入静脉，因此，在手术期间也有发生脂肪栓塞的可能，必须予以高度重视。一旦患者出现原因不明的胸痛、胸闷、呼吸困难、气促及心动过速、血压下降、低氧血症或神志障碍、嗜睡及昏迷，并拍摄胸片，发现"云雾状"或"暴风雪状"典型肺部影像，就可以确诊脂肪栓塞，应尽早治疗。

脂肪栓塞的治疗主要是纠正低氧血症和维持血流动力学的稳定，抑肽酶或大剂量肾上腺皮质激素有一定疗效。

1.呼吸支持

可以经鼻管或面罩给氧，使氧分压维持在 70～80 mmHg 即可，创伤后 3～5 天内应定时血气分析和胸部 X 线检查。如有呼吸困难可先行气管内插管，病程长应气管切开。进行性呼吸困难，低氧血症患者应尽早行呼吸机机械辅助通气。

2.维持有效循环血容量

补充有效循环容量纠正休克，有条件应补充红细胞和清蛋白，保障血液携氧能力和维持血液胶体渗透压，减少肺间质水肿。如果血压正常，无休克状态，液体出入量应保持负平衡。

3.药物治疗

(1)激素：主要作用是保持活性膜的稳定性，减轻或消除游离脂肪酸对呼吸膜的毒性作用，从而降低毛细血管通透性,减轻肺间质水肿,稳定肺泡表面活性物质的作用。因此,在有效的呼吸支持治疗下,血氧分压仍不能维持在 8 kPa(60 mmHg)以上时,可使用激素。一般采用大剂量氢化可的松,每日 1.0~1.5 g;或每日地塞米松 10~20 mg,用 2~3 天后逐渐减量。

(2)抑肽酶:其主要作用是降低骨折创伤后一过性高脂血症,防止脂栓对毛细血管的毒性作用,抑制骨折血肿内激肽释放和组织蛋白分解,减慢脂滴进入血流速度,治疗剂量,每日抑肽酶 100 万 U。

(3)高渗葡萄糖:单纯高渗葡萄糖,葡萄糖加氨基酸,或葡萄糖加胰岛素,对降低儿茶酚胺的分泌,减少体内脂肪动员,缓解游离脂肪酸毒性均有一定效果。

(4)清蛋白:能与游离脂肪酸结合,使其毒性降低,有条件者可以应用。

(5)其他药物:如肝素、右旋糖酐、酒精、去脂己酚等,但作用尚未肯定。

4.辅助治疗

(1)脑缺氧的预防:保护脑功能,减少脑组织和全身耗氧量,降低颅内压,防止高温反应等,给予头部降温或进行冬眠疗法。更重要的是纠正低氧血症。

(2)预防感染:可按常规用量,选用适当抗生素。

(3)骨折的治疗:须根据骨折的类型和患者的一般情况而定,对严重创伤患者可做临时外固定,对病情许可者可早期行内固定。

(二)肺血栓栓塞症(PTE)与深静脉血栓形成(DVT)

PTE 与 DVT 实际上是一个疾病的两个方面,因为肺血栓栓塞症的血栓主要来源于深静脉血栓,近来人们倾向将两者合称为"静脉血栓栓塞症"。肺血栓栓塞主要发生在关节置换术后,术后 7 天内是深静脉血栓形成的高危阶段,深静脉血栓形成主要发生在下肢,在髋部手术后深静脉血栓形成可为 45 %~70 %,其中 3.6 %~12.9 %可引起致命的肺血栓栓塞症,但也偶有发生在麻醉期间。下肢骨折或手术后因活动受限,患者常须卧床休息,特别是老年及肥胖患者,其下肢血流缓慢而致静脉血淤滞,深静脉炎及创伤后的应激反应引起血液高凝状态,易使下肢深静脉血栓形成。

肺血栓栓塞所致病情的严重程度取决于以上机制的综合作用,栓子的大小和数量、多个栓子的递次栓塞间隔时间、是否同时存在其他心肺疾病、个体反应的差异及血栓溶解的快慢,对发病过程和预后有重要影响。

1.常见症状

呼吸困难、胸痛、晕厥、烦躁、咯血、咳嗽、心悸,临床上有时出现所谓的"三联征",即同时出现呼吸困难、胸痛及咯血。

2.常见体征

(1)呼吸系统:呼吸频率快,发绀,双肺可闻哮鸣音、湿啰音,偶有胸膜摩擦音或胸腔积液的相应体征。

(2)心脏体征:心率快,P2 亢进及收缩期杂音,三尖瓣反流性杂音,心包摩擦音或胸膜心包摩擦音,可有右心衰竭表现。

(3)下肢静脉炎或栓塞的体征:不对称性肢体肿胀,局部压痛及皮温升高。

3.辅助检查

(1)血气分析:常提示 D 二聚体强阳性(>500 mg/L),PaO_2 下降。

(2)胸片:典型的改变是呈叶段分布的三角形影,也可表现为斑片状影、盘状肺不张、阻塞远端局限性肺纹理减少等,小的梗死者 X 线片完全正常。可合并胸腔积液和肺动脉高压出现相应的影像学改变。

(3)心电图检查:急性肺栓塞的典型 ECG 改变是 QRS 电轴右偏,肺型 P 波,Ⅰ导联 S 波加深,Ⅲ导联有小 q 波和 T 波倒置。但典型改变的阳性率低,仅见于大块或广泛的栓塞。多于发病后 5～24 小时内出现,数天至 3 周后恢复,动态观察有助于对本病的诊断。

(4)超声心动图:可见心室增大,了解肺动脉主干及其左右分支有无阻塞。

(5)快速螺旋 CT 或超高速 CT 增强扫描:可显示段以上的大血管栓塞的情况。

(6)磁共振:可显示肺动脉或左右分支的血管栓塞。

(7)放射性核素肺通气/灌注(V/Q)扫描:是目前常用的无创性诊断 PTE 的首选方法。典型的改变是肺通气扫描正常,而灌注呈典型缺损(按叶段分布的 V/Q 不匹配),对亚段以上的病变阳性率>95 %。

(8)肺动脉造影(CPA):CPA 是目前诊断 PTE 最可靠的方法,可以确定阻塞的部位及范围程度,有一定创伤性。适应临床症状高度可疑,肺通气灌注扫描不能确诊又不能排除,准备做肺栓子摘除或下腔静脉手术者。

(9)下肢深静脉检查:血管超声多普勒检查和放射性核素静脉造影可发现下肢血栓形成。

4.鉴别诊断

由于 PTE 的临床表现缺乏特异性,易与其他疾病相混淆,以致临床上漏诊与误诊率极高。做好PTE 的鉴别诊断,对及时检出、诊断和治疗有重要意义。

(1)冠状动脉粥样硬化性心脏病:一部分 PTE 患者因血流动力学变化,可出现冠状动脉供血不足,心肌缺氧,表现为胸闷、心绞痛样胸痛,心电图有心肌缺血样改变,易误诊为冠心病所致心绞痛或心肌梗死。冠心病有其自身发病特点,冠脉造影可见冠状动脉粥样硬化、管腔阻塞证据,心肌梗死时心电图和心肌酶水平有相应的特征性动态变化,PTE 与冠心病有时可合并存在。

(2)肺炎:当 PTE 有咳嗽、咯血、呼吸困难、胸膜炎样胸痛,出现肺不张、肺部阴影,尤其同时合并发热时,易被误诊为肺炎。肺炎有相应肺部和全身感染的表现,如咳脓性痰、寒战、高热、外周血白细胞显著增高、中性粒细胞比例增高等,抗菌治疗可获疗效。

(3)特发性肺动脉高压等非血栓栓塞性肺动脉高压:特发性肺动脉高压则无肺动脉腔内占位征,放射性核素肺灌注扫描正常或呈普遍放射性稀疏。

(4)主动脉夹层:PTE 可表现胸痛,部分患者可出现休克,须与主动脉夹层相鉴别,后者多有高血压,疼痛较剧烈,胸片常显示纵隔增宽,心血管超声和胸部 CT 造影检查可见主动脉夹层征象。

(5)其他原因所致的胸腔积液:PTE 患者可出现胸膜炎样胸痛,合并胸腔积液,须与结核、肺炎、肿瘤、心力衰竭等其他原因所致的胸腔积液相鉴别。其他疾病有其各自临床特点,胸腔积液检查常有助于作出鉴别。

(6)其他原因所致的晕厥:PTE 有晕厥时,须与迷走反射性、脑血管性晕厥及心律失常等其他原因所致的晕厥相鉴别。

(7)其他原因所致的休克:PTE 所致的休克属心外梗阻性休克,表现为动脉血压低而静脉压升高,须与心源性、低血容量性、血容量重新分布性休克等相鉴别。

5.治疗措施

(1)急救措施:宜进行重症监护,卧床 1～2 周,剧烈胸痛者给止痛剂、镇静剂。纠正急性右心衰竭,防治休克。改善氧合和通气功能,吸氧或无创面罩通气,必要时气管插管人工机械通气。

(2)溶栓治疗:大面积 PTE 在 2 周内可以行溶栓治疗。活动性内出血、近期自发性颅内出血禁忌行溶栓治疗,手术、分娩、妊娠、活检、出血疾病、细菌性心内膜炎、严重高血压、近期的神经外科或眼科手术、近期曾行心肺脑复苏、严重的肝、肾功能不全等患者,行溶栓治疗须慎重。

6.栓塞与麻醉

尽管麻醉期间肺栓塞颇为罕见,但在骨科手术麻醉期间仍有报道。施行椎管内麻醉时,可能由于椎管内麻醉神经根受阻滞,使下肢肌肉松弛、血管扩张,使存在于静脉内原先比较固定的栓子松动和脱落进入血液循环。另外,麻醉后因手术野消毒和手术操作等原因,增加肢体活动,有可能使血管内松动的栓子脱落。

临床表现为突然发作呼吸困难、气促、发绀,经吸氧后低氧血症无明显改善,大汗淋漓、四肢厥冷、烦躁不安、意识不清、血压下降、心率加快,甚至心搏骤停。尽管肺血栓栓塞的发生与麻醉无直接关系,一旦在术中发生,发病突然,病情极其凶险,大多数病例常因抢救无效可在数分钟或 1～2 小时内死亡。因此,常常被误诊为麻醉意外,对麻醉医师来说,对术中可能发生肺血栓栓塞症应有足够的警惕,术前应告知患者及家属可能存在的风险。

也有学者认为,硬膜外阻滞和蛛网膜下腔阻滞后的患者,其术后深静脉血栓形成的发生率显著低于全麻患者,其原因可能是椎管内麻醉使交感阻滞,血管扩张,不仅动脉血流增加,而且静脉排空率也上升,减少血液黏滞度,局麻药可抑制血小板吸附、聚集和释放,并可抑制白细胞的移动和聚集,可能有利于防止静脉血栓的形成。

五、高龄老年患者麻醉特点

随着社会老龄化的到来,高龄患者逐年增多,老年人全身各系统器官功能逐渐衰退,易于合并其他疾病,对麻醉手术耐受性差,危险性增加。术前要全面评估,治疗并发症,以期降低围术期并发症的发生。术前访视除常规体检外,对心电图、胸片、心肺肝肾功能、电解质酸碱平衡和特殊检查的结果,都要仔细分析掌握,制定周密切实可行的麻醉方案,并积极与患者及患者家属沟通,告知利害关系,以免产生医疗纠纷。

(一)循环系统

研究表明,高龄人通过 Frank-Starling 机制,利用其储备功能来维持其心输出量,故很容易失代偿。此外,心肌对 β 肾上腺素能反应、心率对异丙肾上腺素反应也随年龄增加而减弱。压力感受器敏感性也随年龄降低,且易出现体位性低血压,如果迅速扩容,易造成较大风险。

大多数老年患者心血管系统发生退行性变性,易患许多心血管系统疾病,围术期应全面评估,特别要注意发生心功能不全的风险。

(二)神经系统

中枢神经系统随着患者年龄的增加,脑神经元、体积和重量均减少萎缩,能够合成递质的神经元减少或丧失,失去了突触联系,加之各种递质的受体增加很慢和分解酶活性增加,使脑功能降低,记忆力和智力均下降,老年患者术后易出现认知功能障碍。老年患者神经纤维的数量减少和排列也发生变化,传导速度缓慢,视、听、触、味、位置、温、痛等感觉均减退,运动反应延迟,咽喉反射渐渐迟钝,易发生误吸意外。皮肤痛觉感受器和中枢吗啡样受体减少,使得对麻醉性镇痛药及吸入麻药更敏感。自主神经系统也发生类似退行性变性,功能减退,肾上腺缩小,α、β肾上腺素能受体兴奋反应减弱,往往对血管活性药物的敏感性降低。

(三)呼吸系统

随年龄增加,肺纤维组织增多,顺应性降低,换气面积减少。胸廓及脊柱变形,肋间肌和膈肌收缩力下降,肺活量减少、残气量增多,因此导致呼吸做功增加,呼吸储备能力显著减少。围术期必须重视呼吸功能的评价和呼吸功能锻炼,预防或减少呼吸系统并发症及呼吸衰竭。

(四)内分泌与代谢

老年患者内分泌腺,如肾上腺、甲状腺纤维化萎缩,甲状腺素减少,代谢率降低,在围术期易出现低体温。胰岛功能受损,糖耐量降低,围术期不主张输大量含糖溶液。肝脏功能降低,其酶的活性亦降低,显著影响药物降解和排泄,使得苏醒期延长。

(五)泌尿系统

老年患者肾脏皮质、肾小管、肾小球均萎缩并减少,肾小球滤过率、肾小管重吸收、肾浓缩、稀释的功能都明显减退,对调控细胞外液、循环容量和电解质酸碱平衡能力均下降,术中应严格控制输液量,注意观察尿量,准确判断容量负荷。

(六)其他

老年牙齿松动和(或)脱落、下颌松弛、舌后坠,易造成上呼吸道梗阻。由于颈椎曲度的改变常致气管插管困难,插管时易致牙齿脱落、气道损伤。脊椎椎间孔闭锁,使硬膜外麻醉药所需容积明显减少,椎管内麻醉局麻药可使麻醉平面意外增宽,带来较大风险。黄韧带钙化使脊椎穿刺常常遇到困难,多次穿刺易造成脊神经损伤。目前,国内外大型医疗机构对老年骨科患者的麻醉越来越多地选择外周神经阻滞和全身麻醉或两者结合,有利于循环稳定和术后镇痛。

第四节 骨科手术麻醉选择

骨科麻醉具有很强的专科特点,且各亚专科之间差异非常显著。所以,从事骨科麻醉应掌握骨科各亚专科疾病特点、手术方式内容及对麻醉选择的影响。骨科手术麻醉方式可选用区域阻滞、全身麻醉或两者联合的方法,主要取决于患者的健康状况、手术医师和患者的要求、手术时间及方式,以及麻醉医师的技能和习惯。以下是几种主要骨科手术的麻醉选择。

一、四肢手术麻醉

(一)上肢手术

大多数上肢手术可在不同路径的臂丛神经阻滞下完成。肩部手术可在颈丛-臂丛联合神经阻滞麻醉下完成,若切口延伸到腋窝须辅助皮下局部浸润麻醉。肘部手术可采用肌间沟或腋路臂丛神经阻滞。手和前臂内侧为 C_{7-8} 和 T_1 支配,肌间沟法有时阻滞不全,最好采用经腋路臂丛神经阻滞。长时间手术,如多指断指再植,可选用连续臂丛神经阻滞。双上肢同时手术的患者尽量选用全身麻醉,禁忌行双侧肌间沟法臂丛神经阻滞麻醉。

(二)下肢手术

下肢手术在纠正低血容量休克后,使用止血带情况下,可选用蛛网膜下腔阻滞、硬膜外阻滞或蛛网膜下腔-硬膜外联合阻滞下完成,但应注意控制麻醉平面,并严密监测循环状况。也可采用神经阻滞或神经阻滞与全身麻醉联合应用的方法。单纯足部手术可采用踝关节处神经阻滞或联合坐骨神经阻滞。由于踝部深层结构几乎均为坐骨神经分支支配,因此采用坐骨神经阻滞,即可满足踝关节手术麻醉和术后镇痛要求,如需要在大腿上使用气囊止血带则必须同时做股神经、闭孔神经阻滞和股外侧皮神经阻滞。长时间手术也可在连续神经阻滞下完成,利于术后镇痛和康复功能锻炼。

(三)髋、膝关节置换手术

髋、膝关节置换手术可以选择硬膜外-腰麻联合麻醉,具有起效快、肌松好等优点。但以下患者则须采用全身麻醉:高龄椎管有退行性变性;不能完全配合;伴有多个脏器并发症。同时可辅助外周神经阻滞,有利于减少全身麻醉用药量,维持良好术后镇痛,有助于术后功能锻炼和早期康复。

二、脊柱手术麻醉

(一)所有颈、胸、腰椎减压固定术及脊柱矫形术

所有这类手术均应采用全身麻醉,可选用静吸复合全麻、静脉全麻和靶控输注全凭静脉全麻(TCI)等方法。TCI 具有操作简便、镇痛完善、可控制血压、苏醒迅速等优点,还具有脊髓保护作用,故近年在脊柱手术中应用广泛。

(二)不稳定颈椎骨折

此类手术宜在健忘镇痛慢诱导下行气管插管全身麻醉,也可在有效支撑保护下行快速诱导视频喉镜辅助强迫位气管插管全身麻醉,也可在纤维支气管镜辅助下完成。颈椎后路手术翻身过程中要求保持颈、胸部"同轴位"翻身,避免脊髓二次损害,甚至心搏骤停的发生。脊柱后路手术为保证呼吸道通畅,防止气管导管脱出,必须采取有效的措施保护气管导管,并于术中连续监测呼气末二氧化碳,定时检查导管位置,以防发生意外。

(三)腰椎手术

腰椎手术包括小切口椎间盘摘除到大范围的椎板融合术,此类手术时间长、失血多,麻醉选择应依据手术方法而定,单纯椎间盘髓核摘除术可选用局部浸润麻醉和单次硬膜外麻醉,复杂手术则选用全身麻醉,也可联合使用硬膜外麻醉和全身麻醉。选择硬膜外麻醉须慎重,虽然硬膜外麻醉可提供良好的术后镇痛,但可能影响腰椎手术后感觉运动功能异常的早期诊断。

(四)椎体成形术

椎体成形术属于微创手术,在 G 形臂透视下行球囊膨胀,"骨水泥"植入,可用全身麻醉或局部浸润麻醉。术中常规监测 ECG、BP、SpO_2,面罩吸氧 $3 \sim 5$ L/min,确保呼吸道通畅。

三、骨盆手术麻醉

骨盆骨折为松质骨骨折,本身出血较多,加之盆壁静脉丛多无静脉瓣阻挡回流,以及中小动脉损伤,严重的骨盆骨折往往有大量出血,选择全身麻醉更利于术中循环管理,维持循环稳定,保证重要脏器的血供。部分骨盆手术需要侧卧或俯卧位,普通气管导管易打折、扭曲,所以全麻插管时应选择螺纹钢丝气管导管,并且固定牢靠。

四、骨肿瘤手术麻醉

骨肿瘤多发于下肢、盆腔和脊柱。下肢主要为原发肿瘤、神经纤维瘤,体积大,血运丰富。脊柱肿瘤中,椎管内肿瘤多为良性的神经鞘膜瘤和神经纤维瘤,术中出血少;椎体、附件肿瘤常为恶性转移瘤,多来源肺癌、肾髓样癌,血运丰富,麻醉方式均选择全身麻醉。预期出血少的上、下肢的骨肿瘤切除重建手术,可选用椎管内、臂丛及坐骨-股神经阻滞麻醉。但股骨上段骨肿瘤无法使用止血带、术中出血多、手术时间长者,为保障患者安全,建议选择全身麻醉。

全身麻醉适应于肱骨头及肩胛骨肿瘤、骨盆肿瘤、骶尾部肿瘤、脊柱肿瘤切除、内固定或重建术。出血多、手术时间长者,除常规监测外,还应作动、静脉置管,监测有创动脉血压,中心静脉压等,定期检测血气分析、血糖,术中须维持体温和有效循环血量。

五、小儿骨科手术麻醉

(一)哭闹、不合作的患儿

这类患儿可选择全身麻醉,使患儿意识消失、安静、配合。可选用肌内或静脉注射氯胺酮或七氟烷吸入的方法。尤其是七氟烷全身麻醉与局部麻醉联合应用,具有方法简便、诱导、苏醒迅速等特点,可用于:脱臼手法复位术、扳机指切开松解术、婴幼儿马蹄内外翻手法复位或跟腱切断石膏外固定术、小接骨板或髓内钉取出术、斜颈手术等。

(二)小儿上、下肢手术

这类手术可选用区域神经阻滞,包括硬膜外麻醉、腰麻、骶管麻醉、臂丛神经阻滞麻醉等方法,但需要患儿的配合或在基础麻醉下进行。

(三)全身麻醉

所有小儿骨科手术麻醉均可选择全身麻醉,包括吸入麻醉、静吸复合麻醉、静脉全麻和靶控输注全凭静脉全麻,目前推荐静吸复合麻醉。尤其用于先天性髋关节发育不良脱位切开截骨重建矫治术、感染导致急慢性骨髓炎、关节及脊柱结核、特发性脊柱侧弯行脊柱侧弯矫治、小儿马蹄内外翻肌腱转移术等。

第五节 关节置换术的麻醉

人工关节的材料和工艺越来越先进,接受人工关节置换的患者也越来越多。此类手术确实使患者解除了疼痛,改善了关节活动功能,提高了生活质量。人工关节置换术的不断发展给麻醉带来了新的课题,提出了更高的要求,因为该类患者往往有许多特殊的方面,对此麻醉医师需要有较深的认识,做好充分的术前准备,严密的术中监测和良好管理以及术后并发症的防治工作。

一、关节置换术麻醉的特殊问题

(一)气管插管困难和气道管理困难

类风湿性关节炎和强直性脊柱炎的患者常有全身多个关节受累,前者可累及寰枢关节、环杓关节及颞下颌关节等,可使寰枢关节脱位、声带活动受限、声门狭窄、呼吸困难及张口困难等;后者主要累及脊柱周围的结缔组织,使其发生骨化,脊柱强直呈板块状,颈屈曲前倾不能后仰,颞下颌关节强直不能张口。患者平卧时常呈"元宝状",去枕头仍保持前屈,如果头部着床,下身会翘起。这两种患者行气管插管非常困难,因为声门完全不能暴露,且患者骨质疏松,有的患者还有寰枢关节半脱位,如果插管用力不当,可造成颈椎骨折,反复插管会造成喉头水肿和咽喉部黏膜损伤、出血,气道管理更加困难。一些患者合并有肺纤维化病变,胸壁僵硬,致肺顺应性下降,通气和弥散能力均降低,可致 SpO_2 下降。对此类患者,麻醉医师在术前访视时,如估计气管插管会有困难者,应事先准备好纤维支气管镜以便帮助插管。合并肺部感染致呼吸道分泌物增多,且易发生支气管痉挛,给呼吸道的管理增加了难度。

(二)骨黏合剂

为了提高人工关节的稳定性,避免松动和松动引起的疼痛,利于患者早期活动和功能恢复,在人工关节置换术中常须应用骨黏合剂(骨水泥),通常是在骨髓腔内填入骨水泥,再将人工假体插入。骨黏合剂为一高分子聚合物,又称丙烯酸类黏合剂,包括聚甲基丙烯酸甲酯粉剂和甲基丙烯酸甲酯液态单体两种成分,使用时将粉剂和液态单体混合成面团状,然后置入髓腔,自凝成固体而起作用。在聚合过程中可引起产热反应,温度可为 $80\sim90\ ℃$,这一产热反应使骨水泥更牢固。单体具有挥发性,易燃,有刺激性气味和毒性,因此,房间内空气流通要好。未被聚合的单体对皮肤有刺激和毒性,可被局部组织吸收引起"骨水泥综合征"。单体被吸收后大约3分钟达峰值血液浓度,在血中达到一定浓度后可致血管扩张并对心脏有直接毒性,体循环阻力下降,组织释放血栓素致血小板聚集,肺微血栓形成,因而患者可感胸闷、心悸,心电图可显示有心肌损害和心律失常(包括传导阻滞和窦性停搏),还可有肺分流增加而致低氧血症、肺动脉高压、低血压及心输出量减少等。单体进入血液后可以从患者的呼气中闻到刺激性气味。肺脏是单体的清除器官,清除速度很快,故一般不会受到损害,只有当单体的量达到全髋关节置换时,所释放的单体量的35倍以上时,肺功能才会受到损害。因此,对肺功能而言,骨水泥的使用一般是安全的。为减少单体的吸收量,混合物必须做充分搅拌。

除单体吸收引起的对心脏、血管和肺脏的毒性反应外,当骨黏合剂填入骨髓腔后,髓腔内压急剧上升,使得髓腔内容物包括脂肪、空气微栓子及骨髓颗粒进入肺循环,引起肺栓塞,致肺血管收缩,肺循环阻力增加和通气灌流比例失调,导致肺分流增加、心排血量减少和低氧血症。为了减少髓腔内压上升所致的并发症,用骨水泥枪高压冲洗以去除碎屑,从底层开始分层填满髓腔,这可使空气从髓腔内逸出以减少空气栓塞的发病率,也可从下位的骨皮质钻孔,并插入塑料管以解除髓内压的上升。

对骨黏合剂使用时对心肺可能造成的影响,必须高度重视,采取预防措施。应当在用骨水泥时严密监测 PaO_2、$PaCO_2$、$ETCO_2$、SpO_2、血压、心律及心电图等。补足血容量,必要时给予升压药,保证气道通畅,并予充分吸氧。下肢关节置换的手术,在松止血带时,要注意松止血带后所致的局部单体吸收,骨髓、空气微栓子或脂肪栓等进入肺循环而引起的心血管反应,甚至有可能出现心搏骤停。

(三)止血带

四肢手术一般都须在止血带下进行,以达到术野无血的目的。但是止血带使用不当时也会出现一些并发症。

(四)激素的应用

1.概述

行人工关节置换的患者常因其原发病而长期服用激素,因此,可有肾上腺皮质萎缩和功能减退,在围术期如不及时补充皮质激素,会造成急性肾上腺皮质功能不全(危象)。对此类患者,应详细询问服用激素的时间、剂量和停用时间,必要时做 ACTH 试验检查肾上腺皮质功能。对考虑可能发生肾上腺皮质功能不全的患者,可在术前补充激素,可提前 3 天起口服泼尼松,5 mg,每日 3 次,或于术前一日上午和下午各肌内注射醋酸可的松 100 mg,在诱导之前及术后给予氢化可的松 100 mg 静脉滴注。

2.急性肾上腺皮质功能不全的判定

如果麻醉和手术中出现下列情况,则应考虑发生了急性肾上腺皮质功能不全。

(1)原因不明的低血压休克,脉搏增快,指趾、颜面苍白。

(2)在补充血容量后仍持续低血压,甚至对升压药物也不敏感。

(3)不明原因的高热或低体温。

(4)全麻患者苏醒异常。

(5)异常出汗、口渴。

(6)血清钾升高或钠、氯降低。

(7)肾区痛(腰疼)和胀感、蛋白尿。

(8)在上述症状的同时,可出现精神不安或神志淡漠,继而昏迷。

3.处理

如果考虑为肾上腺皮质功能不全,立即给予氢化可的松 100 mg 静脉推注,然后用氢化可的松 200 mg 静脉滴注。

(五)深静脉血栓和肺栓塞

骨关节手术有许多患者为长期卧床或老年人,静脉血流瘀滞,而手术创伤或肿瘤又使凝血功能改变,皆为静脉血栓的高危因素,在手术操作时有可能致深静脉血栓进入循环。长骨干骨折患者有发生脂肪栓塞的危险,使用骨水泥时有可能发生空气栓塞。对麻醉医师来说,对术中发生的肺栓塞有足够的警惕,非常重要,因为术中肺栓塞发病极其凶险,患者死亡率高,而且容易与其他原因引起的心搏骤停相混淆。因此,术中应密切观察手术操作步骤及患者的反应,严密监测心率、血压、SpO_2、$ETCO_2$ 等。心前区或经食管超声心动对肺栓塞诊断有一定帮助。如果患者术中突然出现不明原因的气促、胸骨后疼痛、$ETCO_2$ 下降、PaO_2 下降、肺动脉高压、血压下降而用缩血管药纠正效果不好等表现时,应考虑有肺栓塞的可能。

为了预防和及时发现因静脉血栓脱落而致肺栓塞,术中须维持血流动力学稳定,补充适当的血容量,并在放骨水泥和松止血带时,须严密监测生命体征的变化。

对严重肺栓塞的治疗是进行有效的呼吸支持及循环衰竭的纠正与维持。主要方法包括:

吸氧、镇痛、纠正心力衰竭和心律失常及抗休克。空气栓塞时,应立即置患者于左侧卧头低位,使空气滞留于右心房内,防止气栓阻塞肺动脉及肺毛细血管,也可通过经上肢或颈内静脉插入右心导管来抽吸右心内空气。对血栓性肺栓塞,如无应用抗凝药的禁忌,可用肝素抗凝治疗或给予链激酶、尿激酶进行溶栓治疗。高压氧舱可促进气体尽快吸收,并改善症状。

二、术前准备及麻醉选择与管理

虽然有许多青壮年患者须行关节置换术,但以老年人多见。老年人常伴有各系统器官的功能减退和许多并存疾病,致围术期和麻醉中并发症增多,其死亡率也比年轻人为高。术前须对高龄患者并存的疾病及麻醉的危险因素进行正确评估,对并存疾病应给予积极的治疗。如对于高血压和冠心病患者,术前应给予有效的控制血压及改善心肌缺血,维持心肌氧供需平衡,以减少围术期心脑血管的并发症;慢性气管炎患者应积极治疗,训练深呼吸及咳嗽,以减少术后肺部感染。老年人心肺肝肾功能减退,药物代谢慢,诱导和术中用药应尽量选用短效、代谢快及对循环影响小的药物,如用依托咪酯诱导,以异氟醚、七氟醚、地氟醚等吸入麻醉药为主,维持麻醉,尽量减少静脉用药。

(一)术前准备

1.麻醉前访视与病情估计

关节置换的患者,老年人较多,他们常合并有心血管疾病、肺部疾病、高血压及糖尿病等疾病。类风湿性关节炎和强直性脊柱炎患者累及心脏瓣膜、心包及心脏传导系统者,须详细检查及对症处理。术前一定要了解高血压的程度,是否规律用药(抗高血压药可用至手术日早晨),是否累及其他器官,有无合并心功能不全。对合并房室传导阻滞和病态窦房结综合征的患者应详细询问病史,必要时安置临时起搏器。慢性肺疾病患者,要注意有无合并肺部感染,术前须做肺功能和血气检查。类风湿性关节炎和强直性脊柱炎要检查脊柱活动受限程度,判断气管插管是否困难,胸廓活动受限的程度如何。合并糖尿病的患者,要详细询问病史、服药的类型,检测术前血糖和尿糖值,必要时给予短效胰岛素控制血糖。有服用激素病史的患者,应根据服药史及术前的临床表现、化验结果决定围术期是否需要补充激素。

2.麻醉前用药

一般患者术前常规用药,有严重的循环和呼吸功能障碍的患者,镇静药或镇痛药慎用或不用。有肾上腺皮质功能不全倾向的患者,诱导前给予氢化可的松 100 mg,加入 100 mL 液体中滴注。

3.术前备血

估计术中出血较多的患者,术前要准备好充分的血源。为了节约血源和防止血源性疾病传播和输血并发症,可采用术中血液回收技术或术前备自体血在术中使用。血红蛋白在 10 g 或红细胞比积在 30 % 以下,不宜采集自体血。最后一次采血至少在术前 72 小时前,以允许血容量的恢复。拟作纤维支气管镜引导气管插管时,要准备好必备用品,如喷雾器、支气管镜等。

4.维持气道困难的预测与气管插管困难的评估

对类风湿性关节炎和强直性脊柱炎影响到颈椎寰枢关节、颞下颌关节致头不能后仰和(或)张口困难的患者,应当仔细检查,估计气管插管的难易程度,以决定麻醉诱导和插管方式。目前,预测气道困难的方法很多,现介绍几种方法。

（1）张口度：是指最大张口时上下门牙间的距离，正常应≥3 指（患者的示指、中指和无名指并拢）；2～3 指，有插管困难的可能；<2 指，插管困难。不能张口或张口受限的患者，多置入喉镜困难，即使能够置入喉镜，声门暴露也不佳，因此可造成插管困难。

（2）甲颏间距：是指患者颈部后仰至最大限度时，甲状软骨切迹至下颏间的距离，以此间距来预测插管的难度。甲颏间距≥3 指（患者的示、中及无名指），插管无困难；2～3 指，插管可能有困难，但可在喉镜暴露下插管；<2 指，则无法用喉镜暴露下插管。

（3）颈部活动度：是指仰卧位下做最大限度仰颈，上门牙前端至枕骨粗隆的连线与身体纵轴相交的角度，正常值>90°；<80°为颈部活动受限，直接喉镜下插管可能遇到困难。

（4）寰枕关节伸展度：当颈部向前中度屈曲（25°～35°），而头部后仰，寰枕关节伸展最佳。口、咽和喉三条轴线最接近为一直线（亦称"嗅花位"或称 Magill 位），在此位置，舌遮住咽部较少，喉镜上提舌根所须用力也较小。寰枕关节正常时，可以伸展 35°。寰枕关节伸展度检查方法：患者端坐，两眼向前平视，上牙的咬颌面与地面平行，然后患者尽力头后仰，伸展寰枕关节，测量上牙咬颌面旋转的角度。上牙旋转角度可用量角器准确地测量，也可用目测法进行估计分级：1 级为寰枕关节伸展度无降低；2 级为降低 1/3；3 级为降低 2/3；4 级为完全降低。

(二)麻醉方法的选择

1.腰麻和硬膜外麻醉

只要患者无明显的腰麻或硬膜外麻醉禁忌证及强直性脊柱炎导致椎间隙骨化而使穿刺困难，都可选用腰麻或硬膜外麻醉，近年来在腰麻或硬膜外麻醉下进行了大量的髋、膝关节置换术，包括>80 岁的高龄患者，均取得了良好效果。而且有研究表明选用腰麻和硬膜外麻醉对下肢关节置换术有如下优点。

（1）深静脉血栓率发生率降低，因硬膜外麻醉引起的交感神经阻滞导致下肢动静脉扩张，血流灌注增加。

（2）血压和 CVP 轻度降低，可减少手术野出血。

（3）可减轻机体应激反应，从而减轻患者因应激反应所引起的心肺负荷增加和血小板激活导致的高凝状态等。

（4）局麻药可降低血小板在微血管伤后的聚集和黏附能力，对血栓形成不利。

（5）可通过硬膜外导管行术后椎管内镇痛。

2.全身麻醉

对有严重心肺并发症的患者、硬膜外或腰麻穿刺困难者，以及其他禁忌证的患者，宜采用气管插管全身麻醉。

（1）注意要点：①选用对心血管功能影响小的诱导和维持药物。②尽量选用中短效肌松药，术中严密监测生命体征，术后严格掌握拔管指征。③强直性脊柱炎等气管插管困难者，应在纤维支气管镜帮助下插管，以免造成不必要的插管损伤；必要时可行控制性降压，以减少出血。

总之，在满足手术要求和保证患者安全的前提条件下，根据患者的病情，手术的范围，设备条件和麻醉医师自身的经验与技术条件来决定麻醉方法。

（2）全麻诱导。对年老体弱者，全麻诱导时给药速度要慢，并密切观察患者的反应、如心血管反应、药物变态反应等。常用静脉药物及其诱导剂量如下。①异丙酚:成人 2～2.5 mg/kg,在 30 秒内给完,年老体弱者宜减量和减慢给药速度。②咪达唑仑:未用术前药的患者:<55 岁, 0.3～0.35 mg/kg;>55 岁,0.30 mg/kg,ASA Ⅲ～Ⅳ级,0.2～0.25 mg/kg。已用术前药的患者,适当减量。③依托咪酯:0.2～0.6 mg/kg,常用量 0.3 mg/kg,小儿、老弱、重危患者应减量,注药时间在 30 秒以上。④硫喷妥钠:4～8 mg/kg,常用量 6 mg/kg。⑤常用肌松药及插管剂量:琥珀胆碱 1～2 mg/kg;泮库溴铵 0.10～0.15 mg/kg;维库溴铵 0.08～0.10 mg/kg,哌库溴铵 0.1 mg/kg。

(3)麻醉维持。一般用静吸复合全麻,特别是以异氟醚、七氟醚为主的静吸复合全麻,对患者心血管功能抑制小、苏醒快,是理想的麻醉维持方法,因此,尽量减少静脉用药,而以吸入麻醉为主。

(4)预知气道困难患者的插管处理。预知气道困难的患者,应根据患者情况选择插管方式,切忌粗暴强行插管,特别是有颈椎半脱位、骨质疏松、全身脱钙的患者。气管插管技术的选择如下。①直接喉镜:一般插管无困难的患者,可快速诱导、直接喉镜下气管插管。估计可能有困难,不宜快速诱导,而应咽喉表面麻醉和环甲膜穿刺气管内表面麻醉或强化麻醉下行清醒气管插管。②盲探经鼻插管:用于插管困难的患者。患者清醒,多采用头部后仰、肩部垫高的体位,并可根据管口外气流的强弱进行适当的头位调整,气流最大时,表明导管正对声门,待患者吸气时将导管送入气管内。③纤维光导喉镜引导气管插管患者有明显困难插管指征时,应直接选择在纤维支气管镜帮助下插管;喉罩:有条件者可选用喉罩处理气道困难和插管困难。

(三)术中麻醉管理

(1)术中严密监测患者的生命体征,维持循环功能的稳定和充分供氧。监测包括血压、心率、ECG、SpO_2、$ETCO_2$ 等项目。

(2)对术前有冠心病或可疑冠心病的患者,应予充分给氧,以保证心肌的氧供需平衡。

(3)硬膜外麻醉要注意掌握好阻滞平面,特别是用止血带的患者,如果阻滞范围不够,时间长则会使患者不易耐受。

(4)对老年或高血压患者,局麻药用量要酌减,掌握少量分次注药原则,防止阻滞平面过广导致血压过低,要及时补充血容量。

(5)注意体位摆放,避免皮肤压伤,搬动体位要轻柔,要注意保持患者的体温。

(6)在一些重要步骤,如体位变动、放骨水泥、松止血带前要补足血容量,密切观察这些步骤对机体的影响,并做好记录。

(7)体液平衡很重要,既要补足禁食、禁水及手术中的丢失,满足生理需要量,又要注意不可过多过快而造成肺水肿。

(8)心血功能代偿差的患者,在总量控制的前提下,胶体液比例可适当提高,可用血定安、海脉素、中分子羟乙基淀粉及血浆等。

术中失血量要精确计算,给予适量补充,备有自体血的患者需要输血时,先输自体血,有条件者可采用自体血回收技术,回收术中失血。

（四）特殊手术的麻醉

1.强直性脊柱炎和类风湿关节炎患者的麻醉

（1）病情估计。术前患者访视应注意如下事项。①了解病情进展情况，是否合并心脏瓣膜、传导系统、心包等病变，应作心电图检查并判断心功能分级。②判断胸廓活动受限情况，决定是否作肺功能和血气检查。③了解颈、腰椎有无强直，颈活动度及张口度，依此考虑诱导和气管插管以何种方式进行。④水电解质平衡情况，是否有脱钙。⑤是否有激素服用史，服用时间长短、剂量、何时停用，考虑是否用激素准备。⑥术前用药剂量宜小，呼吸受限者术前可免用镇静镇痛药，入室后再酌情给予。

（2）麻醉方式和术中管理。此类患者的腰麻和硬膜外麻醉穿刺常有困难，而且硬脊膜与蛛网膜常有粘连，易误入蛛网膜下腔，且椎管硬化，容积变小，硬膜外隙很窄，剂量不易掌握，过大致平面意外升高，有时又因硬膜外腔有粘连致局麻药扩散差，麻醉效果不好，追加镇静药又顾虑呼吸和循环抑制，颇为棘手。因此，从患者安全出发，一般采用全麻更为合适。全麻可根据患者颈部活动度和张口程度决定诱导和插管方式。估计有困难者，行清醒经鼻盲探气管插管。对脊柱前屈＞60°、颈屈曲＞20°患者，行快速诱导全麻是危险的。此外，反复不成功的插管可发生咽喉软组织损伤、出血、水肿，以致气道难以保持通畅，而出现缺氧、CO_2 蓄积，甚至心搏骤停等严重后果。因此，行纤维支气管镜引导下气管插管是安全可靠的方式。如果条件不具备，可考虑逆行插管术，也可考虑使用喉罩。

有近期或长期服用激素病史者，诱导前给予 100 mg 氢化可的松溶于 100 mL 液体中，输入后开始诱导。全麻忌过深，因此类患者对麻醉药耐量低，用药量应减少，尤其是静脉麻醉药。术中充分供氧，避免低氧血症，并注意液体量和失血量的补充。颈椎强直者，术后须完全清醒后再拔管。

2.髋关节置换术的麻醉

人工髋关节置换术的主要问题，是患者多为老年人，长期卧床的强直性脊柱炎、类风湿性关节炎及创伤骨折患者，手术创伤大，失血多，易发生骨黏合剂综合征及肺栓塞。

术前访视患者时，要注意其全身并发症及重要脏器功能情况，如高血压、心脏病、慢性阻塞性肺疾病、糖尿病等，术前应控制血压，改善心肺功能，控制血糖。术前应检查心肺功能。要询问过敏史、服药史、服用激素史等。长期卧床患者要注意心血管代偿功能和警惕深静脉血栓和肺栓塞的危险。术前需准备充分的血源，如备自体血。术前用药须选用对呼吸和循环无抑制的药物。

麻醉方式可根据患者情况和麻醉条件及麻醉医师自身经验来决定。有的医院多采用腰麻或硬膜外麻醉。

当手术截除股骨头颈部，扩大股骨髓腔和修整髋臼时，出血较多。为减少大量输血的并发症，减少输血性疾病的危险可采用一些措施。

（1）术前备自体血。

（2）术中失血回收。

（3）术前进行血液稀释。

（4）术中控制性降压。

（5）注意体位摆放，避免静脉回流不畅而增加出血。

（6）术前、术中用抑肽酶可减少出血。

在用骨黏合剂时应警惕骨水泥综合征的发生，充分供氧，保持血容量正常，减浅麻醉，必要时给予升压药。同时要警惕脂肪栓塞综合征，以防意外发生。

3.膝关节置换术的麻醉

膝关节置换术主要注意松止血带后呼吸血压的变化、骨水泥问题及术后镇痛。膝关节手术一般用止血带减少出血，但要注意由此带来的并发症。少数高血压、心脏病患者在驱血充气后可产生高血压，甚至心衰。在松止血带时可产生"止血带休克"及肺栓塞综合征。在双膝关节同时置换时，要先放松一侧后，观察生命体征的变化，使循环对血液重新分布有一个代偿的时间，再放另一侧止血带。

膝关节置换术后疼痛可能比髋关节置换术后更明显，可行各种方法的术后镇痛，有利于早期活动和功能锻炼。

第十一章　妇产科手术麻醉

第一节　妇科肿瘤手术的麻醉

　　妇科肿瘤,根据病理性质分,为良性肿瘤和恶性肿瘤;根据肿瘤的发生部位,又可分为外阴肿瘤、阴道肿瘤、子宫肿瘤、卵巢肿瘤、输卵管肿瘤、滋养细胞肿瘤等。子宫肌瘤是最常见的妇科良性肿瘤,宫颈癌、子宫内膜癌和卵巢癌则是常见的妇科恶性肿瘤。一般良性肿瘤,如外阴乳头状瘤、卵巢囊肿、子宫肌瘤等,手术涉及范围较小,但恶性肿瘤,如宫颈癌等根治性手术,手术范围除切除子宫及附件外,还可涉及盆腹腔的其他器官,如直肠、膀胱、输尿管、尿道、大网膜、淋巴结等盆腹腔内的器官组织,这类手术时间长、范围广、创伤大、出血多,对机体内环境干扰大,加之恶性肿瘤患者术前存在严重贫血、营养不良,晚期出现恶病质,某些恶性肿瘤患者术前还可能进行化疗、放疗,患者全身状况差,因此,增加了麻醉的难度和风险。本节主要介绍几种常见妇科肿瘤的病理解剖学特点、手术主要步骤及麻醉特点。

一、子宫肌瘤

　　子宫肌瘤(hysteromyoma)是女性生殖器中最常见的良性肿瘤,也是人体最常见的良性肿瘤之一。多见于 30～50 岁妇女,以 40～50 岁女性发病率最高。子宫肌瘤主要由子宫平滑肌组织增生而成,其间有少量纤维结缔组织,故又称为"子宫纤维肌瘤""子宫纤维瘤"或"平滑肌瘤"。

(一)子宫肌瘤的分类及其病理解剖学特点

　　子宫肌瘤按其生长位置与子宫壁各层的关系可分为壁间肌瘤、浆膜下肌瘤、黏膜下肌瘤三种类型。

　　1.子宫肌壁间肌瘤

　　子宫肌壁间肌瘤最为常见,约占总数的 60 ％～70 ％,肌瘤位于子宫肌层内,周围被肌层所包围。壁间肌瘤常使子宫增大,宫腔弯曲变形,子宫内膜面积增加。

　　2.浆膜下肌瘤

　　浆膜下肌瘤约占总数的 20 ％,肌瘤向子宫体浆膜面生长,突起于子宫表面。瘤体继续向浆膜面生长时,可仅有一蒂与子宫肌壁相连,成为"有蒂肌瘤",营养由蒂部血管供应。当血供不足时可变性、坏死。或蒂部扭转、断裂,肌瘤脱落至腹腔或盆腔,可两次获得血液供应而形成游离性或寄生性肌瘤。肌瘤还可贴靠邻近的组织器官,如大网膜、肠系膜等。有时,可使在大网膜随行部分扭转或阻塞而发生组织液漏出,形成腹水,子宫肌瘤的症状因肌瘤生长的部位、大小、生长速度、有无继发变性及合并症等而异,浆膜下子宫肌瘤多以腹部包块为主要症状,极少出现子宫出血、不孕症等。当肌瘤增大到一定程度时,可产生邻近脏器压迫症状。

3.黏膜下肌瘤

黏膜下肌瘤约占总数的 10 %～15 %，肌瘤向子宫黏膜方向生长，突出于宫腔。常为单个，易使宫腔变形增大，多不影响子宫外形。极易形成蒂，在宫腔内犹如异物，可以刺激子宫收缩，将肌瘤推出子宫口或阴道口。

子宫肌瘤常为多发性，并且以上不同类型肌瘤可同时发生在同一子宫上，称为"多发性子宫肌瘤"。

(二)子宫肌瘤的手术方式及其特点

手术治疗是有症状的子宫肌瘤患者的最佳治疗方法。经腹全子宫切除术、次全子宫切除术及子宫肌瘤剔除术是传统的子宫肌瘤手术方式。随着微创外科的发展，近几年国内腔镜手术治疗子宫肌瘤也得到迅速发展，成为治疗子宫肌瘤的手术方式之一。可根据肿瘤的大小、数目、生长部位及对生育的要求，采取相应的手术方式。

1.全子宫切除术适应证

(1)子宫出血较多，经药物治疗无效且造成贫血。

(2)子宫达妊娠 3 个月大小或有明显的压迫症状，如大小便困难、尿频尿急、下肢水肿、腰腿酸痛等症状日趋严重。

(3)子宫肌瘤可疑肉瘤变性。

(4)附件触诊不满意。

2.子宫切除的方式

(1)经腹全子宫切除术：经腹全子宫切除术(total abdominal hysterectomy，TAH)是传统的手术方式，适用于肌瘤较大、数目较多的患者，可选用下腹部横切口或纵切口。

TAH 操作简单直接，容易掌握，技术及理论成熟且肉眼判断肌瘤恶变可立即扩大手术，减少转移，但 TAH 容易出现一些术后并发症，在处理子宫血管、主韧带、骶骨韧带时，有可能直接损伤膀胱、输尿管、直肠等盆腔脏器。此外，交感和副交感神经经骨盆神经丛到达膀胱，穿过主韧带到 Frankenhauser 神经丛，子宫全切术在宫颈旁分离时易损伤这些神经，术后膀胱和肠发生感觉神经整合性改变。

(2)经腹次全子宫切除术：次全子宫切除术又称"宫颈上子宫切除术"，是将子宫体部切除保留子宫颈的手术，手术适应证大体上同全子宫切除术。作全切或次全切除，有时要在开腹探查或手术进行中才能作最后决定，如探查发现子宫颈周围组织有严重粘连，向下剥离时可能损伤直肠、膀胱及输尿管或引起出血者，可行次全子宫切除术。根据病情需要，在不影响切除子宫病灶的情况下，对年轻妇女也可作高位子宫部分切除，能保留部分子宫的生理功能。次全子宫切除术易于操作，出血较少，能保持阴道的解剖学关系，对术后性生活影响较少。

(3)经腹筋膜内全子宫切除术：筋膜内全子宫切除术与全子宫切除术的主要差别在于前者保留包绕和固定子宫颈的韧带、血管、筋膜组织。该术式的优点是：①不需要充分分离膀胱，避免了膀胱损伤。②不切断子宫骶、主韧带及宫旁和阴道组织，维护了盆底支持结构，缩短了手术时间。③保持了阴道完整供血系统，对性功能影响小。手术成败的关键是正确分离宫颈筋膜。

(4)经阴道子宫切除术：经阴道子宫切除术(trans-vaginal hysterectomy，TVH)即从阴道切除子宫,关闭阴道断端。经阴道子宫切除术的优点:①TVH 使用特制的专用器械,对手术步骤进行如下简化及改进:一是在分离子宫间隙时,采用组织剪尖端紧贴宫颈筋膜向上推进、撑开;二是处理子宫骶主韧带及子宫血管时,采用一次钳夹处理;三是处理圆韧带和输卵管、卵巢固有韧带时,将过去的分次钳夹改为用固有韧带钩形钳一并钩出,在直视下一次钳夹处理,加上阴式手术无须开、关腹,明显缩短手术时间。②经阴道子宫切除术具有创伤小、手术时间快、术后疼痛轻、肠功能恢复早、术后并发症发生率低、住院时间短及腹壁无切口瘢痕等优点。

(5)子宫肌瘤的内镜手术:近十年来,妇科手术已从经典的剖腹术转向最小损伤的内镜手术。包括宫腔镜黏膜下肌瘤切除、子宫内膜切除和腹腔镜子宫切除等。

宫腔镜下黏膜下肌瘤切除术:宫腔镜下子宫肌瘤挖除术适用于有症状的黏膜下肌瘤、内突壁间肌瘤和宫颈肌瘤。肌瘤的大小、瘤蒂的有无、肌瘤的位置、宫腔的深度,都会影响镜下手术的时间,在临床上综合以上因素恰当选择病例和手术方式。宫腔镜手术的优点是:①不开腹,缩短了术后恢复时间;②子宫无切口对未生育者,大大减少了以后剖宫产率;③对出血严重又不要求再生育的妇女,可同时行子宫内膜切除术。缺点是:①手术技术要求高,目前尚不能在基层普及;②对于无蒂肌瘤,手术需分期进行,一次难以切除干净;对于壁间肌瘤、浆膜下肌瘤不适用;③手术有一定的并发症,可导致子宫穿孔及引起肠管、膀胱的损伤;④术中应用膨宫液,液体吸收导致体液超负荷,可能引起肺水肿和电解质紊乱等并发症。

腹腔镜下子宫切除术:随着腹腔镜器械的更新及手术操作技巧的提高,应用腹腔镜行子宫切除有普及的趋势,一些适于阴式子宫切除的病例可借助腹腔镜完成手术。手术类型包括腹腔镜全子宫切除术、腹腔镜阴道上子宫切除术及腹腔镜筋膜内子宫切除术。腹腔镜手术的优点是:避免了腹部大切口,并发症少,住院时间短、恢复快。缺点是:对手术者技术要求高,手术时间长、费用高;如在术中发现严重盆腔粘连、出血、视野显露困难、恶性病变、膀胱损伤等则须中转开腹,以及术后出现气腹、感染等不良反应。

(6)子宫肌瘤剔除术:子宫肌瘤剔除术的适应证为:①单个或多个子宫肌瘤,影响生育;②子宫肌瘤引起月经失调、痛经;③宫颈肌瘤需保留生育功能。此术式的优点:①保留生育功能;②黏膜下肌瘤或突向阴道的宫颈肌瘤可经宫腔镜或经阴道摘除;③对生理影响小。此术式缺点:①术后复发率高;②子宫肌瘤剔除术后妊娠,发生子宫破裂的风险增加。

(三)子宫肌瘤手术的麻醉

1.术前评估与准备

子宫肌瘤是最常见的妇科疾病,子宫切除术也是妇科最常采用的手术方式。麻醉医师麻醉前访视应重点了解患者有无贫血及其程度,是否合并内科疾病,如瓣膜性心脏病、高血压、冠心病、糖尿病。对于重度贫血的患者,术前应将血红蛋白升为 70 g/L 以上。对伴有风湿性瓣膜疾病、冠心病、高血压等患者,应详细了解心血管系统情况,必要时请专科医师会诊,指导术前治疗,改善心脏功能。对糖尿病患者,应详细了解血糖水平、有无酮症酸中毒、水电解质失衡,以及有无心、肾功能受损,还应了解采用的治疗方案,尤其要了解胰岛素的使用情况。肥胖患者应充分评估气道和呼吸功能,对于评估为困难气道者,无论是采用全身麻醉或椎管内麻醉,均应按困难气道患者处理,做好困难气管插管的各种准备。

2.常用的麻醉方法及管理要点

(1)局部麻醉和区域阻滞麻醉：可用于浆膜下小型肌瘤的切除术。经腹或腹腔镜子宫肌瘤手术宜选用椎管内麻醉或全身麻醉。

(2)蛛网膜下腔阻滞(腰麻)：单次腰麻(0.5 %～0.75 %丁哌卡因)持续时间为2～3小时，可用于子宫肌瘤剔除术、估计手术难度不大、手术时间2小时内可完成的子宫全切除术，但为了保证足够的麻醉时间及术后镇痛之需要，目前大多数以腰麻联合硬膜外麻醉取代单次腰麻。伴有高血压、冠心病及心功能差的患者慎用腰麻。

(3)硬膜外阻滞：硬膜外阻滞是子宫切除术传统的麻醉方法，一点法($L_{2\sim3}$向头端置管)或两点法($T_{12}\sim L_1$向头端置管加$L_{2\sim3}$或$L_{3\sim4}$向尾端置管)连续硬膜外阻滞均可满足手术要求，但麻醉阻滞不全发生率较高，可达10 %，须辅助应用镇静镇痛药。两点法硬膜外阻滞要注意避免局麻药过量所引起的局麻药中毒。

(4)腰麻联合硬膜外阻滞：腰麻联合硬膜外阻滞(combined spinal and epidural anesthesia, CSEA)作为一点穿刺达到两种麻醉效果的技术，操作简便、对患者损伤小、起效迅速、麻醉确切且可行术后镇痛等优点，尤其术中仅须给予少量镇静药，易于保持呼吸通畅。但CSEA的应用应注意以下两点：①当硬膜外腔常规注入试验量时，因患者已出现腰麻平面，给硬膜外导管是否误入蛛网膜下腔的判断带来一定的障碍，故置入硬膜外导管后必须回抽有无脑脊液，同时仔细观察麻醉平面的扩散及患者的生命体征。CSEA针内针技术一个潜在不利因素，是硬膜外导管可能通过腰穿针孔进入蛛网膜下腔。②采用CSEA时腰麻宜选择低浓度小剂量的局麻药，选择0.375 %～0.5 %丁哌卡因7～10 mg，既保留了腰麻起效快、麻醉效果确切、骶神经阻滞完善的优点，又尽量避免了腰麻的各种不良反应，如低血压、恶心、呕吐及术后头痛等。随后辅以亚剂量的硬膜外腔局麻药，加强延续麻醉效果，并可通过硬膜外进行术后镇痛。

(5)全身麻醉：适用于严重高血压、心肺功能较差、凝血功能障碍或椎管有病变的患者。腹腔镜下子宫切除术应首选全身麻醉，以确保麻醉效果和安全。但对患有糖尿病的患者尽可能不采用全麻，因为与椎管内麻醉相比，全麻对患者的血糖及术后恢复的不利影响较大。全麻可采用静吸复合麻醉或者全凭静脉麻醉。对伴有高血压、冠心病等心脏病的患者，尽量避免应用对心肌抑制明显的药物，力求麻醉诱导平稳，避免血流动力学剧烈波动。肥胖患者或其他原因而存在困难气道的患者，无论采用何种麻醉方式，均必须严格按照困难气道的处理原则实施麻醉。

二、宫颈癌

宫颈癌(carcinoma cervicis)是在全球妇女中仅次于乳腺癌的第二个最常见的恶性肿瘤，在发展中国家的妇女中，尤为常见。在1990年至1992年，我国部分地区女性常见肿瘤死因构成中占4.6 %，发病率为3.25/10万，仍居女性生殖系统恶性肿瘤第一位。

(一)宫颈癌的病理分类及临床分期

宫颈癌的组织类型，主要有鳞状细胞癌及腺癌两种。

宫颈癌随着浸润的出现，可表现为四种类型。

1.糜烂型

环绕宫颈外口有较粗糙的颗粒状糜烂区，或有不规则的溃破面，触之易出血。

2.外生型

癌一般来自宫颈外口,向外生长成息肉、乳头或菜花状肿物。肿瘤体积大,但浸润宫颈组织表浅。可侵犯阴道,较少侵犯宫颈旁组织,预后相对较好。

3.内生型

癌多来自颈管或从外口长出后向颈管内生长。浸润宫颈深部组织,使宫颈增大成桶状或浸透宫颈达宫颈旁组织,预后较差。

4.溃疡型

内生或外生型进一步发展,合并感染坏死后,可形成溃疡。尤其是内生型,溃疡可很深,有时整个宫颈及阴道穹隆部组织可溃烂,完全消失。

(二)宫颈癌的治疗

1.微小浸润癌

只有在宫颈锥切活检边缘阴性或子宫颈切除或全宫切除后,才能作出宫颈癌Ⅰa1或Ⅰa2期的诊断。如果是宫颈上皮瘤样病变(CIN)Ⅲ级宫颈锥切边缘阳性或浸润癌,需要再作一次宫颈锥切或者按Ⅰb1期处理。

在确定治疗前应该做阴道镜检查,排除相关的阴道上皮内瘤变(VAIN)。

Ⅰa1期:推荐经腹或经阴道全子宫切除术。如果同时存在阴道上皮内瘤变,应该切除相应的阴道段。如患者有生育要求,可行宫颈锥切,术后4个月、10个月随访追踪宫颈细胞学抹片。如两次宫颈细胞学抹片均阴性,以后每年进行一次宫颈抹片检查。

Ⅰa2期:Ⅰa2宫颈癌明确有淋巴结转移可能,治疗方案应该包括盆腔淋巴结切除术。

推荐的治疗是改良广泛子宫切除术(Ⅱ型子宫切除术)加盆腔淋巴结切除术。如果没有淋巴血管区域浸润,可以考虑行筋膜外子宫切除术和盆腔淋巴结切除术。

要求保留生育功能者,可选择:①大范围的宫颈锥切活检加腹膜外或腹腔镜下淋巴结切除术;②广泛宫颈切除术,加腹膜外或腹腔镜下淋巴结切除术。

2.浸润癌

Ⅰb1和Ⅱa期(肿瘤直径<4 cm)

早期宫颈癌(Ⅰb1、Ⅱa<4 cm)采用手术或放疗的预后均良好。

手术和放疗联合应用并发症将增加。为了减少并发症的发生,初始治疗方案时应该避免联合应用广泛手术和放射治疗。

手术治疗:Ⅰb1和Ⅱa期(肿瘤直径<4 cm)宫颈癌的标准手术治疗方法是改良广泛子宫切除术或广泛子宫切除术和盆腔淋巴结切除术。年轻患者可以保留卵巢,如果术后需要放疗,应将卵巢悬吊于盆腔之外。对于特殊病例,可以行经阴道广泛子宫切除术和腹腔镜下盆腔淋巴结切除术加放射治疗或术后辅助治疗。

Ⅰb2和Ⅱa期(肿瘤直径>4 cm),初始治疗措施包括:①放化疗;②广泛子宫切除术和双侧盆腔淋巴结切除术,术后通常需要加辅助放疗;③新辅助化疗(以铂类为基础的快速输注的三疗程化疗),随后进行广泛子宫切除术和盆腔淋巴结切除术加或不加术后辅助放疗或放化疗,手术加辅助放疗。新辅助化疗后广泛子宫切除术加盆腔淋巴结切除术。

3.晚期宫颈癌(包括Ⅱb、Ⅲ、Ⅳa期)

标准的初始治疗是放疗,包括盆腔外照射和腔内近距离放疗联合同期化疗。

(三)宫颈癌各种手术及麻醉特点

1.宫颈锥形切除术

宫颈锥形切除术是由外向内呈圆锥形切下一部分宫颈组织。此手术适用于:①原位癌排除浸润;②宫颈重度非典型增生,进一步明确有无原位癌或浸润癌同时存在;③宫颈刮片持续阳性,多次活检未能确定诊断者。此手术尤其适用于要求保留生育能力的年轻患者。全身情况差、不能耐受大手术、病变局限者,也可采用宫颈锥形切除术。

宫颈锥形切除术可选用腰麻、硬膜外麻醉。理论上,完全阻滞骶神经丛即可满足手术要求,但如果为了减轻或消除手术牵拉子宫引起的牵拉反射,阻滞平面应达到 T6 或适当使麻醉性镇痛药以消除牵拉痛。

2.次广泛性全子宫切除术和广泛性全子宫切除术加盆腔淋巴结清除术

次广泛性全子宫切除术适用于宫颈癌Ⅰa期,子宫内膜癌Ⅰ期及恶性滋养细胞肿瘤,经保守治疗无效者。有严重心、肝、肾等重要器官疾病不能耐受手术者,禁施行此手术。

手术范围:切缘距病灶大于 2 cm,必须游离输尿管、打开输尿管隧道,向侧方分离,切除宫旁组织、韧带及阴道壁 2~3 cm。

广泛性全子宫切除术主要适用于宫颈癌Ⅰb~Ⅱa期,Ⅰa期中有脉管浸润及融合性浸润者,子宫内膜癌Ⅱ期。此手术禁忌证有:①年龄65岁以上,又有其他伴发不良因素。②体质虚弱或伴有心、肝、肾等脏器疾病不能耐受手术。③盆腔有炎症或伴有子宫内膜异位症,且有广泛粘连。④宫颈旁有明显浸润,或膀胱、直肠已有转移的Ⅱa期以上。⑤过分肥胖。

3.子宫颈癌次广泛性全子宫切除和广泛性子宫切除术加盆腔淋巴结清除术的麻醉

手术切口在脐上 3~5 cm 到耻骨联合,腹腔探查范围广及全腹、盆腔,涉及中胸、腰、骶段脊神经支配区,因此,根据患者情况、手术要求、患者的意愿、麻醉条件及麻醉者的技术水平,可选用全身麻醉、硬膜外阻滞或腰硬联合麻醉。腹腔镜下施行的广泛性全子宫切除术、高龄患者或合并严重心血管疾病的患者,采用全身麻醉较椎管内麻醉更易于维持血流动力学的稳定及充分的氧供。目前,尚无足够的临床证据说明全身麻醉与椎管内麻醉对术后患者康复的影响存在差异。椎管内麻醉完全无痛平面要求上至 $T_{5\sim6}$,下达 $S_{3\sim4}$。硬膜外阻滞采用两点法($T_{12}\sim L_1$ 向头端置管加 $L_{2\sim3}$ 或 $L_{3\sim4}$ 向尾端置管)更能确保麻醉平面满足手术要求。麻醉平面小于此范围切皮可以完全无痛,然而腹腔内脏牵拉反应往往较严重,除恶心、呕吐、低血压及心动过缓外,甚至腹肌紧张、鼓肠、牵拉痛,影响术野暴露。遇腹壁厚、骨盆深患者更增加手术困难。在测试麻醉平面时,如果耻骨联合区皮肤有痛感,常提示骶神经阻滞不完善,牵拉子宫尤其涉及宫颈旁组织时有大、小便感及酸胀不适,致使患者不能安静。盆腔淋巴结清除术野达闭孔,此处神经支配来自 $L_{1\sim2}$ 脊神经,因此,只要子宫提拉时无反应,手术解剖此区时麻醉效果也应满意。

盆腔血管由盆侧壁向正中集中,除子宫动脉外在腹膜外与盆腔之间有丰富的静脉丛,其特点是管腔大、壁薄,因此易发生渗血。麻醉者应注意吸引血量及血染纱布数,粗略估计出血量,及时输血输液,维持有效循环血量。对于高龄、全身情况差的患者,既要维持足够的血容量,又要避免容量过多而损害心肺功能,此类患者应行中心静脉压监测,以指导液体治疗。

三、子宫内膜癌

子宫内膜癌(endometrial carcinoma)又称"子宫体癌"(carcinoma of uterine corpus)是指发生于子宫内膜腺上皮的癌,包括腺癌、棘腺癌、腺鳞癌及透明细胞癌等类型,是女性生殖道常见的恶性肿瘤之一,约占女性总癌症的 7%,占女性生殖道恶性肿瘤的 20%~30%。近年发病率有上升趋势,多见于老年妇女。

(一)子宫内膜癌的大体病理解剖与病理分级

1.子宫内膜癌的大体病理解剖

按腺癌的生长方式,病变主要表现局限型和弥漫型。局限型病变局限于一个区域,多位于宫底或宫角处,后壁比前壁多见。肿瘤形成局部的斑块、息肉或结节、菜花,向肌层侵犯较深,有时病灶较小而浅,可于刮宫时被刮去,手术切除子宫标本检查,注意多在宫角处取材。弥漫型肿瘤累及宫腔内膜大部或全部,病灶呈息肉状、乳头状瘤组织,脆灰白,表面可有溃疡坏死,肿瘤可侵及肌层或向下蔓延累及宫颈,甚至突出于宫颈外口处。

2.病理分级

根据细胞分化程度,子宫内膜癌又可分为 G_1、G_2、G_3 三级。

I 级(G_1):高分化腺癌

H 级(G_2):中等分化腺癌

M 级(G_3):低分化腺癌

子宫内膜癌发展缓慢,局限在子宫内膜的时间较长,可通过育接蔓延、淋巴道或血行侵犯邻近器官或转移远处器官。

(二)子宫内膜癌的治疗及手术的麻醉特点

1.治疗原则

子宫内膜以手术治疗为主,以放射治疗、孕激素治疗及化疗为辅。手术是Ⅰ、Ⅱ期子宫内膜癌的主要治疗手段,选择性地辅加放疗。对晚期患者,多数学者倾向于尽量切除病灶,缩小瘤体,再辅加放疗或孕激素治疗。复发性癌可行综合治疗。

2.子宫内膜癌的手术治疗

手术方式:有常规的全子宫切除术常规切除双附件、次广泛性全子宫切除术、广泛性全子宫切除术及盆腔淋巴结清扫术三种。目前,人们对子宫内膜癌术式的选择有不同意见。应用最广的是次广泛性全子宫切除术,切除子宫同时,切除一部分宫旁组织和约 2 cm 长阴道穹隆部分。如病变很早,且年龄较大或合并其他脏器病变,手术耐受性差,可以选择子宫全切加双附件切除术,缩短手术时间。对早期年轻患者,可保留一侧卵巢,但须作楔形切除活检,以排除癌瘤侵犯的可能性。第三种手术方式一般用于细胞分化不好、肌层浸润较深或癌瘤已侵及子宫外的病例,因在这些情况下,淋巴转移率较高。病变属于临床早期,且仅有浅肌层浸润者,一般不考虑第三种手术,但手术中须探查淋巴结。

3.子宫内膜癌手术的麻醉特点

子宫内膜癌多见老年妇女,因此,对于子宫内膜癌的老年患者,麻醉医师应在麻醉前了解患者的全身情况,尤其要注意患者有无合并重要的心、肺、肝、肾等重要系统疾病。此类患者可能因全身情况差,对手术和麻醉耐受的能力差,因此,选择麻醉时应作出全面的评估。对于情况良好的患者可选用椎管内麻醉,情况差或合并有严重系统疾病患者,采用全身麻醉则更容易维持稳定的血流动力学和充分的氧供。

四、卵巢良性肿瘤

卵巢肿瘤(ovarian tumor)是妇科常见病,占女性生殖道肿瘤的 32 %,可以发生于任何年龄,但多见于生育期妇女。实性肿瘤较少见,囊性肿瘤多为良性。目前无法预防卵巢肿瘤的发生,但早期发现及时处理,对防止其增长、恶变、发生并发症及保留卵巢功能有重要意义。

(一)卵巢良性肿瘤常见类型

良性卵巢肿瘤占卵巢肿瘤的 75 %,多数呈囊性,表面光滑,境界清楚,可活动。常见类型有以下三种。

1.浆液性囊腺瘤

此类型约占卵巢良性肿瘤的 25 %,常见于 30～40 岁患者,以单侧为多。外观呈灰白色,表面光滑,多为单房性,囊壁较薄,囊内含淡黄色清亮透明的液体,有部分病例可见内壁有乳头状突起,群簇成团或弥漫散在,称"乳头状浆液性囊腺瘤"。乳头可突出囊壁,在囊肿表面蔓延生长,甚至侵及邻近器官,如伴有腹水者,则多已发生恶变。

2.黏液性囊腺瘤

此类型占卵巢肿瘤的 15 %～25 %,最常见于 30～50 岁。多为单侧。肿瘤表面光滑,为蓝白色,呈多房性,囊内含藕粉样黏液,偶见囊壁内有乳头状突起,称"乳头状黏液性囊腺瘤",若囊壁破裂,瘤细胞可种植于腹膜及内脏表面,产生大量黏液,称"腹膜黏液瘤"。

3.成熟畸胎瘤

成熟畸胎瘤又称"囊性畸胎瘤"或"皮样囊肿",占卵巢肿瘤的 10 %～20 %,占畸胎瘤的97 %,大多发生在生育年龄。肿瘤多为成人拳头大小,直径多小于 10 cm,单侧居多,约 25 %为双侧,外观为圆形或椭圆形,呈黄白色,表面光滑,囊壁较厚,切面多为单房,囊内常含皮脂及毛发,亦可见牙齿、骨、软骨及神经组织,偶见甲状腺组织。

(二)卵巢良性肿瘤的手术治疗

卵巢肿瘤无论大小,一经确诊,原则上一律行手术治疗。年轻或要求保留生育功能且肿瘤不大者,可行肿瘤剔除(剥出)术,较大肿瘤行患侧附件切除术,术前须排除卵泡囊肿、黄体囊肿、黄素囊肿、巧克力囊肿(即卵巢的子宫内膜异位囊肿)、输卵管伞端积液及输卵管卵巢囊肿(炎症性)等卵巢的瘤样病变。

卵巢良性肿瘤合并蒂扭转、囊内出血、感染、盆腔嵌顿或囊壁破裂者,一经确诊,应立即手术。

行大型卵巢囊肿手术时,应尽可能将囊肿完整取出。如有粘连,应仔细分离,避免撕破囊壁。如延长切口仍不能取出时,可穿刺放出部分液体,但必须注意保护,勿使囊液流入腹腔,以防瘤细胞在其他组织上种植或引起化学性腹膜炎。

卵巢良性肿瘤常用术式有以下四种。

1.卵巢良性肿瘤剔除术

卵巢良性肿瘤剔除术是指将肿瘤从卵巢中剔除,保留正常卵巢组织,保留其功能的手术。

缝合卵巢包膜重建卵巢组织,剔除肿瘤时切忌挤压,以防肿瘤破裂引起瘤细胞种植。

2.患侧附件切除术

患侧附件切除术适用于单侧卵巢良性肿瘤,对侧卵巢经查正常或患者年龄较大(45 岁以上),如浆液性乳头状囊腺瘤,可行患侧附件切除术。

3.全子宫及附件切除术

发生于围绝经期或绝经期妇女患一侧或双侧卵巢肿瘤,则行全子宫及附件切除术。

4.双侧附件切除术

绝经期前后的妇女患一侧或双侧卵巢肿瘤而患者全身情况不能耐受手术或子宫周围严重炎症患者,可行此手术。

(三)卵巢囊肿蒂扭转

卵巢囊肿蒂扭转是卵巢囊肿的一种常见并发症。多数患者过去在下腹部有中等大小、能活动的肿块,扭转后,突然下腹一侧剧烈疼痛(多为持续性或发作性绞痛)或恶心、呕吐,疼痛有时可恢复。不能恢复的瘤蒂扭转,时间过长,瘤蒂内静脉闭塞,肿瘤充血,继而发生间质出血,且流入囊肿腔内,使囊肿呈紫茄色,还可继发感染或破裂,故一经确诊,应立即手术。

手术特点:主要是蒂的处理与卵巢囊肿有区别。在切除前,应先用弯止血钳夹住扭转蒂的根部正常组织,再行转回扭转的瘤蒂。因为卵巢囊肿扭转后、蒂内静脉淤血,可形成血栓,如不先夹住就复位,有可能造成血栓脱落,引起栓塞危及生命;也可先钳夹根部,不用复位,直接切除。手术步骤按输卵管卵巢切除处理。

(四)巨大卵巢囊肿手术

卵巢囊肿过大(如近足月妊娠大小)者,完整切除肿瘤要做很大的切口,从大切口突然托出巨大肿物,可因腹内压骤减而使血压下降,甚至休克。经探查无恶性征象时,可先做穿刺放液,然后再手术。用盐水棉垫隔开肠管,在囊壁较厚处先作一个荷包缝合,勿穿透囊壁,在其中心用刀或穿刺器刺入囊腔,连接吸管,吸出囊内液。待瘤体缩小后,将荷包缝合线抽紧结扎,防止液体继续外溢。如无吸引设备,也可用100 mL空针连续抽取囊内液,以缩小囊肿体积。抽液后以中弯止血钳夹住穿刺部位的囊壁,将囊肿托出切口外,进行切除。这样可避免延长腹壁切口,防止腹压骤降所引起的休克。巨大卵巢囊肿可能会压迫腹腔血管,引起仰卧位低血压综合征,这为实施麻醉增加了一系列需要处理的问题(后面详述)。在麻醉手术过程中,应当保证上肢静脉通路通畅。囊肿切除步骤同输卵管、卵巢切除术。

(五)卵巢良性肿瘤手术的麻醉特点

1.术前评估与准备

卵巢囊肿可发生于任何年龄,其囊肿的大小亦相去甚远,巨大的卵巢囊肿由于腹内压升高而出现相应的脏器受压症状,对心肺功能均构成一定威胁,术前访视应加以重视。卵巢囊肿发生蒂扭转,起病急骤须施行紧急手术,此时患者全身情况及术前准备难以达到通常的要求,所以麻醉医师术前访视,应根据患者的特点,给予适当的调整,做好麻醉前的准备。

(1)一般卵巢囊肿的手术:对比较小的囊肿,患者往往因其他疾病就诊时被发现或在妇科普查时才被发现,此类患者以年轻人居多,无明显的症状。中等大小的囊肿,患者因腰围增粗而被发现,患者多无压迫症状,全身情况较好。此类患者的手术,按麻醉常规准备即可。

（2）巨大卵巢囊肿的手术：巨大卵巢囊肿病程较长，全身状况较差，心肺功能受累较严重，巨大的囊肿充盈整个腹腔内，压力增高致膈肌上升胸腔内容积缩小，潮气量减少，故术前应进行肺功能检查和血气分析。下腔静脉受压，回心血容量减少，下腔静脉回流受阻，导致腹水和下肢水肿。术前应了解心脏功能，常规检查心电图、超声心动图。全身情况较差的如贫血、低蛋白血症，术前应积极纠正。

（3）卵巢囊肿蒂扭转：发生蒂扭转的囊肿一般为中等大小，可以是急性扭转，也可以是慢性扭转。发生急性扭转的患者，起病急骤，腹痛的同时伴恶心呕吐。卵巢囊肿在妊娠及产褥期由于子宫位置的改变也易发生蒂扭转。此类患者饱胃的比例较高，麻醉医师对此类患者应及时进行访视，重点了解患者循环、呼吸、神志及肝肾功能，是否进食，进食时间，做好饱胃患者麻醉的防治措施。

2.麻醉前用药与麻醉选择

麻醉前用药：对于巨大卵巢囊肿患者，术前避免使用阿片类镇痛药，以免加重呼吸抑制。对蒂扭转的急症患者，镇痛、镇静药要避免药量过大，以保持患者的意识和反射，对呕吐严重的给予抗吐药。

麻醉方式应根据患者的情况及手术要求进行选择。

（1）局部麻醉：适用于腹腔镜的检查或在腹腔镜的检查中进行治疗，如行腹腔镜下卵巢囊肿的穿刺或剥除术。

（2）腰麻：适用于囊肿比较小而又年轻的患者，其手术范围不大，手术需时较短，如卵巢囊肿除术，或一侧的输卵管、卵巢切除术。

（3）硬膜外阻滞或腰硬联合麻醉：对切口在脐以下的中等大小囊肿，可采用连续硬膜外麻醉或腰硬联合麻醉。对囊肿较大的患者，因囊肿长期压迫腔静脉，可使硬膜外腔血管扩张，在硬膜外穿刺及置管时易损伤血管，应予以注意，同时硬膜外的局麻药用量应减少。

（4）全身麻醉：对巨大卵巢囊肿，麻醉处理比较困难，采用全身麻醉比较稳妥。全麻药物的选择可根据患者心肺情况来决定。

3.术中管理

对于非巨大卵巢肿瘤情况良好的患者，麻醉则按常规管理即可。对蒂扭转的饱胃患者，术中慎用辅助用药，积极防止呕吐误吸。较大的囊肿，麻醉管理的难易与囊肿的大小直接相关。要注意患者平卧时可出现仰卧位低血压综合征，一旦发生立即手术床向左侧倾斜 $15°\sim30°$，必要时静脉注射适量麻黄碱。巨大卵巢囊肿，由于腹压升高，胃受压，麻醉诱导易导致反流误吸。麻醉前应置入胃管进行胃肠减压。全身麻醉诱导宜采用表面麻醉下清醒插管或慢诱导气管插管，如采用快速麻醉诱导插管，麻醉前应高流量8 L/min，吸氧 $3\sim5$ 分钟，然后采用快速序贯法进行麻醉诱导插管，避免大潮气量辅助呼吸，以防气体进入胃内，增加反流误吸的风险。

术中探查及吸除囊内液时，要注意心率、血压、中心静脉压的变化。防止由减压过快导致腹压骤减，回心血量突然增加而发生肺水肿，故吸放囊液要分次、缓慢减压。当囊肿搬出腹腔时要立即给予腹部加压，可以将囊肿暂放在腹腔或用沙袋给腹部加压，患者采取头低位，以防腹内压骤然消失，腹主动脉的压迫突然解除造成血压骤降。注意术中输液的调整，囊肿减压前后应适当加快输液速度，补充血容量，同时根据中心静脉压随时调整输液速度，适当增加胶体的输入。

因巨大囊肿难以平卧的患者,如诊断明确,可以考虑术前在 B 超引导下行囊肿穿刺,缓慢放液减压后再施行麻醉。

五、卵巢恶性肿瘤

卵巢恶性肿瘤是妇科多见的肿瘤之一,其发病率占女性全身恶性肿瘤的 5 %(仅次于乳腺癌、皮肤癌、胃肠癌、宫颈癌和肺癌),居第六位。在妇科恶性肿瘤中,发病率仅次于宫颈癌和恶性滋养细胞肿瘤,占第三位。由于卵巢位于盆腔深处,故对卵巢恶性肿瘤缺乏早期特异性诊断方法,又无特殊症状,所以当出现症状就诊时多数已达晚期,故其病死率超过宫颈癌和子宫内膜癌病死率的总和,居妇科恶性肿瘤病死率之首。

卵巢恶性肿瘤常见转移部位主要在盆腔器官,然后是腹膜、大网膜及肠壁,远处转移的器官有肝、胆囊、胰、胃肠道、肺、膈肌等。淋巴转移主要在腹主动脉旁及盆腔淋巴结等处。

(一)卵巢肿瘤的临床分期

在妇科癌瘤中,宫颈癌及宫体癌首先是局部浸润,继而远处扩散,而卵巢癌的转移,很早就出现盆腔或腹腔内扩散种植或淋巴结转移。这些部位的转移,在早期无症状和体征,单凭临床检查不易发现,其转移部位及累及的范围也不易确定。因而,卵巢癌的准确全面分期需要依靠手术所见和手术时详细探查的结果,而且还要配合病理组织学及细胞学的检查。国际妇产科联盟(Federation International of Gynecologyand Obstetrics,FIGO)为取得一个卵巢癌完善的分期标准,曾对不同分期的定义多次反复修改。

(二)卵巢恶性肿瘤的手术治疗

目前,对于卵巢恶性肿瘤,多数仍处于确诊晚、治疗效果差的状况,手术治疗仍是卵巢恶性肿瘤首选的方法,无论肿瘤属于早期或晚期都应行手术探查。原则上应尽量将癌瘤切除,强调首次手术的彻底性,但不宜进行不必要的扩大手术范围,术后辅以化疗或放疗。太晚期的患者以姑息性手术为妥。

1.手术适应证

几乎不受限制,初次接受治疗者,都应给予 1 次手术切除的机会。但对有大量胸腹水、不能耐受 1 次手术者,应于胸腹水基本控制后再手术;经探查,腹腔广泛种植,原发灶很小或大部分肠管包裹在肿瘤之中、肠系膜缩成一团已分不清,则不宜立即行手术切除。

2.各期卵巢恶性肿瘤的手术范围

一般根据手术分期、患者全身情况、年龄等来决定手术范围。

(1)对Ⅰ、Ⅱa 期患者,原则上行全子宫、双侧附件、阑尾、大网膜切除。

(2)对Ⅱ期以上的中晚期患者,初治病例应行肿瘤缩减术或细胞灭减术。

肿瘤细胞灭减术是将肉眼所见的肿瘤,包括全子宫和双侧附件、大网膜、阑尾、肠段、腹膜等转移病灶全部切除,还包括腹膜后淋巴结切除。

(三)卵巢恶性肿瘤手术的麻醉特点

卵巢恶性肿瘤患者年龄及全身情况个体差异悬殊。30 %患者腹部肿块巨大或有大量腹水,近半数患者有化疗、激素或手术治疗史。近半数患者可出现心电图异常,其中心律不齐最为常见。一般病例全身情况尚好,肿瘤亦不太大,手术单纯行全子宫及附件切除或包括部分大网膜切除者,硬膜外麻醉或腰硬联合麻醉基本满足手术的要求。对于须清除腹主动脉旁淋巴结者,如果清除范围只达髂总动脉分叉处,椎管内麻醉平面亦无特殊。但如果清除范围达肾门区,麻醉平面需相应提高达 $T_{4\sim5}$ 水平,此时可考虑采用两点穿置管($T_{10\sim11}$,$L_{1\sim2}$),推荐采用全身麻醉。

晚期患者全身情况很差,常出现营养不良、贫血、低蛋白血症、腹部膨隆,腹腔内脏受压,肠曲被推向横膈,膈面抬高,膈肌活动受限,肺下叶受压发生盘状肺不张,肺容量减少,顺应性降低。呼吸浅速甚至呼吸困难,不能平卧。心脏被推移,活动受限,可能影响每搏量和心输出量。下腔静脉受压迫致腹壁静脉怒张,甚至波及胸壁静脉,回心血量减少,脉搏细速。反复放腹水可加重低蛋白血症和水电解质的紊乱。有的患者可伴有发热、低血容量。这些状态都给实施麻醉提出了挑战,麻醉前必须充分了解患者病情、准确评估麻醉风险,麻醉过程中必须处理好这些变化与麻醉的关系,尽可能保障麻醉安全。

对于腹腔肿块巨大,伴有大量腹水或呼吸困难不能平卧的患者,麻醉方式宜选用全身麻醉,以确保血流动力学的稳定和充分的氧供,防止低氧血症和高碳酸血症的发生。对曾用化疗药者,要了解用药及剂量,注意化疗药物对心肺等脏器功能的影响以及麻醉药与化疗药的协同作用。术前曾用皮质激素治疗者,麻醉前及术中、术后均须补充用药,以免引起肾上腺皮质功能低下,导致严重低血压。肿块巨大或伴有大量腹水的患者,在手术吸除腹水或搬出瘤体时,注意维持循环稳定,避免输液过多或过少。输入液体过多过快或麻黄碱多次反复使用,可导致心脏前负荷增加而诱发肺水肿。

六、外阴癌

外阴癌是最常见的外阴恶性肿瘤,占外阴恶性肿瘤的 95%,平均发病年龄 60 岁,但 40 岁以前也可发病。

(一)外阴癌的病理解剖

外阴是特殊的皮肤区域,可发生性质不同的肿瘤,最常见的首先是鳞状细胞癌,其次是恶性黑色素瘤、基底细胞癌及腺癌。发生部位以皮肤较黏膜多见,外阴前部较后半部多见。外阴受侵部位以大阴唇最常见,其次是小阴唇及阴蒂。癌瘤可多灶性或在两侧大阴唇对称性生长,称"对称癌",这不是直接接种,而是属于多灶癌或经淋巴转移。根据镜下结构分类如下。

1.外阴原位癌

有时与宫颈原位癌同时存在,属多灶癌。基底完整,无间质浸润。镜下表皮增厚过度角化,棘细胞层排列紊乱,失去极性。外阴原位癌包括三类特殊原位癌:外阴鲍文病、外阴佩吉特(Paget)病及增生性红斑。

2.外阴镜下浸润癌

上皮内少数细胞侵入间质,侵入深度不超过 5 mm,局部基底膜断裂或消失,周围有淋巴细胞浸润。容易继发感染,流脓发臭,触及出血。镜下绝大多数为分化好的棘细胞癌,可见癌巢向间质浸润。分化差的鳞癌生长快,转移早且远。分化良好者生长慢易治愈。

3.外阴浸润癌

外阴浸润癌可继发于白斑、外阴原位癌或没有先驱病变。肉眼见溃疡、结节或菜花型。早期外阴鳞癌小结节状,表面有光滑的皮肤或黏膜。以后皮肤水肿与癌块粘连,继续发展表面破溃坏死脱落形成溃疡,表现为外凸或内陷。

4.基底细胞癌

早期为表面光滑圆形斑块,表皮菲薄,也可有边缘隆起的侵蚀性溃疡。除个别病例外,一般不发生转移。镜下特征性改变为细胞核大而呈卵圆形或长形,胞浆较少,各细胞质界线清,胞核无细胞间桥,无间变,大小不一,无异常核分裂象。

5.外阴腺癌

外阴腺癌一般起源于前庭大腺。

(二)转移方式

局部蔓延与淋巴转移为主,极少血行转移。

1.局部蔓延

外阴部逐渐增大,可沿黏膜向内侵及阴道和尿道,并可累及肛提肌、直肠与膀胱。

2.淋巴转移

外阴有丰富的、密集的毛细淋巴网,错综复杂、互相吻合。大阴唇的淋巴管均沿大阴唇本身向前经阴阜外下转向腹股沟淋巴结。会阴部的淋巴管沿大阴唇外侧斜横向流经大腿部到达腹股沟淋巴结,且一侧癌肿可经双侧淋巴管转移。经腹股沟浅淋巴结转向腹股沟下方的股管淋巴结(Cloquet 淋巴结),并经此进入盆腔淋巴结。阴蒂部癌可直接至 Cloquet 淋巴结,而外阴后部及阴道下段癌可绕开直接转移到盆腔淋巴结,所以该处癌应清扫盆腔淋巴结。淋巴系统的转移主要是癌栓的转移,而不是渗透作用。外阴癌即使到晚期也很少血行远处转移,少数病例可以转移到远处器官脏器。

(三)外阴癌的手术治疗

1.癌前病变——白斑

外阴白斑剧烈瘙痒,经常搔破,治疗效果不佳者,应预防性切除。

2.原位癌

由于原位癌多灶性或隐性浸润,应行外阴广泛切除术,术后若浸润,应加双腹股沟淋巴结清扫。

3.镜下浸润癌的治疗

当肿块小于 2 cm,间质浸润小于 5 mm,无脉管浸润者,可以行外阴广泛切除术。否则应行外阴广泛切除加双腹股沟淋巴结清扫。

4.浸润癌

浸润癌应行外阴广泛切除加双腹股沟淋巴结清扫术。当腹股沟管淋巴结(Cloquet 淋巴结)转移时,应加盆腔淋巴结清扫术。对侵犯尿道直肠患者,可行部分尿道、直肠切除术。

(四)外阴癌手术的麻醉特点

根据患者情况及手术要求,外阴手术的麻醉方式可选用椎管内麻醉或全身麻醉。椎管内麻醉应根据手术范围选择相应的穿刺点。如作外阴广泛切除术加双腹股沟淋巴结清扫,硬膜阻滞平面上达 T_{10},下达 S_5 即可。若需行腹膜外盆腔淋巴结清扫术则阻滞平面须达 $T_{8\sim9}$,方可阻滞腹膜刺激反应。全膀胱切除回肠代膀胱、直肠切除、人工肛门等需同时开腹者,麻醉平面要求与子宫内膜癌相同。如手术广泛、时间冗长,患者难以配合者,可考虑采用全身麻醉,且必须加强呼吸循环的管理。

第二节　宫腔镜手术的麻醉

一、宫腔镜手术的特点

宫腔镜检查是采用膨宫介质扩张宫腔,通过纤维导光束和透镜将冷光源经宫腔镜导入宫腔内,直视下观察宫颈管、宫颈内口、宫内膜及输卵管开口,以便针对病变组织直观准确取材,并送病理检查,同时也可在直视下行宫腔内的手术治疗。目前,比较广泛应用的宫腔镜为电视宫腔镜,经摄像装置把宫腔内图像直接显示在电视屏幕上观看,使宫腔镜检查更方便。

检查适应证:①异常子宫出血的诊断;②宫腔粘连的诊断;③节育环的定位及取出;④评估超声检查的异常宫腔回声及占位性病变;⑤评估异常的子宫输卵管造影(HSG)宫腔内病变;⑥检查原因不明不孕的宫内因素。

治疗适应证:①子宫内膜息肉;②子宫黏膜下肌瘤;③宫腔粘连分离;④子宫纵隔切除;⑤子宫内异物的取出。

宫腔镜有两种基本操作技术接触镜和广角镜,分别取决于镜头的焦距。接触镜通常不须扩张宫颈和宫腔,供诊断用,检查简便但视野有限,亦不须麻醉和监测,可在门诊实施。广角宫腔镜应用复杂精细的设备,通过被扩张的宫颈并须使用膨胀宫腔的膨宫介质,视野满意,便于镜检诊断及手术治疗,因扩张宫颈及宫腔以及手术治疗,都须麻醉和监测。

宫腔镜有直的硬镜和纤维光学可弯软镜,前者有镜鞘带有小孔供膨胀宫腔的膨宫介质或灌流液流通,硬镜主要管道可容手术器械通过,如剪刀、活检钳、手术镜及滚动式电切刀等。纤维光镜外径细,适用于诊断及活组织检查,尤适用于非住院患者的诊断应用。

二、宫腔镜麻醉处理

宫腔镜手术刺激仅限于宫颈扩张及宫内操作。感觉神经支配前者属 $S_{2\sim4}$,后者属 $T_{10}\sim L_2$。

麻醉选择取决于以下条件。

(1)诊断镜或手术治疗镜用光学纤维镜或是硬镜。

(2)是否为住院患者。

(3)患者的精神心理状态能否合作,患者的麻醉要求。

(4)手术医师的要求和熟练程度。

麻醉可分别选择全身麻醉,区域麻醉(脊髓麻醉、硬膜外麻醉或由手术医师行宫颈旁阻滞)。区域麻醉最大的优点是一旦发生 TURP 综合征和穿孔时便于患者提供主述症状并监测其特有的体征,尤其是稀释性低钠血症时可能发生的意识改变,硬膜外麻醉和宫颈旁阻滞适用于非住院患者,对中老年患者可选择脊髓麻醉,脊髓麻醉后头痛发生率低于青年女性,脊髓麻醉阻滞效果完善,阻滞速度优于硬膜外麻醉。

宫腔镜麻醉和监测一如常规,但更重要的是基于麻醉医师应知晓宫腔镜手术可能发生的不良反应(如 TURP 综合征)和手术操作的并发症,通过分析监测生理参数及其变化,为尽早诊治提供依据,并为手术医师对并发症的进一步手术处理(如腹腔镜手术诊治内出血,必要的剖腹探查等)提供更好的麻醉支持和生理保障。

术中应监测与评估体液平衡情况,有主张在膨宫液中加入乙醇,监测呼出气中乙醇浓度可提示膨宫液吸收程度。对泌尿科应用 5 ％葡萄糖为冲洗液或进行妇科宫腔镜检查时用膨宫液的患者,术中输液仅用平衡液,定时快速测定血糖浓度(one touch 血糖测定仪),遇血糖升高提示冲洗液或膨宫液吸收,继而测定床边快速生化(I-stat 生化测定仪),测定血液电解质,可早期检出稀释性低钠血症,为防治急性水中毒,提供可靠诊断依据。

宫腔镜手术一般耗时不长,被认为是普通手术,而忽视正确安放手术体位——截石位。长时间截石位时,膝关节小腿固定不妥可致腓骨小头受压,使腓总神经麻痹,术后并发足下垂,妥善的体位安置避免组织受压,亦应作为麻醉全面监测项目之一。

新型的宫腔镜已采用高亮度纤维冷光源,通过微型摄像头将宫腔图像借助电视屏幕显示。手术关键是为了宫腔镜能窥视宫腔,常须扩张宫颈,同时应用气体(CO_2)或液体作膨宫介质扩张宫腔。随之在术中可能引发有关不良反应和严重并发症。麻醉人员对此应有所认识,除麻醉处理外应进行相应的监测,以行应急治疗。

三、宫腔镜的并发症

(一)损伤

(1)过度牵拉和扩张宫颈可致宫颈损伤或出血。

(2)子宫穿孔:诊断性宫腔镜手术子宫穿孔率为 4 ％,美国妇科腹腔镜医师协会近期报道,宫腔镜手术子宫穿孔率为 13 ％。严重的子宫粘连、瘢痕子宫、子宫过度前倾或后屈、宫颈手术后、萎缩子宫、哺乳期子宫,均易发生子宫穿孔。有时子宫穿孔未能察觉,继续手术操作,可能导致严重的肠管损伤。穿孔都发生在子宫底部。同时应用腹腔镜监测可减少穿孔的发生。一旦发生穿孔,应停止操作,退出器械,估计穿孔的情况,仔细观察腹痛及阴道出血。5 mm 的检查镜穿孔无明显的后遗症,而宫腔镜手术时穿孔,则须考虑开腹或腹腔镜检查。近年来使用的电凝器或激光器所致的穿孔,更应特别小心。宫腔电切手术时,通过热能传导可能损伤附着于子宫表面的肠管,或者电凝器穿孔进入腹腔,灼伤肠管、输尿管和膀胱。宫腔镜电切手术时,同时用腹腔镜监测,可协助排开肠管,确认膀胱空虚,减少并发症的发生。宫腔镜下输卵管插管可能损伤子宫角部,CO_2 气体膨宫可致输卵管积水破裂,气体进入阔韧带形成气肿。

(二)出血

宫腔镜检术后一般有少量阴道出血,多在 1 周内消失。宫腔镜手术可因切割过深、宫缩不良或术中止血不彻底导致出血多,可用电凝器止血,也可用 Foly 导管压迫 6～8 小时止血。

(三)感染

感染发生率低。掌握好适应证和禁忌证,术前和术后适当应用抗生素,严格消毒器械,可以避免感染的发生。

1.膨宫引起的并发症

膨宫液过度吸收是膨宫常见的并发症,多发生于宫腔镜手术,与膨宫压力过高、子宫内膜损伤面积较大有关。膨宫时的压力维持在 100 mmHg 即可;过高的压力无益于视野清晰,反而促使液体经静脉或经输卵管流入腹腔被大量吸收。手术时间长,也容易导致过度吸收,导致血容量过多及低钠血症,引起全身一系列症状,严重者可致死亡。用 CO_2 做膨宫介质,若充气速度过快,可引起静脉气体栓塞,可能导致严重的并发症,甚至死亡。目前,采用专用的充气装置,充气速度控制在 100 mL/min,避免了并发症的发生。CO_2 膨宫引起术后肩痛,系 CO_2 刺激膈肌所致。

2.过敏反应

个别患者对右旋糖酐过敏,引起哮喘、皮疹等症状。

第三节　辅助生殖手术的麻醉

辅助生殖手术主要有输卵管造口术、输卵管粘连松解术、输卵管吻合术、输卵管宫腔移植术和体外受精胚胎移植术,现将五种手术分述如下。

一、输卵管造口术

输卵管造口术适合于输卵管伞端梗阻(亦称"输卵管积水")的患者。

(一)经腹输卵管造口术的操作要点

于耻骨联合上正中切口,长 8 cm 左右,逐层切开腹壁。开腹后先仔细探查了解盆腔脏器情况,如子宫大小、有无畸形、有无肌瘤、与周围有无粘连等。了解双侧输卵管伞端是否可见或已形成盲端或有积水,周围有无粘连,输卵管粗细是否正常,弹性如何,有无局部增生、屈曲或结节等。了解卵巢的大小、硬度、与输卵管有无粘连等。如输卵管周围有粘连,先分离粘连,使输卵管和卵巢恢复正常位置。分离粘连时以锐性分离较好,可减少损伤。在输卵管伞闭锁端的扩大部最菲薄处用纤维细电刀或显微解剖刀作"十"字形或"米"字形切开。然后用 6 号平头针或细硅胶管自切口处插入,缓缓注入生理盐水,再进一步检查明确输卵管全段通畅情况,注入方法同输卵管吻合术。将切开之黏膜瓣外翻,用 7-0 尼龙线将外翻之伞端缝呈"花瓣状"。由于管腔较大,一般不须保留支架,术后宜早期通液。对粘连较重者,使用支架可预防新的粘连形成。

输卵管壶腹部造口术,由于伞端破坏严重或伞端被完全切除,近端输卵管正常,不能做伞部造口时,可切除病变部分,在壶腹部造口,但成功率很低。根据壶腹部病损的程度采取不同的手术方法,壶腹部长度超过 3 cm 者,于盲端处将输卵管的浆膜层做一环形切开,用小剪刀将远端做环形或斜至露出正常黏膜为止,插入导管通液检查,近侧段输卵管将膜作间断缝合,形成新口。如伞部及壶腹部外侧段全部闭锁,则切除瘢痕,在壶腹部接近卵巢侧作一斜切口,黏膜外翻缝合,将开口固定于卵巢上。造口完毕再作一次输卵管通液同时注入预防粘连的药物,生理盐水冲洗腹腔,腹腔内放置液体同输卵管吻合术,缝合腹壁各层,手术结束。

(二)腹腔镜下输卵管造口术的操作要点

(1)切口:脐皱褶下缘,腹壁最薄,容易穿刺,术后不留瘢痕,一般在脐缘下 1 cm 处做一小切口;病情复杂或需要运用腹腔镜附件协助操作手术时,可于耻骨联合上 3~5 cm 避开膀胱,或于左下腹部或右下腹部切第二、第三个小口,达筋膜。

(2)人工气腹。

(3)进入腹腔后的操作:如有粘连,应首先分离之。经宫颈加压注入亚甲蓝(美蓝)液,使输卵管远端膨胀。分离出盲端,仔细辨认伞端的细小开口痕迹,有时可见少许亚甲蓝液流出,有时伞端消失,仅见膨胀的壶腹部积水。用尖头电凝器在伞端开口痕迹处做 1～2 cm 长的凝固区带。然后用钩形剪或微型剪顺输卵管纵轴方向,剪开输卵管壁,可见亚甲蓝流出。以无损伤抓钳插入壶腹部,反复开张闭合,使输卵管壁在切口处向外翻卷。用内缝针将向外翻卷的输卵管黏膜近 1/3 处间断缝合在浆膜层上。最后将透明质酸钠于缝针及开口处涂抹一薄层,以防粘连,手术结束。

二、输卵管粘连松解术

(一)经腹输卵管粘连松解术的操作要点

手术切口同输卵管造口术。手术时将输卵管周围特别是伞端的粘连分离,使输卵管保持伸直游离的状态,以免过分弯曲形成输卵管妊娠或不孕。手术时可用剪刀或手术刀行锐性分离,分离后创面必须用浆膜层包好,操作须细致,以免再次形成粘连。

(二)腹腔镜下输卵管粘连松解术的操作要点

切口同腹腔镜下输卵管造口术。先将粘连两端的器官分开或用分离棒将粘连带挑起选择无血管区用电凝剪剪断或用单极电凝器分离。如粘连带较厚或内有小血管时,可用鳄鱼嘴钳夹持,施行内凝后剪断,也可用鳄鱼嘴钳行双极电凝后剪断之。仔细检查断端无出血,即可结束手术。

三、输卵管吻合术

(一)经腹输卵管吻合术手术的操作要点

切口同输卵管造口术。进入腹腔后进行下列操作。

(1)检查其周围有无粘连,影响范围,伞端外观是否正常。如有粘连应用剪刀实行锐性分离。

(2)检查闭锁近端、远端情况,切除闭锁处,用两手指夹着子宫下部宫颈处,经宫底刺入 7 号针头,注入稀释亚甲蓝液,可清楚见到输卵管近侧阻塞部位,在其近侧约 2～3 cm 处垂直切断管腔;在瘢痕远端稍外处垂直切断,将两者之间瘢痕组织充分切除。向远端口注入生理盐水,证实输卵管远端通畅,并在镜下检查新切口创面有无瘢痕或纤维组织;肌层、黏膜是否正常、止血。这种经宫底注射亚甲蓝液法较经宫颈插造影器方便且可保持无菌。

(3)吻合输卵管。

(4)亚甲蓝通液检查输卵管通畅程度。

(二)腹腔镜下输卵管吻合术的操作要点

(1)患者取膀胱截石位,下腹壁行四点穿刺:第 1 穿刺点在脐部置入腹腔镜,在直视下于耻骨上部置入三个 5 mm 腹腔镜穿刺套管,其一位于正中线,分别在其两侧 5 cm 处各置一腹腔镜穿刺套管。经宫颈置入能进行亚甲蓝通液的举宫器。

(2)检查输卵管走向,辨认绝育处输卵管断端,分离粘连。

(3)在原结扎部位下方输卵管系膜处注射血管收缩剂以减少术中出血。可用 1U 垂体加压素加入 10 mL 生理盐水或乳酸林格液中,分别浸润输卵管近侧或远端附着的输卵管系膜。

(4)切除阻塞的输卵管。

(5)检查输卵管是否通畅。

(6)吻合输卵管。

(7)亚甲蓝通液检查输卵管通畅程度。通过子宫腔注入亚甲蓝液,如吻合成功,可见亚甲蓝液自输卵管伞端流出。

四、输卵管宫腔移植术

输卵管宫腔移植术适用于输卵管腐蚀粘堵术需复通者。

输卵管宫腔移植术的操作步骤。

(1)切除输卵管峡部阻塞部分。

(2)试通剩余输卵管检查是否通畅。在近端管口两侧边(3点、9点处)剪开约5 mm长度,将前、后壁各缝肠线,用17 mm圆孔铰刀在近子宫角子宫后壁上钻通肌壁,然后将已缝好的肠线4个线头自孔的上、下壁穿出,穿出部位距孔缘3~5 mm各自打结,移植的输卵管引入,并固定在子宫腔顶部两侧。用肠线将输卵管浆膜层固定于子宫浆膜层。子宫上部两侧后壁打洞的优点是使输卵管伞部与卵巢间距接近。

(3)无论哪种部位吻合,完成吻合术后,应再次向宫腔内注入亚甲蓝液,注液时手指捏紧子宫颈上部,检查吻合口有无渗漏,亚甲蓝液有无经伞端流出。如一切正常,注入32%低分子右旋糖酐(70)20 mL及异丙嗪25 mg,以防粘连和过敏。

五、体外受精-胚胎移植术

体外受精-胚胎移植术(in vitro fertilization and embryo transfer,IVF-ET)是指从女性体内吸取卵子,于体外培养后,加入经处理过的精子,待卵子受精后,发育成2~8细胞周期,再植入子宫内,发育成胎儿,分娩。因为这项技术的最早阶段是在培养皿中进行,故俗称"试管婴儿"。宫腔内人工授精(intrauterine insemination,IUI)是最简单的人工助孕技术,是指在女性排卵期,将处理过的精子直接注入女性子宫腔内,达到受孕目的。体外受精胚胎移植术主要步骤为取卵、体外授精和胚胎移植,其中部分患者在取卵或胚胎移植时,由于不能忍受操作疼痛,需要在麻醉下进行。现就取卵及胚胎移植两大步骤简述如下。

(一)取卵

在注射人绒毛膜促性腺激素(human chorionic gonadotropin,HCG)后34~36小时之间进行取卵,若继续推迟,有可能在取卵时已自然排卵或者在手术操作过程中容易造成一些卵泡自行破裂。

(二)取卵方式

(1)超声引导下经阴道取卵在阴道超声探头引导下,经阴道穿刺抽吸卵泡取卵。目前,阴道超声取卵已取代腹腔镜成为最常用的取卵方式。取卵时患者采取截石体位,用生理盐水冲洗阴道或先用含碘液冲洗,然后用生理盐水冲洗。阴道超声探头外套无菌无毒乳胶套,配穿刺架与专用穿刺针,在超声穿刺线引导下从穹隆部进针,尽量不经宫颈、膀胱与子宫,依次穿刺抽吸两侧卵巢的卵泡,抽吸负压为15 kPa,待一个卵泡抽吸干净后,再进入第2个卵泡,每次进针可穿刺多个卵泡,但要注意不要伤及周围脏器与血管。

(2)在阴道超声取卵术出现之前,腹腔镜下卵泡穿刺抽吸术曾经是最主要的取卵手段,腹腔镜取卵术成功与否与盆腔状态有关,至少50%的卵巢表面可以由腹腔镜暴露直视,才能保证顺利抽吸卵泡。因此,对于那些可疑盆腔粘连的患者,体外受精及胚胎移植之前要先进行一次腹腔镜检查,明确盆腔情况和估计腹腔镜取卵的可行性。目前,腹腔镜取卵主要用在输卵管内配子移植术和受精卵输卵管内转移等助孕治疗中,另外,当卵巢被粘连固定在较高位置经阴道穿刺无法达到时,仍可借助腹腔镜取卵。

(3)开腹取卵目前很少使用,仅在有其他指征需要开腹时,可同时取卵。

(三)胚胎移植的方法

胚胎宫腔内移植:指将受精卵或胚胎转移至于宫腔内,经子宫颈宫腔内移植是最常用的胚胎移植方法。

移植前嘱患者排空大小便,移植时一般采取膀胱截石位,前位子宫患者采用膝胸卧位移植,暴露宫颈后用蘸有培养液的棉球清洁宫颈,并用长棉签拭去宫颈管内的黏液,必要时先用一根试验移植管探清宫腔方向。目前,多选用带外套管的有弹性的无创伤软移植管,确保抽吸胚胎后顺利移入宫腔。

六、辅助生殖手术的麻醉特点

妇女不育手术均为育龄妇女,全身状况一般良好,术前按常规做好麻醉前准备即可。麻醉方式可选择连续硬膜外阻滞或腰硬联合麻醉,对精神过于紧张的患者或腹腔镜下手术的患者,可选用全身麻醉。施行椎管内麻醉的患者,如手术时间过长,患者无法耐受手术体位时,可考虑适当镇静,以确保患者的安静,以免影响手术操作。

体外受精胚胎移植术最关键的步骤之一是取卵。超声引导下经阴道取卵虽然部分患者可在局麻下完成,但局麻有时难以保证患者完全无痛,所以目前已有不少生殖中心为了完全消除患者取卵时的疼痛,采用全身麻醉或硬膜外阻滞下取卵。其中,以丙泊酚复合芬太尼最为简便有效,上述两种麻醉方法均不影响总取卵数、受精、卵裂、移植胚胎分级、种植率、流产率等,但与硬膜外阻滞相比,丙泊酚复合芬太尼麻醉具有操作简单和耗时短的优点,可作为取卵的常规麻醉方法。哌替啶和氧化亚氮也可用于减轻患者取卵时的痛苦。胚胎移植一般不需全身麻醉。

第四节　妊娠合并心脏病的麻醉处理

一、概述

妊娠合并心脏病的发病率为 0.4 %～4.1 %,是产妇死亡的第二大原因。妊娠及分娩过程中机体发生了一系列病理生理改变,心血管系统的变化尤为显著。因此,妊娠合并心脏病产妇的麻醉选择和实施,对于麻醉医师来说,是一个巨大的挑战。麻醉医师必须通晓妊娠期心血管系统、血流动力学的变化,掌握心脏病的本质特别是不同心脏病的病理生理特点,了解各种麻醉药物对心血管系统的影响,以及处理各种术中并发症的常用方法。

(一)妊娠期心血管系统的变化

妊娠期间心血管系统主要发生四方面改变。首先,血容量增加,在妊娠晚期可增加 50 % 左右。其次,体循环阻力(systemic vascular resistance, SVR)进行性下降,虽然心输出量增加 30 %～40 %,但平均动脉压仍维持正常,收缩压略下降。再次,心脏做功增加,在分娩过程中,由于疼痛及应激,心输出量可增加 40 ％～50 ％以上,对于有病变的心脏可能发生严重后果。而且,强烈的子宫收缩可导致"自体血液回输",使心输出量再增加 10 ％～15 ％。最后,产妇往往处于高凝状态,对于一些高血栓风险的患者(瓣膜修补术后),容易导致血液栓塞。

(二)妊娠合并心脏病的分类

1.风湿性心脏病

随着医疗技术的发展,风湿性心脏病的发病率有所下降。但是风湿性心脏病仍然是妊娠期间最常见的心脏病。主要是瓣膜性心脏病,包括二尖瓣狭窄、二尖瓣关闭不全、主动脉瓣狭窄、主动脉瓣关闭不全及三尖瓣病变。

2.先天性心脏病

大部分先天性心脏病在妊娠前都已实施了心脏手术,只有少部分患者未进行手术。先天性心脏病主要分为:左向右分流(房间隔缺损、室间隔缺损、动脉导管未闭);右向左分流(法洛四联症、艾森曼格综合征);先天性瓣膜或血管病变(主动脉瓣狭窄、主动脉瓣关闭不全、肺动脉狭窄)等。

3.妊娠期心肌病

妊娠期或产后六个月内出现不明原因的左室功能衰竭被称为"妊娠期心肌病"(也有人称之为"围生期心肌病")。其发病率有上升趋势,有报道称,7.7 ％的妊娠相关性孕妇死亡是妊娠期心肌病所致。

4.其他

其他疾病包括冠状动脉性心脏病、原发性肺动脉高压、不明原因性心律失常。

(三)麻醉的总体考虑

1.术前评估

对妊娠合并心脏病的孕妇实施麻醉前必须进行充分的评估,包括心脏病的类型、心脏病的解剖特点、病理生理改变特点。重点评估心功能状态及对手术、麻醉的耐受程度。必要时联合心血管专家、产科专家一同会诊,以便作出正确的判断。

目前,对妊娠合并心脏病的功能状态及风险等级评估常采用西乌(Siu)和科尔曼(Colman)推荐的方法。

2.麻醉选择

麻醉医师在选择麻醉方式时,除了重点考虑心脏病性质和风险分级,还应考虑以下问题。①患者对手术过程中疼痛的耐受程度;②子宫收缩引起的自体血液回输对患者的影响;③子宫收缩剂的影响;④胎儿娩出后解除了下腔静脉的受压所引起的血流动力学急剧改变;⑤产后出血。到目前为止尚没有一种麻醉方法是绝对适用或不适用的。常用的麻醉方法及其优缺点如下。

(1)全身麻醉。其优点为:能提供完善的镇痛和肌松;保证气道通畅及充分的氧和;避免椎管内麻醉所致的体循环血压下降等。但也存在一些缺点:若麻醉深度不当,气管插管和拔管过程易导致血流动力学剧烈变化;麻醉药物对心功能的抑制作用;增加肺循环阻力;增加肺内压;导致右心后负荷增加;插管困难发生率高;易发生反流误吸;全身用药对新生儿的影响等。

全身麻醉可用于绝大多数妊娠合并心脏病,特别适用于右向左分流的先天性心脏病,如法洛四联征和艾森门格综合征、原发性肺动脉高压、肥厚型心肌病等。而对于其他类型心脏病患者,全身麻醉不如连续硬膜外麻醉更理想。

(2)椎管内麻醉。连续硬膜外阻滞麻醉是目前妊娠合并心脏病的主要麻醉方法,在高风险的心脏病患者中也有应用。若采用间歇、缓慢追加局麻药,能保持较稳定的血流动力学状态;避免全麻所致的各种不良反应等优点。但是,硬膜外阻滞也存在阻滞不全的可能,以及神经损伤、全脊髓麻醉和椎管内出血等风险。

虽然对于一些病变较轻而且代偿完全的心脏病患者,单次蛛网膜下腔阻滞(腰麻)也可应用,但大多数学者并不主张单次腰麻用于妊娠合并心脏病患者,因为其可导致剧烈的血流动力学变化。

近年来,较时髦的方法是连续腰麻,通过留置蛛网膜下腔微导管分次加入微量局麻药,从而达到镇痛完善、血流动力学扰乱轻的效果。已有较多的文献正面报道了该方法在妊娠合并心脏病患者中的应用。

(3)局部麻醉:目前已很少采用。只有在一些麻醉设施较差的小型医院偶尔被采用。

3.术中麻醉管理

(1)妊娠合并心脏病患者的麻醉管理的基本原则是:①维持血流动力学稳定,避免或尽量减少交感神经阻滞;②避免应用抑制心肌功能的药物;③避免心动过速或心动过缓;④根据心脏病的不同类型,选择合适的血管活性药物;⑤避免腹主动脉、下腔静脉受压,保证子宫胎盘的血液灌注;⑥预防反流误吸;⑦对产妇和胎儿实行严密监护。

(2)术中监护首选无创性的方法,常规的检测项目包括:血压、心电图、脉搏血氧饱和度、呼吸等。至于是否需要进行有创性监测取决于患者心脏病的类型及其严重程度。如患者心功能较差、临床症状明显者,可施行有创监测。但有些类型的心脏病,如右向左分流、严重的主动脉瓣狭窄、原发性肺动脉高压等,即使症状不明显或没有症状也有必要进行有创监测。包括中心静脉压(CVP)、桡动脉置管测压等。肺动脉导管测压需要较高的技术,而且有较高的风险,但在严重的心脏病患者进行此项监测还是很有必要的。但近来有人对肺动脉监测提出异议,认为此项监测风险过大,得不偿失。故建议使用无创性的经食管心脏超声,作为首选的监测方法。

(3)术中应用子宫收缩剂的问题:对于妊娠合并心脏病患者,如果子宫收缩尚可,应尽可能避免使用缩宫素。即使有时必须使用,也应通过静脉缓慢滴注,切忌静脉注射。因为缩宫素能降低体血管阻力和血压,减少心输出量,增加肺血管阻力,外周血管总阻力的下降可引起快速性心律失常。合成的 $PGF_{2\alpha}$ 是一个强效子宫平滑肌收缩剂,可引起严重高血压、支气管痉挛、肺血管和体血管收缩等,因此也禁用于妊娠合并心脏病患者。米索是 PGE1 的类似物,已成功用于产后出血。但对于有冠心病或高血压患者应慎重,因为它可导致血压的剧降。近来有学者建议,使用一种称为 B-Lynch 的压力缝合器缝合子宫切口来避免使用子宫收缩剂。

(4)术中应用血管活性药物的问题:术中有许多情况都需要使用血管活性药物。但对于心脏病患者,合理选择血管活性药物尤为重要。麻黄碱、肾上腺素因兼有 α 受体和 β 受体激动作用,可引起心动过速、增加心脏做功,同时增加肺血管阻力。因而不适用于大多数心脏病患者。纯 α 受体激动剂,如去氧肾上腺素、间羟胺,可引起反射性心率下降,可用于多数心脏病患者,特别是有瓣膜狭窄或肥厚型梗阻性心肌病的患者,但对于有反流性病变的患者可能不利。

4.术后管理

产后头 3 日内,由于子宫收缩缩复,胎盘循环不复存在,大量血液从子宫回输至体循环,加之妊娠期过多的组织间液的回吸收,使血容量增加 15 %~25 %,特别是产后 24 小时内,心脏负荷增加,容易导致心脏病病情加重,甚至发生心衰或心脏停搏。因此,妊娠合并心脏病的患者在产后 72 小时内必须予以严密监护,对于合并有肺动脉高压者须持续监护到术后 9 天。

另外,有效的术后镇痛,对于妊娠合并心脏病患者,极为重要。可优先选择患者自控硬膜外镇痛(PCA)。

二、各种类型心脏病的麻醉要点

(一)瓣膜性心脏病

瓣膜性心脏病分为先天性或继发性,风湿热是继发性病变的主要病因。总体上说,妊娠期间由于血容量增加及体循环阻力降低,反流性瓣膜性心脏病患者对妊娠的耐受性高,而狭窄性瓣膜病变因为不能随着前负荷的增加同步增加心输出量,对妊娠的耐受性差。

1.二尖瓣狭窄

二尖瓣狭窄占妊娠期风湿性心脏病的 90 %,大约 25 %的患者在妊娠期间才出现症状。二尖瓣狭窄可以是独立性病变也可伴有其他瓣膜病变。

(1)病理生理改变。二尖瓣狭窄的最主要病理生理改变是二尖瓣口面积减小,导致左房向左室排血受阻。早期,左房能克服瓣膜狭窄而增加的阻力,但随着疾病的发展,左室充盈负荷不足,射血分数降低,同时左房容量和压力增加,并导致肺静脉压和肺毛细血管楔压升高,从而发生肺间隙水肿、肺顺应性下降、呼吸功增加。最终可发展为肺动脉高压、右心室肥厚扩张、右心衰竭。妊娠能加重二尖瓣狭窄,解剖上的中度狭窄可成为功能性的重度狭窄。而且妊娠合并二尖瓣狭窄发生肺充血、房颤、阵发性室上性心动过速的发生率增加。

(2)麻醉注意事项。妊娠期合并二尖瓣狭窄患者麻醉时应重点关注:①避免心动过速。因为心动过速时,舒张期充盈时间缩短较收缩期缩短更明显,导致心室充盈减少。若术前存在房颤,尽量控制室率在 110 次/分以下。②保持适当的血容量和血管容量。患者难以耐受血容量的突然增加,术中过快过量输液、强烈子宫收缩等都可导致心脏意外如右心衰、肺水肿、房颤等。③避免加重已存在的肺动脉高压。正压通气、CO_2 蓄积、缺氧、肺过度膨胀、前列腺素类子宫收缩剂等都可增加肺动脉阻力,应予以重视。④保持体循环压力稳定。对于重度二尖瓣狭窄,全身血管阻力下降时可被心率增快(心搏量固定)所代偿,但这一代偿很有限。所以,术中应及时纠正低血压,必要时用间羟胺静脉滴注。

至于术中监护,足月妊娠而无症状者,一般不建议有创监护。对于症状明显的高风险患者,可给予有创监护包括 CVP、PAWP 等。

麻醉选择:经阴道分娩者,建议优先选择连续腰段硬膜外阻滞镇痛,能较好保持血流动力学稳定。但近年有学者认为,腰麻-硬膜外联合阻滞也是较好的镇痛方法。药物可采用局麻药加阿片类药,加用阿片类药能降低局麻药浓度又不增加交感神经阻滞。在产程早期,可硬膜外或蛛网膜下腔单独应用阿片类药物,也能取得很好的镇痛效果。对于椎管内麻醉禁忌者还可采用阴部神经阻滞的方法。

剖宫产麻醉的选择，应考虑麻醉技术导致的体液转移、术中出血等问题。优先选择是硬膜外麻醉，通过缓慢注药来避免血流动力学波动。切忌预防性应用麻黄碱和液体预扩容。对于有症状者，术中补液应根据有创监测结果慎重进行。有些患者术前限制补液、应用β受体阻滞剂和利尿剂等，硬膜外麻醉时可发生严重低血压，此时可小心使用小剂量去氧肾上腺素（不增加心率、不影响子宫胎盘血流灌注）及适当补液来维持血压。房颤患者若出现室率过快，可予以地高辛或毛花苷 C，控制室率在 110 次/分以下，也可使用电复律（但在胎儿娩出前慎用），功率从 25W/s 开始。窦性心动过速者可用普萘洛尔或艾司洛尔静脉注射。

某些重度二尖瓣狭窄者或硬膜外阻滞禁忌者须行全身麻醉。只要麻醉深度适当，较好抑制喉镜置入、气管插管、拔管等操作所致的应激反应，全麻能够维持较稳定血流动力学。诱导药物避免应用对血流动力学影响较大的药物，建议使用依托咪酯。诱导前最好预防性应用适量β受体阻滞剂，如艾司洛尔及阿片类镇痛剂。避免使用能导致心动过速的药物，如阿托品、哌替啶及氯胺酮等。瑞芬太尼也是值得推荐的麻醉维持药物。缩宫素应慎用。

2.二尖瓣关闭不全

二尖瓣关闭不全在妊娠合并心瓣膜病变中位居第二位。年轻患者中，二尖瓣脱垂是二尖瓣关闭不全的主要原因。单纯的二尖瓣关闭不全患者能很好耐受妊娠，但后期容易出现房颤、细菌性心内膜炎、体循环栓塞及肺动脉充血。

（1）病理生理学改变。二尖瓣关闭不全，左室收缩期血液反流入左房，导致左房扩大，由于左房顺应性好，早期不易出现肺充血的表现。但随着病程进展，左房心肌受损，以及左房和肺毛细血管楔压升高及肺充血。由于左室慢性容量负荷过多，一部分血液反流入左房，心室需要通过增加做功才能泵出足够的血液进入主动脉，会导致左室心肌肥厚，晚期左室扩大。另外，通过主动脉瓣的前向血流可减少 50 ％～60 ％，这取决于血流通过主动脉瓣和二尖瓣之阻力的比率。因此，降低左室后负荷可增加二尖瓣关闭不全患者射血分数。

在妊娠期，左室受损的患者难以耐受血容量增加，容易发生肺充血。不过妊娠时的外周血管阻力降低可增加前向性血流，相反分娩时或麻醉不完善时的疼痛、恐惧及子宫收缩，都可增加儿茶酚胺的水平而导致体循环阻力增高。

（2）麻醉注意事项。妊娠合并二尖瓣关闭不全麻醉时应重点关注：①保持轻度的心动过速，因为较快的心率可使二尖瓣反流口相对缩小；②维持较低的外周体循环阻力，降低前向性射血阻抗可有效降低反流量；③避免应用能导致心肌抑制的药物。

麻醉选择：分娩时提供有效镇痛能避免产痛所致的外周血管收缩，从而降低左室后负荷。连续硬膜外阻滞和腰硬联合阻滞是首选的镇痛方法。

剖宫产麻醉也优先选择连续硬膜外或腰硬联合阻滞麻醉，因为这种麻醉能阻滞交感神经，降低阻滞区域的外周血管阻力，增加前向性血流，有助于预防肺充血。但须缓慢注药，避免血流动力学剧烈波动。

如果选择全麻，氯胺酮、泮库溴铵是值得推荐的药物，因为两者都能增加心率。如果术中出现房颤应及时处理。其他注意事项及术中监护也同二尖瓣狭窄。

3.主动脉瓣狭窄

主动脉瓣狭窄是罕见的妊娠合并心脏病，发病率仅 0.5 ％～3.0 ％。临床症状出现较晚，往往须经过30～40年才出现。因正常主动脉瓣口面积超过 3 cm²，只有当瓣口面积小于 1 cm²时才会出现症状。但一旦出现症状，病死率为 50 ％以上。妊娠不会明显增加主动脉瓣狭窄的风险。

（1）病理生理学改变。主动脉瓣狭窄导致左室排血受阻，使左室慢性压力负荷过度，左室壁张力增加，左室壁向心性肥厚，每搏心输出量受限。正常时心房收缩提供约 20 ％的心室充盈量，而主动脉瓣狭窄患者则高达 40 ％，因此保持窦性心律极为重要。左室心肌肥厚及心室肥大导致心肌缺血，加之左室收缩射血时间延长，降低舒张期冠状动脉灌流时间，最终发生左室功能不全，肺充血。

主动脉瓣狭窄的风险程度取决于瓣膜口的面积及主动脉瓣口两端的收缩期压力梯度。收缩期压力梯度＞50 mmHg 表明重度狭窄，风险极大。妊娠期由于血容量增加及外周阻力下降，可增加收缩期压力梯度。

（2）麻醉注意事项。妊娠合并主动脉瓣狭窄的麻醉应重点关注：①尽量保持窦性心律，避免心动过速和心动过缓；②维持充足的前负荷，特别要避免下腔静脉受压，以便左室能产生足量的每搏输出量；③保持血流动力学稳定，只允许其在较小的范围内波动。

对于收缩期主动脉瓣口两端的压力梯度大于 50 mmHg 者或者有明显临床症状者，建议给予有创监护（如前）。

麻醉选择：经阴道分娩者建议行分娩镇痛。连续硬膜外阻滞或腰硬联合阻滞用于分娩镇痛存在争议。因为主动脉瓣狭窄患者不能耐受交感神经阻滞引起的前负荷和后负荷的下降。尽管有文献报道成功地将 CSEA 用于主动脉瓣狭窄产妇的分娩镇痛，但并不主张其作为常规应用。蛛网膜下腔或硬膜外单纯注射阿片类镇痛药用于分娩镇痛值得推荐，因为其对心血管作用轻，不影响心肌收缩，不影响前负荷，不降低 SVR 等。

对于合并主动脉瓣狭窄患者，行剖宫产的麻醉，区域麻醉和全身麻醉都可谨慎选用。但到底哪种麻醉方式更适合，存在争论。最近在 *Anesthesia* 上的两篇关于该类产妇麻醉方式选择的编者按，认为区域阻滞，特别是椎管内麻醉，存在深度的交感神经阻滞引起低血压、心肌和胎盘缺血的缺点。故有人提出，传统的硬膜外麻醉禁用于此类患者，但国内外大多数学者认为，可谨慎使用。而全身麻醉可避免这些不良反应，提供完善的镇痛，而且在发生临床突发心脏意外时，保证气道通畅、充足氧供、使紧急心脏手术成为可能。因此，相对而言，全身麻醉更可取。全身麻醉的注意点参照二尖瓣狭窄。药物可选择对血流动力学影响较轻的依托咪酯联合适量阿片类药物及肌松药琥珀胆碱。应避免使用挥发性麻醉剂，但可应用氧化亚氮。同时尽量避免使用缩宫素。术中低血压可用间羟胺或去氧肾上腺素。

4.主动脉瓣关闭不全

主动脉瓣关闭不全可以先天性或后天性的。约 75 ％的病例是由风湿热所致。该类患者往往有较长的潜伏期，因此常在 40～50 岁才出现症状。大部分主动脉瓣关闭不全的患者都能安全度过妊娠期，但仍有 3 ％～9 ％的患者可能出现心衰。

（1）病理生理学改变。主动脉瓣关闭不全时，左心室长期容量超负荷，产生左室扩张、心肌肥厚、左室舒张末期容量（LVEDV）降低以及射血分数降低等。病变程度取决于反流口的面积、主动脉与左心室间的舒张压梯度以及病程的长短。随着疾病的进展,可发生左心衰竭,肺充血及肺水肿等。妊娠可轻度增加心率,因此可相对缓解主动脉瓣关闭不全的症状。

(2)麻醉注意事项。这妊娠合并主动脉瓣关闭不全的麻醉应重点关注:①避免体循环阻力增加。需要提供完善的镇痛,避免儿茶酚胺增加而导致 SVR 上升,术中可用硝普钠或酚妥拉明来降低 SVR。②避免心动过缓。该类患者对心动过缓耐受性很差,因心动过缓延长心室舒张期的持续时间,主动脉的反流量也增加,应维持心率在 80～100 次/分。③避免使用加重心肌抑制的药物。

麻醉选择:经阴道分娩者建议优先选择硬膜外或腰硬联合行分娩镇痛。因为其降低后负荷、预防 SVR 上升和急性左室容量超负荷。

剖宫产的麻醉选择及处理与二尖瓣关闭不全基本相同。

5.瓣膜置换术后

随着经济的发展和医学技术的提高,妊娠合并瓣膜性心脏病患者有许多都在产前施行了瓣膜置换术。对于此类患者,应了解是否有血栓形成、瓣膜流出口大小、有否心内膜炎及溶血等情况。但重点应关注抗凝剂的使用情况。为了避免双香豆素对胎儿的致畸作用,妊娠期间应用肝素代替进行抗凝治疗。因此,对此类患者实施椎管内麻醉时应评估凝血功能,以免硬膜外血肿、蛛网膜下腔出血等不良反应的发生。近来,也有人应用低分子肝素来抗凝。由于低分子肝素的半衰期长,除非停用 12～24 小时,否则对此类患者不得使用硬膜外或蛛网膜下腔阻滞麻醉。

(二)先天性心脏病

1.左向右分流心脏病

左向右分流心脏病主要有室间隔缺损(VSD)、房间隔缺损(ASD)及动脉导管未闭(PDA)等。

(1)室间隔缺损。发病率占成人先天性心脏病的 7 %。病情严重程度取决于缺损口的大小及肺动脉高压的程度。大部分无肺动脉高压者都能很好耐受妊娠。但少数较大缺损合并有肺高压者,病死率高达 7 %～40 %。妊娠期间血容量、心输出量增加可加重左向右分流及肺动脉高压。

病理生理学改变。血液从左室分流至右室,增加肺血流,早期可通过代偿性肺血管阻力降低而保持正常的肺动脉压。晚期,特别是较大缺损的 VSD,分流量大,肺血管阻力不能代偿,可导致肺动脉高压,加上左室做功过度而发生左心功能衰竭,肺动脉高压加剧,最终致右心衰竭,当左右心室压力相等时,可出现双向分流或右向左分流。

麻醉注意事项。VSD 患者的麻醉应重点关注:①避免体循环阻力增加,但对于伴有肺高压者,也不应过度降低体循环阻力;②避免心率过快;③避免肺循环阻力升高,以免发生分流反转。关于麻醉选择,剖宫产和分娩镇痛都可优先选择硬膜外或腰硬联合阻滞麻醉。必要时也可选择全身麻醉。

(2)房间隔缺损。这是最常见的先天性心脏病。病情进展缓慢,即使存在肺血流增加,也能较好耐受妊娠。但妊娠引起的血容量、心输出量增加可加重左向右分流及右室做功增加,心衰发生率增加。其病理生理学改变也类似于 VSD。

麻醉注意事项。ASD 患者麻醉时应重点关注:①避免体循环阻力增加;②避免肺循环阻力下降,但对于肺动脉高压者应避免肺循环阻力增加;③防止并及时纠正室上性心律失常。麻醉选择可参照 VSD。

(3)动脉导管未闭。较大分流的 PDA 患者往往已接受手术治疗,而较小者临床发展缓慢,能较好耐受妊娠。①病理生理改变:主要是主动脉血液直接向肺动脉分流。增加肺血流量,最终形成肺动脉高压、右心衰竭。严重者也可致右向左分流。②麻醉注意事项:基本与 ASD 患者的麻醉相同。

2.右向左分流的心脏病

(1)法洛四联征:对妊娠的耐受性很差,孕妇合并该心脏病的病死率为 30 %～50 %。这种心脏病包括右心室流出道梗阻、室间隔缺损、右心室高压及主动脉骑跨等四个解剖及功能异常。

病理生理改变。右心室流出道梗阻导致通过室间隔缺损的右向左分流,分流程度取决于室缺的大小、右室流出道梗阻的程度及右室收缩力。因此,保持右室收缩力对于保持肺动脉血流和外周血氧饱和度很重要。但对于存在有动脉圆锥高压者,增加心肌收缩力可加重梗阻。另外,体循环压下降可加重分流及发绀。妊娠增加肺血管阻力、降低体循环阻力而加重分流。

麻醉注意事项。法洛四联征患者麻醉时应重点关注:①保持血流动力学稳定,避免体循环阻力下降;②避免回心血量减少;③避免血容量降低;④避免使用能引起心肌抑制的药物。

麻醉选择:阴道分娩者建议分娩镇痛。可以选择阿片类药物全身用药、椎管内应用阿片类药物及谨慎使用连续硬膜外阻滞(如果 SVR 能很好维持的话)。第一产程椎管内单纯应用阿片类镇痛药是最安全的方法。第二产程骶管阻滞较硬膜外安全。小剂量氯胺酮在产钳术中应用被证明是安全的。

剖宫产麻醉应优先选择全身麻醉,虽然小剂量低浓度的硬膜外麻醉也可谨慎使用,甚至近来有人报道了成功使用连续腰麻,但血流动力学变化难以预料,风险较大。麻醉诱导应缓慢,避免过剧的血压下降,可复合采用阿片类药、依托咪酯及肌松药。术中维持可采用瑞芬太尼、卤族类吸入麻醉剂(如异氟烷可维持正常或轻微升高右心室充盈压)。建议行有创监护,一旦出现体循环压下降,应予以及时处理。

(2)艾森曼格综合征:约占先天性心脏病的 3 %。该病包括肺动脉高压、原有的左向右流出道由于肺动脉高压而发生右向左分流、动脉低氧血症。各种左向右分流的心脏病晚期都可发展成艾森曼格综合征。该病的病死率极高,达 50 %以上。其病理生理学改变与法洛四联征相似,右向左分流程度取决于肺动脉高压程度、分流孔大小、体循环阻力、右心收缩力等。妊娠可显著加重分流程度。麻醉注意点同法洛四联征。

(三)妊娠期心肌病

妊娠期心肌病又称围生期心肌病(peripartum cardiomyopathy, PPCM),是指既往无心脏病史,又排除其他心血管疾病,在妊娠最后一个月或产后 6 个月内出现以心肌病变为基本特征和充血性心力衰竭为主要临床表现的心脏病。该病发病率 1∶3000 到 1∶15 000 不等。其病因不明,可能与病毒感染、自身免疫及中毒有关。高龄、多产、多胎、营养不良的产妇中发病率较高。随着治疗技术的提高及心脏移植的开展,其病死率有所下降,但仍然在 15 ％～60 ％,更有报道其病死率高达 85 ％。

1.病理生理学改变

主要是心肌受损、心肌收缩储备能力下降。分娩和手术应激都可增加心脏做功,如心率增快、心搏量增加、心肌收缩加强等,导致心肌氧耗增加,进一步加剧心肌损害,舒张末期容量增加、心输出量下降,最终导致心室功能失代偿。

2.麻醉注意事项

PPCM 患者麻醉时应重点关注:①避免使用抑制心肌的药物;②保持窦性心律和正常心率;③避免增加心肌氧耗的各种因素;④谨慎使用利尿剂和血管扩张剂,注意控制液体输入量;⑤注意预防术中血栓脱落。

麻醉选择:经阴道分娩的产妇行分娩镇痛时可优先选用连续硬膜外阻滞镇痛。该方法有助于避免产痛所致的后负荷增加。对有心功能失代偿的患者,可缓慢注射局麻药加或不加阿片类镇痛药,以降低心脏前后负荷。不主张硬膜外阻滞前常规给予预防性扩容或预防性使用血管活性药物。第二产程避免过度使用腹压,必要时可采用产钳或头吸器助产。产后慎用缩宫素。

剖宫产麻醉:全身麻醉和区域阻滞麻醉都可选用。虽然全身麻醉具有完善的气道管理、充分的氧供和完善的镇痛,但多种全麻药物都有加重心肌抑制的作用,以及全麻插管和拔管过程增加心脏负荷。因此,PPCM 患者选用全身麻醉的比例正在下降。若区域阻滞禁忌,可谨慎选用全身麻醉。全麻时可选用氧化亚氮、依托咪酯、瑞芬太尼等对心血管影响较小的药物。有人主张用喉罩来代替气管插管,以避免插管所致的过剧应激反应。区域阻滞可优先选择硬膜外麻醉,但须避免过快建立麻醉平面,导致血流动力学过剧改变。另外,腰硬联合麻醉也非常适用于该类患者,但须控制腰麻药物剂量。近年报道较多的、也被多数专家接受的方法是连续腰麻(CSA),采用小剂量局麻药加阿片类镇痛药缓慢注射,从而避免血流动力学过剧波动,又有较完善的镇痛和麻醉效果。术中若出现明显的心衰,可使用血管扩张剂硝酸甘油和利尿剂,如呋塞米(速尿),谨慎使用强心剂毛花苷 C。若哮喘症状明显,必要时使用沙丁胺醇(舒喘灵)。

总之,该疾病风险较大,须做好充分的术前准备,必要时联合心内科医师会诊,作出正确判断,制定合理预案。严密术中监护,特别是有创监测。

第五节　妊娠合并免疫功能紊乱患者的麻醉

免疫系统导致免疫损伤时是通过四种经典途径实现的:速发型超敏反应、细胞毒反应、循环免疫复合物性疾病、迟发型超敏反应。以下就常见的几种免疫疾病进行探讨。

一、速发型超敏反应

速发型超敏反应的临床症状取决于个体对抗原的易感性、接触抗原的量和暴露的情况,症状可以轻微,也可能危及生命,炎症介质可引起血管舒张和通透性增加,导致低血压和组织水肿;刺激呼吸道平滑肌收缩导致支气管痉挛;刺激神经导致瘙痒、皮肤红肿。

过敏反应的处理首先要终止接触致敏原,保持气道通畅、支持呼吸和循环。气道必须能够满足呼吸的需要。如果上呼吸道阻塞并伴有喘鸣与发绀,应立即行气管内插管或气管切开术。对于非心源性肺水肿和支气管痉挛的患者,人工通气时应延长通气时间并加用 PEEP。胎盘屏障使胎儿避免暴露于炎症介质,因此过敏反应对胎儿的影响限于胎盘灌注和氧合不足,严重的低血压和低氧能够引起胎儿窒息。对产妇低血压和支气管痉挛可以使用最小有效剂量肾上腺素,同时纠正子宫右倾并快速补液。幸运的是,在严重的过敏病例中大剂量使用肾上腺素,由于立即分娩胎儿,母体与胎儿的病死率也未见升高。肾上腺素的常用剂量是 $1\sim2\ \mu g/kg$ 或 $200\sim500\ \mu g/$次,肌内注射,每 $10\sim15$ 分钟重复一次,直至静脉通道建立,如果症状持续,则需要静脉内滴注 $1\sim4\ \mu g/min$。抗组胺药对血管神经性水肿和荨麻疹特别有效,皮质醇可以减少复发和过敏反应延长的危险,沙丁胺醇和氨茶碱可用于治疗顽固性支气管痉挛。

如须行剖宫产,患者血流动力学稳定,无胎儿宫内窘迫征象,可采取局麻。但局麻后患者可能产生严重的咽喉水肿,这就使全麻变得困难。

二、特发性血小板减少性紫癜

特发性血小板减少性紫癜(ITP)是自身免疫机制使血小板破坏过多的临床综合征。文献报道,大多数妊娠使病情恶化或处于缓解期的 ITP 病情加重,但不影响其病程和预后。ITP 对妊娠的影响主要是出血和围生儿血小板减少。

由于胎儿可能有血小板减少,经阴道分娩有发生颅内出血的危险,因此 ITP 产妇剖宫产的指征为:产妇血小板数低于 $50\times10^9/L$;有出血倾向;胎儿头皮血或胎儿脐血证实胎儿血小板数低于 $50\times10^9/L$。ITP 产妇剖宫产的最大危险是分娩时出血,选择常规全麻,术前应用大剂量肾上腺皮质激素减少血管壁通透性,抑制抗血小板抗体的合成及阻断巨噬细胞破坏已被抗体结合的血小板,备好新鲜血和血小板悬液。

三、风湿性关节炎

风湿性关节炎(RA)是一种累及活动关节的慢性疾病,常合并有其他系统器官功能不全,多见于女性且可发生于任何年龄阶段,病因不明。通常先累及手足部小关节,由关节轻微炎症、滑膜增厚至关节软骨破坏、关节强直活动受限,任何活动关节都可受累,包括颈椎、颞下颌关节、寰枢关节、腰椎的椎间关节等。

术前应测定关节的活动范围,评价椎管内穿刺和全麻气管插管的困难程度。一些患者因皮质醇治疗和缺乏活动引起骨质疏松,应特别小心发生骨折。对病情轻微无复合型畸形或无须药物治疗者,分娩止痛的方法同正常产妇一样。对服用非类固醇类抗消炎药者产后出血率升高,应准备好静脉通路并备血。对上呼吸道和颈椎畸形患者首选椎管内麻醉。严重上呼吸道畸形患者行全麻时,气管插管困难程度很大,可以考虑清醒插管、纤支镜等辅助插管,确保呼吸道通畅。如果条件允许,诱导前头颈部应放在合适的位置,以避免神经系统后遗症。

四、系统性红斑狼疮

系统性红斑狼疮(SLE)是一种多发于青年女性,累及多脏器的自身免疫性结缔组织病。

国外报道孕妇发病率为 1/5000。

一般认为,妊娠不改变 SLE 患者的长期预后。妊娠后母体处于高雌激素环境,可诱发 SLE 活动,10 %～30 %的 SLE 患者在妊娠期和产后数月内病情复发或加重,合并胸膜炎、心包炎、狼疮肾炎、凝血功能障碍、关节炎和神经系统病变等。SLE 不影响妇女的生育能力,但对胚胎和胎儿会产生不良影响,反复流产、胚胎胎儿死亡、胎儿生长受限、围生儿缺血缺氧性脑病发生率均较高。

SLE 麻醉前应重点关注重要脏器的累及情况,如肾功能、心功能、凝血功能等。而且,SLE 患者往往长期服用肾上腺皮质激素,应注意其肾上腺皮质功能及有无骨质疏松等情况。在无凝血功能异常及骨质异常时,可优先选择椎管内麻醉用于剖宫产。否则,选用全麻。SLE 患者血浆内存在多种抗体会引起交叉配血异常,应提前准备好几个单位的相容性血。加强监测呼吸和循环功能。

第十二章　疼痛治疗

第一节　慢性疼痛治疗

一、慢性疼痛的诊断

（一）明确诊断的内容

诊断是治疗的前提,治疗效果取决于诊断的正确与否。明确诊断的内容包括以下几方面。

1.明确疼痛的原因、病变的性质

明确引起疼痛的原发病是属于肿瘤、损伤、炎症、畸形中的哪一种,肿瘤是良性还是恶性;炎症是感染性的还是无菌性的;损伤是急性外伤还是慢性劳损。

2.明确病变的组织或器官

明确病变的组织或器官是在肌肉、筋膜、韧带、滑囊、关节、骨骼、神经、血管、内脏的哪一处或几处。

3.明确病变的部位和深浅

部位是指病变在皮肤表面的投影,深浅是指病变的层次。具体到病变部位应做到一片之中找一点,一点之中找深浅,只有对病变进行准确的平面定位和立体定位,才能使治疗真正在病变处或病变组织发挥作用,取得好的效果。

4.明确病程的急缓

病程急缓程度不同,治疗方法各异。急性软组织病变,神经阻滞疗法、局部外用涂擦剂、贴敷剂效果好,但不适于小针刀疗法;慢性软组织病变,尤其是粘连、瘢痕和钙化,神经阻滞配合小针刀疗法效果特别好。

5.明确患者的体质、生命器官的功能,以及是否合并其他影响治疗的疾病

患者的自身条件是决定治疗方案的又一重要因素,治疗时应因人而异。如年老、体弱、合并生命器官功能障碍的患者,对阻滞和针刀治疗的耐受性差,应严格掌握适应证,减少麻醉药的用量,治疗时患者应取卧位,治疗后适当延长观察时间,严密观察各种生命体征。

6.明确患者的精神状态、性格特点

疼痛患者常合并的精神障碍是焦虑和抑郁。慢性疼痛患者的抑郁症发生率为30％～60％。急性疼痛常合并焦虑,慢性疼痛则在焦虑的基础上继发抑郁,甚至抑郁成为主要的精神障碍。

7.明确疾病的病理改变

如颈椎病椎体的倾斜偏歪方向和移位程度,寰枢椎半脱位齿状突的偏歪方向,腰椎间盘突出后的位置、有无钙化等。

8.明确是不是疼痛科治疗的适应证

若不是治疗的适应证,应建议患者到相应的科室就诊。

9.估计治疗效果和预后

并对此作出较为准确估计。好的效果和预后要告诉患者本人,树立其信心;治疗后可能出现的不良反应也应让患者知道,以免出现疼痛加重等不良反应时患者紧张;对疗效或病情的发展要对患者作出合乎情理的解释,不要让患者失去信心。

(二)明确诊断的方法

1.耐心、全面而有重点地询问病史

采集病史要全面、客观,要有重点地采集与疼痛的发生、发展等有密切联系的部分。临床上半数以上的疼痛病例仅据完整系统的病史资料即可得到明确的诊断。须特别注意的病史主要有以下几项。

(1)性别:不少疼痛病症与性别有关。如偏头痛、类风湿性关节炎、骨质疏松症等,主要见于女性;强直性脊柱炎、劳损、多见于男性。同是腰骶部疼痛,女性可由盆腔淤血综合征引起,男性可由前列腺炎引起。女性患者出现的腰、骶、下肢及腹、会阴区的疼痛,应了解其是否合并妇科疾病,以及疼痛与月经周期的关系。

(2)年龄:同一部位的疼痛,不同年龄可由不同原因引起,如腰背痛,在老年,多见于脊柱退变性疾病、转移癌;在中年,多见于劳损、椎间盘突出症、肌筋膜综合征;在青少年,多见于外伤、畸形、强直性脊柱炎等。

(3)职业:疼痛与职业关系密切,如颈型颈椎病好发于教师、会计、电脑工作者等需长期低头伏案工作的知识分子,汽车司机易患腰椎间盘突出症,而工作或生活环境相对湿度大的人易患风湿病等。应仔细询问职业、工种,劳动时的体位、姿势、用力方式,工作环境的温度、相对湿度等。

(4)起病的原因或诱因:许多疼痛性疾病有明显的诱发因素,如肩周炎、肌筋膜综合征,在潮湿、受凉和外伤时易发病,神经血管性疼痛在精神紧张时易发病。许多疼痛的出现和加重也有明显的诱发条件及因素,如咳嗽、大便、憋气时出现肢体放射性疼痛则病变多来自椎管;韧带损伤及炎症所致的疼痛,在某一特定的体位时常明显加重,有时则有明显的压痛点或诱发点。应注意发病开始的时间,最初疼痛的情况,如有无外伤、外伤时的体位及受伤的部位等。

(5)疼痛的部位:多数疼痛性疾病,疼痛的部位即为病变所在,还有些部位的疼痛反映的是支配该区的神经病变或该神经走行径路上的病变。因此,不仅要分清疼痛部位是在头面、颈项、胸、腹、腰、背、臀,还是在四肢等大体位置,还要弄清其具体位置。同为头痛,一般头部偏侧性、阵发性剧痛应考虑偏头痛,枕后部的疼痛应考虑枕大神经炎及颈源性头痛。同样,在大腿部,坐骨神经痛的范围在后侧,股外侧皮神经痛的范围在外侧,而闭孔神经病变引起的疼痛在内侧。除此之外,还应考虑到疼痛区域同一脊髓节段支配的内脏病变所引起的牵涉痛。

(6)疼痛的特点:包括疼痛的性质、疼痛的程度、起病急缓、疼痛的演变及影响因素和疼痛伴随症状等,如注意季节、时间、姿势、活动、呼吸、咳嗽、月经周期等因素与疼痛程度、性质变化的关系。又如关节痛伴肿胀、晨僵者多为类风湿性关节炎;疼痛伴发热者应考虑感染性疾病、风湿热等;头痛是否伴头晕、恶心、呕吐、视物模糊、眼前闪金星、耳鸣、鼻塞等;颈痛是否伴有手麻、腿软、心慌等。

（7）既往对疼痛的诊断、治疗过程及结果。

（8）既往史：有恶性肿瘤史的患者出现的慢性疼痛，应考虑到肿瘤转移的可能；糖尿病患者出现的下肢针刺样痛及袜套样改变，多因糖尿病末梢神经炎所致；有结核性胸膜炎病史的患者出现的胸背部疼痛，应考虑到胸膜粘连引起牵涉痛的可能；而有长期、大量应用激素史的患者，出现髋部疼痛时，应首先考虑股骨头缺血性坏死。

（9）家族史：某些疼痛性疾病，如强直性脊柱炎等，有一定的家族倾向性。

2.认真、仔细而专业性地进行体格检查

在全面系统体查的五种基本检查方法——视、触、叩、听、嗅的基础上，结合疼痛临床的特点，重点突出视、触、叩及测量，强调运动功能与神经功能检查，作出正确诊断。

3.慎重、合理而准确地选择辅助检查

辅助检查在慢性疼痛性疾病的诊断中占有重要地位，应全面、深入地了解各种常用辅助检查的特点和意义，有选择地运用。

（1）实验室检查：检验项目应从临床的实际需要出发，有目的、有系统地选择。如对怀疑痛风的患者，应查血尿酸；怀疑风湿病的患者，应查抗溶血性链球菌 O、类风湿因子、C 反应蛋白、血沉、抗核抗体等；怀疑细菌感染时，应查血常规等。

（2）影像学检查：疼痛临床中常用的影像学检查方法有 X 线平片、造影、CT、MRI、ECT 检查等，应全面了解各种设备的特点和长处，在工作中有目的、有选择地应用。

（3）其他检查：如肌电图、超声波、诱发电位等。

二、慢性疼痛的治疗

（一）常用治疗方法

1.全身药物治疗

全身用药治疗简易方便，可经口腔、直肠、肌肉或静脉给药，但由于是全身用药，其不良反应也较多。

全身用药应根据疼痛的性质及程度选择正确的药物、给药方法和间隔，按时给药优于按需给药，注意正确预防和处理药物的不良反应。如出现药物耐受或疗效不佳，可调整药物或追加剂量。

2.神经阻滞疗法

常用的药物有局部麻醉药、糖皮质激素、维生素和神经破坏药。局部麻醉药具有诊断和治疗作用，注射神经破坏药之前，先给少量局部麻醉药可判断穿刺针的位置是否正确，治疗性神经阻滞则以用时效长的丁哌卡因和罗哌卡因为好。糖皮质激素对于炎症反应有明显的抑制作用，可改善病变组织的渗出和水肿，从而使疼痛症状减轻。

局部麻醉药中是否加入糖皮质激素的问题，一般认为，在有慢性炎症的情况下，适量应用有好处，否则无必要。此类药物中，得宝松、泼尼松龙、康宁克通-A 都是较好的选择，局部注射用，每周 1 次。周围神经炎局部注射常加用维生素 B_6 或 B_{12}。

神经破坏药多用 80 %～100 %酒精和 5 %～10 %酚甘油溶液，可使神经产生退行性变性，感觉消失有时运动神经也受累，隔一定时间神经再生，疼痛恢复。常用的阻滞方法为：痛点阻滞、周围神经阻滞和交感神经阻滞。

3.针刀疗法

针刀疗法具有针刺效应,又具手术效应。如松解粘连组织,切断挛缩肌纤维或筋膜,切碎瘢痕或钙化组织或痛性硬结,切削磨平刺激神经引起疼痛的骨刺。针刀还具有针刺和手术的综合效应,如果在一个患者身上同时存在敏感穴位和病变组织,就需要利用小针刀的针刺效应刺激穴位,并利用其手术效应对病变组织施行手术治疗,使其两种效应综合发挥,收到更好的治疗效果。

其适应证为:软组织炎症、滑膜炎、各种腱鞘炎、韧带炎引起的痛、麻和功能障碍,脊柱的某些病变,四肢关节的退行性或损伤性病变,神经卡压综合征,缺血性骨坏死,某些有体表反应点的内脏疾病,骨干骨折的畸形愈合,其他如肌性斜颈、痔疮、血管球瘤等。

其禁忌证为:发热,全身感染,施术部位和周围有感染灶,严重内脏疾病发作期,施术部位有难以避开的重要血管、神经或内脏,出血倾向、凝血功能不全,定性、定位诊断不明确者,体质虚弱、高血压、糖尿病、冠心病患者慎用。

4.物理疗法

常用的物理疗法有:①电疗法;②光疗法,如激光疗法;③声疗法,如超声疗法、超声药物透入疗法等;④磁疗法;⑤其他,如汽疗、冷冻治疗、射频治疗等。⑥枝川疗法

6.其他疗法

如手法治疗、器具疗法、心理疗法、气功及功能锻炼、针灸镇痛等,均是慢性疼痛患者综合治疗的重要措施,可根据情况选用。

(二)治疗后的处理

慢性疼痛患者由于病程长,疼痛性质、程度、治疗经过有很大差异,患者多有不同程度的心理变化。疼痛治疗要关心患者,重视对患者的心理护理,对慢性疼痛患者要鼓励他们树立战胜疾病的信心,同时要加强体查,及早发现和处理可能发生的并发症和不良反应。

疼痛治疗后常见的不良反应及并发症有以下几种。

(1)应用药物引起的不良反应:如局部麻醉药的中毒和过敏,非类固醇类抗炎药引起的胃肠道反应严重可致胃出血,类固醇皮质激素长期应用所致肾上腺皮质功能改变等。

(2)治疗操作可能引起的不良反应和并发症,如晕针、感染、星状神经节阻滞时引起张力性气胸、神经阻滞或治疗操作引起神经损伤、血管损伤、全脊髓麻醉等。

第二节　癌性疼痛治疗

一、癌痛评估与测定

(一)一般原则

1.疼痛和伤害感受作用

由潜在的组织损伤刺激引起的神经系统活动,称为伤害感受作用。一般在临床上,不能直接观察到这种伤害感受作用,但它是由潜在的组织损伤刺激侵犯痛觉敏感结构所致。

伤害感受作用不等于疼痛,虽有明显组织损伤,但也可能并不主诉疼痛,因此临床上常会认为这类疼痛与损伤程度不一致。可见组织损伤与疼痛之间的关系是相当复杂的。

疼痛是由感觉神经通路活动与其他因素间的相互作用所决定。这些因素构成病理机制两大类别,即神经病性过程和心理学过程。其中,癌痛患者中伤害感觉作用和神经病变因素仍占主导地位。

2.疼痛和心理痛苦

癌痛评估应详细分析疼痛与心理学过程之间的复杂关系。很多研究表明,癌症患者的情感紊乱、心理痛苦是决定疼痛强度的重要因素。据调查,精神病者癌性疼痛发生率高达39%,而非精神病者仅为19%。

在癌痛患者中,最主要的精神症状是调节异常、抑郁情感,其结果导致混合性抑郁焦虑症。当癌痛未获控制时,可导致癌相关性自杀。但是疼痛一旦被缓解后,精神症状均可消失。

痛苦,是指大脑对由损害生活质量的各种不良因素导致的痛苦的总体感知。疼痛是导致痛苦的主要因素。当然还有其他许多因素,如其他症状的体验、进行性躯体损害、心理障碍等。仅仅靠镇痛措施并不能完全减轻痛苦,因此,疼痛治疗并不是癌症患者支持疗法的唯一目标。相反疼痛治疗必须要注重其他影响生活质量的不利因素。

3.癌痛的病理生理学

(1)伤害感受性疼痛:这是指躯体或内脏损伤相关的疼痛。疼痛的持续存在与第1级传入神经元受到连续性有害刺激有关。来自躯体的伤害感受性疼痛,定位准确,是锐痛、跳痛或压迫样疼痛,称为躯体性疼痛。来自内脏的疼痛,定位弥散,是绞痛或痉挛(空腔脏器梗阻)、钝痛、锐痛、跳痛(脏器包膜、肠系膜)。伤害感受性疼痛对阿片类药物、解除神经损伤等疗法反应较好,尤以躯体性疼痛为然。

(2)神经病源性疼痛:这是指周围或中枢神经系统内异常的感觉产生部位支配的疼痛。当神经损害引起运动区、感觉区、自主功能区发生感觉异常时,产生神经病源性疼痛。一般诊断较难,仅靠疼痛分布范围、支配该区域的神经结构是否有损害来诊断。其诊断在临床上有重要意义。此类疼痛对阿片类药物的治疗效果比伤害感受性疼痛差。疗效较好的治疗方法是辅助镇痛药、交感神经阻滞。

(3)特发性疼痛:这是指非器质性原因所致的疼痛。一般有情感、行为异常,提示心理疾病,可作出某种精神病学诊断。如果这种诊断不能成立,就可保留"特发性"病名,应定期复查。癌症患者中虽然罕见此类,但仍为影响生活质量的重要心理因素。

4.癌症疼痛的特点

(1)疼痛强度:评估癌症患者疼痛强度,对于做出治疗方针和计划,有非常关键性意义。患者向医师反映的疼痛强度,足以影响镇痛药种类的选择、给药途径、用药次数,也可据此解释疼痛机制、存在的综合征。例如,放射治疗所导致的神经损伤性疼痛,一般不严重,如果已做放射治疗的部位出现严重疼痛,则提示该部位有未发现的肿瘤。

(2)疼痛性质:疼痛性质可提示其病理生理改变情况。躯体伤害感受性疼痛,则定位准确,是锐痛、跳痛、压迫样疼痛。内脏伤害感受性疼痛,则弥散、空腔脏器所致时为绞痛或痉挛痛,脏器包膜、肠系膜所致时为钝痛、锐痛、跳痛。神经病源性疼痛为灼痛、刺痛、电击样疼痛。

（3）疼痛分布：癌痛一般不仅限于某一局部，在转移癌患者，痛处数量是决定疼痛对情绪、功能状态给予影响的重要因素，因此在评估疼痛时必须问清楚。有些特定疼痛局部的分布对诊断和治疗颇有帮助。比方说，区别局灶性、多发性、广泛性疼痛对治疗方法的选择，如神经阻滞、放射治疗、外科治疗非常重要。

疼痛分布又对疼痛与器质性损伤之间的关系具有重要意义。"局灼性疼痛"意指一处的疼痛，又指损伤部位的疼痛。"牵涉痛"意指痛处离损伤部较远，其类型可分为伤害感觉性疼痛和神经病源性疼痛，对此必须要区别，以便评估器质性原因。

（4）疼痛时相：癌痛有急性、慢性。急性疼痛发生时间短，呈一过性，发生时间明确，发生原因也易于确定。如化学治疗后的胃炎、腰穿后的头痛，可能伴有或不伴有呻吟、痛苦面容等疼痛表现，焦虑，广泛性交感神经亢进症状，如出汗、血压升高、心动过速。

慢性疼痛是指持续1个月以上的疼痛，时间超过急性病或损伤过程，可间断反复发作，持续几个月、几年，时轻时重，随肿瘤生长而严重，经抗癌治疗肿瘤缩小时转轻。慢性癌痛与情感紊乱（焦虑、抑郁）、自主神经症状也有关系，如厌食、睡眠障碍等。

在原有轻、中度疼痛的基础上，又发生一过性剧烈疼痛，称为"突破痛"。突破痛可发生在急、慢性疼痛状态。慢性癌痛中约1/3患者可发生突破痛，可因患者的随意行为——运动、排尿、排便、咳嗽而诱发，也可因非随意行为，如肠胀气等而诱发。

（二）方法

癌痛评估与测定有两个目的：一是精确描述疼痛的特点；二是评估疼痛带来的影响及其在患者整体的痛苦中所起的作用。疼痛评估要靠同患者建立一种信任的关系。医师应鼓励患者如实诉说症状，如果患者不愿诉说疼痛，则应向其家属询问，以利于评估患者的痛苦和缺陷。

癌痛评估过程包括资料采集、诊断性检查、综合评估。

1.资料采集

（1）病历：详细询问既往史、癌症进展过程，病历中说明相应的疼痛特点，治疗原发病、疼痛的情况和治疗反应。对一种以上疼痛同时存在时，应分别加以评估。对疼痛的结果应进行评估，包括对生活能力、心理、家庭、职业的影响，睡眠、食欲、经济上的考虑等。注意疼痛行为类型和频率、家庭反应的性质，多种其他症状，医师必须评估症状严重程度及痛苦、生活质量测评。

（2）体检：神经病学检查是疼痛评估必要的组成部分，因为这些患者发生癌性痛的机会多。体检应尽可能查明引起疼痛的病因，明确该病变程度，分清疼痛主诉与该病变的关系。回顾调查既往的实验室检查、影像学检查结果，这有助于找出疼痛病因、病变程度。

（3）初步评估：上述资料是作出初步诊断、了解疾病状态、判定并发症的基础。初步诊断包括疼痛病理生理学、疼痛综合征的评估。了解疾病状态包括掌握病变程度、预后、预期治疗目的。判定并发症包括其他症状、相关的心理社会问题。

2.诊断性检查

在初步检查基础上，对不明确的因素还须作进一步检查，其项目应与患者状况和治疗目的相适应。为综合性评估，有的要做各种检查，包括针对特殊的疼痛问题，而有的为确定病变范围、并发症所需。

经客观检查如果没有发现确切的问题,也不能否定临床诊断。比如,骨痛的评估,先用X线平片仅粗略评估骨损伤,但为更精确评估须进一步行骨扫描、CT、MRI,临床医师应与放射科医师共同研究,以便做出合理结论。

疼痛治疗应与诊断性检查同时进行,以减轻患者痛苦。

3.综合评估

综合评估要求对初步评估中发现的躯体或心理、社会问题进一步评估,为此有时需要其他医师、护士、社会工作人员及其他人员的专门帮助。

癌症疼痛的强度是综合评估中考虑的首要问题,在临床上,癌症疼痛的强度一般分为轻、中、重三级。

根据疼痛的评估指数,将分娩疼痛、临床疼痛综合征、事故后的疼痛,用疼痛的评估指数排队。亦即用麦吉尔疼痛问卷表对急慢性疼痛评分进行比较,50为最痛,0为无痛。结果如下。

11～20:依次为扭伤、撕裂伤、关节炎、刀切伤、骨折、牙痛。

21～30:依次为挫伤、疱疹后神经痛、幻肢痛、癌症疼痛、慢性背痛、经产妇(培训过的和未培训过的)。

31～40:依次为初产妇(预先进行分娩训练)、初产妇(未经训练)。

41～50:依次为指(趾)切断、烧灼痛。

由此可见,癌症疼痛介于幻肢痛和慢性背痛之间。

二、癌痛治疗

(一)抗癌治疗

1.放射治疗

放射治疗在癌痛和其他肿瘤患者起很重要的作用。在开始放射治疗之前,应确信放射治疗有高的效能和较低不良反应的风险,选择适应证。治疗时间应短、危险性应适中,与其他的疗法相比,放射治疗更为有利。已有大量的资料和成功的临床经验证实,对骨转移的治疗、硬脑膜肿瘤、脑转移的治疗有良好效果和较高的价值。但其他方面的资料目前尚少,放射治疗的应用纯属经验性。比如,骶丛病变引起的会阴痛,放射治疗的治疗效果是很好的。对肝脏的放射治疗,有50%～90%患者可很好地耐受,对肝包膜牵张引起的疼痛有效。

2.化学治疗

化学治疗是一种具有特异性镇痛效果的治疗方法,化学治疗后的肿瘤缩小与疼痛缓解有相关性。个别报道认为,虽然没有明显的肿瘤缩小也有镇痛效果。但对疼痛有效作用的可能性,一般与肿瘤反应的可能性相关。因此,化学治疗缓解疼痛的期望寄托于对化学治疗有反应的肿瘤上,如淋巴瘤、小细胞肺癌、胚胎细胞瘤及没有治疗过的乳腺癌。通常,仅仅为治疗疼痛而决定化学治疗是不太妥当,应重新考虑其适应证,在减轻疼痛与不良反应之间的平衡明显有利于患者的前提下采用化学治疗为宜。

3.姑息手术

外科手术能缓解某种疾病引起的疼痛,其中尤其是肠梗阻、不稳定的骨骼结构和神经受压等疾病。但在事前必须正确评价手术有利方面与手术的危险性、住院时间与康复时间及估计的受益期限。对病理性骨折、肠梗阻、严重腹水等进行手术时,临床经验是很重要的,如果处理得当,可取得较好效果。根治性手术切除术,如果没有转移扩散的病灶,则可获得良好效果,可提高某些患者的生存期。

手术控制癌痛是一种破坏性手段。神经松解术、经皮或开放脊髓前侧柱切断术、体定向中枢神经的烧灼术等,也提供癌痛止痛的一种方法。但必须由有经验的神经外科专家实施。

(二)癌痛的药物治疗

1.三阶梯治疗及药物治疗总原则

(1)第一阶梯:轻度至中度癌痛患者应采用非阿片类镇痛药。如果有特殊指征,可合并应用辅助镇痛药。非类固醇类抗炎药有拜阿司匹林、对乙酰氨基酚、醋氨酚、双氯芬酸钠等。对骨转移性癌痛常能止痛。这是因为骨转移处癌细胞产生大量前列腺素,而非类固醇类抗炎药能阻止前列腺素的合成,同时有解热抗炎等作用。上述药物对骨膜受肿瘤机械性牵拉、肌肉或皮下等软组织受压或胸膜腹膜受压产生的疼痛也有效。

拜阿司匹林:血浆半衰期为 0.25 小时,血浆峰值作用时间 2 小时。用量:250～1 000 mg,每 4～6 小时 1 次,总量 4 g/d。对乙酰氨基酚:500～1 000 mg,每 4～6 小时口服 1 次,总量2～6 g/d。

醋氨酚:解热镇痛作用与拜阿司匹林同,抗炎作用较弱,但无抗血小板作用,选择性抑制脑内前列腺素的合成,血浆半衰期 2～3 小时,口服后 30～60 分钟达峰值浓度。用量:500～1 000 mg,每 4～6 小时口服 1 次,总量 4 g/d。

(2)第二阶梯:当非阿片类药物不能满意止痛时,应用弱阿片类止痛药,称第二阶梯。临床主要应用可待因、右旋丙氧酚,可待因效果更好。

可待因:30～130 mg,与拜阿司匹林 250～500 mg 或对乙酰氨基酚 500 mg 并用,每4～6 小时口服1 次,明显增强可待因的止痛作用。

右旋丙氧酚:50～100 mg,也可以与拜阿司匹林或对乙酰氨基酚并用。

(3)第三阶梯:中度和重度癌痛选用强阿片类止痛药,称为第三阶梯。这是在弱阿片类药与非阿片类药或并用辅助药止痛作用差时所选用的治疗药。用此类药后大多数患者止痛满意,但易产生药物依赖性和耐药性,因此前者连续用药后不能停药,若迅速停药就会产生戒断症状;而后者是重复用药的效果逐渐降低,须不断增加剂量,才能维持止痛作用。

强阿片类止痛药的应用须考虑许多因素,如年龄、性别、全身情况、癌类型及疼痛程度和广泛程度。药物有很大的个体差异,通常由小剂量开始,根据临床经验增加到恰当的剂量。

吗啡:口服法最易被患者接受,可避免注射痛,可以不依靠他人自己服药,此药个体差异很大。用量:5 mg～200 mg,每 4 小时服 1 次。一般从 5 mg 开始,个别的可从 10 mg 或更多些开始。如果首次用药量口服后,患者止痛良好且嗜睡,则第二次可减量,反之第二次可增加剂量或缩短服药间隔时间。吗啡缓释片可每 12 小时 1 次。

芬太尼:芬太尼缓解释透皮贴剂(trans der mal fentanyl, TDF)是一种治疗癌痛的新制剂,贴于皮肤后,首先在表皮层存储,然后经真皮层微循环达到全身,在皮肤中不发生代谢损失。贴后 2 小时血浆中即可检测出芬太尼成分,此后血药浓度逐步上升,8～16 小时后血药浓度达峰值,出现最充分的效果。有效血药浓度一般可维持约 72 小时。芬太尼在肝内代谢,其代谢产物正芬太尼没有生物活性。

TDF 应用于癌痛的治疗,其效果是满意的,对原口服吗啡的患者转变为 TDF 治疗后,据报道其临床效果满意,又复对其安全性、不良反应进行研究的结果,证明是安全有效、不良反应轻的好药,公认可作为世界卫生组织第三阶梯止痛药物。

TDF 引起的不良反应较口服吗啡为轻,很少有恶心、呕吐、便秘等胃肠道反应,患者有较好的警觉性和睡眠质量。

(4)三阶梯治疗中的辅助药:针对癌痛患者产生的全方位疼痛,除了局部疼痛之外,还要治疗社会性、心理性因素所导致的疼痛,此时可选用辅助药物进行治疗。这种药物本身不是止痛药,但可辅助治疗某种癌痛或不良反应。①激素可减轻癌症周围组织的炎性水肿,从而减轻癌痛。②安定类药物、布洛芬类药物可解除横纹肌的痉挛。③东莨菪碱或洛哌丁胺可抑肠痉挛。④抗生素能减轻继发感染的疼痛。⑤抗惊厥药,有时对稳定神经受压造成的疼痛有好处。抗抑郁药能解除忧虑和抑郁而增强镇痛效果。

(5)癌痛的药物治疗总原则。①首选口服药:口服可自己动手不需要别人的帮助,较方便。有规律地口服吗啡已成为治疗慢性癌症疼痛的主要方法。②实施个体化原则:镇痛药用量因人而异,不同患者的有效止痛剂量有很大差异。对每一个体具体选定符合该个体的剂量,即实施个体化。合适的镇痛药剂量应保证在一定时间内达到镇痛效果,能维持 4 小时以上为宜。根据第一次剂量的效果,可增加剂量。强效阿片类药(吗啡等)剂量可不受限制地增加。多数为每4 小时只需 30 mg 吗啡或更少,少数人需 200 mg 以上。③治疗失眠:疼痛一般是在夜间加重,影响患者睡眠,长此下去导致患者衰弱,夜间应加大吗啡剂量,延长镇痛时间使患者安眠。④处理不良反应:强阿片类药物常出现便秘、恶心、呕吐等不良反应,须用止吐药、缓泻剂治疗。长期口服强阿片类药物者,很少发生须处理的呼吸抑制。⑤观察效果:无论用何种镇痛药,都必须详细观察治疗效果和不良反应,以达到满意的境地,并及时总结。⑥掌握癌痛性质:要掌握癌痛性质及其社会的、家庭的和精神心理影响因素。应辨别癌症的各类疼痛综合征。医师必须详细检查,并辨别是癌本身引起的疼痛,或其他治疗引起的疼痛,还是合并症引起的疼痛,或其他与癌症无关的疼痛。另外,还要鉴别局部疼痛或牵涉痛,是外周神经或是神经丛与脊髓受侵的疼痛,持续性还是阵发性疼痛,以及加重疼痛的原因和缓解疼痛的办法,这是选择合理止痛措施的前提。

2.非阿片类及辅助药

非阿片类镇痛药有拜阿司匹林、对乙酰基酚等,辅助药非类固醇类抗炎药,可以单独使用于轻、中度疼痛的患者(第一阶梯)。与阿片类合用于严重的疼痛。

某些此类药,如拜阿司匹林和非类固醇类抗炎药,可抑制环加氧酶、阻断前列腺素生物合成,前列腺素是周围伤害感受器致敏的炎症介质。中枢机制是可能的,主要表现于乙酰氨基酚的镇痛作用。

安全用非阿片类镇痛药,应熟知其潜在的不良反应。拜阿司匹林有广谱的潜在的毒性作用;最常见的有抑制血小板聚集引起的出血素质、胃十二指肠疾病(含消化性溃疡)、肾脏损害。少见的不良反应有精神错乱、促进心力衰竭、高血压恶化,应予以注意。非类固醇类抗炎药中,非乙酰化的水杨酸类:胆碱三水杨酸镁、双水杨酸可用于出血倾向的患者。对乙酰氨基酚也很少产生胃肠道毒性作用,而且对血小板功能也没有影响。

3.阿片类药及其鞘内给药

根据阿片类与不同亚型的相互作用,阿片类药物可分为激动剂、激动剂-拮抗剂和拮抗剂三大类。

混合型的激动剂-拮抗剂阿片类药物(喷他佐辛、纳布啡、布托啡诺)及部分激动剂阿片类药物(丁丙诺啡、地佐辛)对癌痛治疗作用较小。

纯激动剂阿片类药物对镇痛作用不具有上限作用,随着剂量的增加,镇痛效果也增加,直到达到镇痛作用,或者患者失去知觉。

阿片类药物给药途径分两类,一类为非介入途径有:经口、直肠、皮肤、鼻内、舌下、黏膜;一类为介入途径,有肌肉内、静脉内、皮下。

硬膜外和髓鞘内给予阿片类药物,是常用的另一类途径。小剂量阿片类药物脊髓内给药有保持感觉、强度和交感神经功能的优点。禁忌证有出血素质、严重的白细胞减少、败血症。

在插入永久性导管以前,先作脊椎阿片类药物的治疗,以评价该药的潜在有效性。对一些患者,把低浓度的局部麻醉药,如 0.125 %～0.25 %丁哌卡因,加入硬膜外阿片类药物中,可增加镇痛效果而不增加毒性作用。

(三)癌痛的非药物治疗

1.心理疗法

在开始心理疗法之前,应进行心理学评价和初始的心理学支持。当焦虑突出时,治疗应包括镇痛药和抗焦虑药,药物种类的选择和剂量,在很大程度上取决于患者以前用过何类药物。剧烈的疼痛伴有明显焦虑,则应认定为紧急情况,需要大量时间去进行治疗。最好在开始的前几天,应该由一有经验的医师负责医疗安排具体治疗事项,以便与患者和家属建立一个良好的协调关系。

当有明显焦虑又有疼痛,但疼痛并不剧烈,此时从疼痛治疗入手,当疼痛缓解时,中等度的焦虑也会减轻,患者讲出恐惧和担心。

在心理治疗技术中,尚有松弛训练、注意力分散疗法,医护人员应该用医学知识和心理学知识有机地结合在一起,用语言和行动来对患者进行松弛训练,注意力分散疗法。

癌症患者同时还有社会性疼痛问题,患者感到与预期或实际分离,或因失去而导致痛苦。癌症患者意识到将要因死亡而和家属离别。因此采取一些措施以避免使晚期重症患者与他们的亲友分离的一切事情是很重要的。允许患者孙儿、子女们探视,使社会性疼痛获得缓解。

2.神经阻滞疗法

(1)硬膜外连续注药控制癌痛:此法均可在门诊和病房进行,先作硬膜外穿刺后插入连续硬膜外导管,衔接 PCA 泵或缓释泵,向硬膜外腔注入吗啡、芬太尼、曲马朵等药物,可取得迅速、长期满意的治癌痛效果。技术关键在于将硬膜外导管经皮下固定在体侧,导管的外端选用肝素帽连接,以便于给药和避免感染。患者和家属很快能学会用法而自己给药,也不妨碍患者活动,可带管活动。

(2)蛛网膜下腔酚甘油阻滞:这是一种神经破坏性治疗方法。根据疼痛部位选择穿刺点,进行蛛膜下穿刺,见脑脊液外漏后注入 5 %～10 %酚甘油 0.3～0.9 mL,若系 3 个穿刺点注入,每点 0.2～0.3 mL,按比重关系调节体位,疼痛部位于最低处、半仰卧的 45°斜位,注药后维持该体位 1 小时,即可送回病室取平卧位,第 2 天晨为止。

(3)腹腔神经丛阻滞:适用于腹部内脏癌性疼痛,止痛效果好。腹腔神经丛位于腹腔动脉起始部相当于 L1,位于 T12～L2 椎体高度上,在此分出分支。它在距椎体前面 2.3 cm 的腹侧。该处注入试验剂量的局部麻醉药和造影剂,判定是否确有疼痛消失、血压下降、腹部温热感,然后向两侧注入 50 ％乙醇 10～20 mL,也有将乙醇浓度上调至 75 ％或无水乙醇者,要根据患者具体情况选用。

(4)颈、胸、腰交感神经节阻滞:治疗颈、胸、腹部肿瘤所致的疼痛。颈部和腰部最常用,胸部不常用,因为有气胸发生的危险性。本法尤适于伴有骨转移、交感神经持续性疼痛者。

(5)神经根、神经干阻滞:对范围较局限的癌痛患者,可应用神经破坏药选择性阻滞与癌痛有关的神经根、神经干,以缓解癌痛。缺点是镇痛时间短。

(6)阿片类药物蛛网膜下腔阻滞:这是蛛网膜下腔内注入阿片类药物,以达到长期镇痛效果的治疗方法。有三种注入方法。第一种是经皮将一细导管放置于蛛网膜下腔,另一端在皮肤外;第二种是在皮下打一通道,将导管在体侧引出,皮肤与外界相连;第三种是将导管及注药池均埋入皮下。这三种方法都是利用经皮肤穿刺将导管留置于蛛网膜下腔,为长期使用,通过皮下通道的方式来减少感染的发生。

(7)脑下垂体阻滞:本法适应于顽固性癌痛,激素关联性癌症疼痛为首选适应证,像前列腺癌、乳腺癌骨转移后难以控制的疼痛,也属于适应证。对疼痛范围广、呈双侧性、用神经阻滞方法难以控制亦属适应证。非激素关联性癌是相对适应证,像子宫癌、头颈部癌、消化道癌、肝癌、肾癌、黑色素瘤等的疼痛。肺癌骨转移和头颈部痛等尤可获止痛效果。

全身麻醉后平卧、严格消毒,用 16 号和 19 号双重套针经鼻腔穿刺,经鞍底进入蝶鞍时,经外套针插入内套针,注入造影剂确认位置无误,缓慢注入 5 ％～10 ％酚甘油 1.8～2.0 mL。

第三节　分娩镇痛治疗

一、分娩疼痛的产生机制

(一)分娩疼痛的原因

在分娩过程中,由于子宫肌阵发性收缩,子宫下段和子宫颈管扩张,以及盆底和会阴受压,可激惹其中的神经末梢产生神经冲动,沿内脏神经和腰骶丛神经传递至脊髓,再上传至大脑痛觉中枢,使产妇产生剧烈疼痛的感受,即分娩疼痛(或称产痛)。此外,分娩痛尚与产妇的心理因素有关。疼痛的强度可因个体的痛阈而异,也与分娩次数有关。大多数初产妇自子宫收缩开始即出现疼痛,且随产程进展而加剧。经产妇则多数在第二产程开始后方见疼痛加剧。

(二)子宫和产道的神经支配

1.子宫的神经支配

子宫受交感和副交感神经支配,司理子宫体运动的交感神经纤维来自脊髓 T5～T10 节段,子宫体感觉由 T11～L1 脊神经传导;子宫颈的运动和感觉主要由 S2～S4(属骶神经丛)副交感神经(子宫阴道丛)传递。

2.阴道的神经支配

阴道上部的感觉由 S2～S4 发出的副交感神经传递,阴道下部则由 S2～S4 脊神经传导。

3.外阴及会阴部的神经支配

外阴及会阴部的疼痛刺激由骶神经丛发出的阴部神经(S1～S4)传入中枢。

(三)分娩痛的神经传导路径

经阴道自然分娩分为三个阶段(产程)。分娩痛主要出现于第一和第二产程。不同产程疼痛的神经传导不同。

(1)第一产程自规律子宫收缩开始到宫口开全,其间子宫体、子宫颈和阴道等组织出现巨大变化,胎头下降,促使子宫下段、子宫颈管和宫口呈进行性展宽、缩短、变薄和扩大;子宫肌纤维伸长和撕裂;圆韧带受强烈牵拉而伸长。这些解剖结构的迅速变化构成强烈刺激信号,刺激冲动由盆腔内脏传入神经纤维及相伴随的交感神经传入 T10、T11、T12 和 L1 脊髓节段,然后再经脊髓背侧束迅速上传至大脑,引起疼痛。疼痛部位主要在下腹部、腰部及骶部。第一产程疼痛的特点是:腰背部紧缩感和酸胀痛,疼痛范围弥散不定,周身不适。

(2)第二产程自宫颈口开全至胎儿娩出,此阶段除了子宫体的收缩及子宫下段的扩张外,胎儿先露部对盆腔组织的压迫及会阴的扩张是引起疼痛的原因。疼痛冲动经阴部神经传入 S2、S3、S4 脊髓节段,并上传至大脑,构成典型的躯体痛,其疼痛性质与第一产程完全不同,表现为刀割样尖锐剧烈的疼痛,疼痛部位明确,集中在阴道、直肠和会阴部。

(3)第三产程胎盘娩出,子宫体缩小,子宫内压力下降,痛觉显著减轻。

二、分娩镇痛

一个半世纪来,人们一直在寻找如何能使产妇在清醒、无痛苦状态中分娩,诞生新的生命。虽然近半个世纪以来,对产科镇痛进行了更深入的研究和大量的临床实践,经阴道分娩的镇痛效果不断提高,但迄今为止尚无一种绝对满意、安全、简单且能普及的分娩镇痛方法和药物。

理想的分娩镇痛应具备以下条件:①对母婴影响小;②易于给药,起效快,作用可靠,满足整个产程镇痛的需求;③避免运动神经阻滞,不影响子宫收缩和产妇运动;④产妇清醒,可参与分娩过程;⑤必要时可满足手术的需要。

常用的分娩镇痛方法主要包括非药物分娩镇痛和药物分娩镇痛两大类。尽管每一种方法均有其特点和优点,但目前公认以腰段硬膜外镇痛最为有效且不良反应较少,可使产妇保持一定的活动能力,主动参与分娩过程,即使自然分娩失败,仍可继续用于剖宫产的麻醉,对胎盘功能不全的胎儿也有益处。最近对蛛网膜下隙-硬膜外联合镇痛的研究认为,这是一种颇有前景的分娩镇痛方法,但仍需反复的临床实践予以证明。

(一)非药物分娩镇痛

1.心理疗法

心理疗法是消除产妇紧张情绪和减少子宫收缩疼痛的一种非药物疗法。通过减少大脑皮质对疼痛传入冲动(信号)的感应,很大程度地消除产痛。心理疗法通过对产妇及其家属进行解剖、生理、妊娠与分娩等知识教育,训练产妇采取特殊呼吸技术,转移注意力,松弛肌肉,减少恐惧、紧张,使其在医护人员的鼓励(暗示)和帮助下,顺利度过分娩期。心理疗法使产妇在第一产程中可不用或仅用很少量镇痛药物,在第一产程和第二产程中,可在局限镇痛技术下,达到减轻产痛而完成分娩。其优越性在于：能积极调动产妇的主观能动性，主动参与分娩过程，保持良好产力，使产程缩短，避免不必要的难产或手术产，以及药物镇痛对胎儿和母体的影响，从而减少围产儿的发病率和病死率。

（1）自然分娩法：1933 年由英国学者格伦雷·迪克-里德（Grantly Dick-Read）提出。主要是对产妇进行解剖与生理知识的教育，消除紧张和恐惧，训练肌肉放松，在分娩期加强特殊呼吸及体操训练，减轻疼痛。

（2）精神预防性分娩镇痛法：20 世纪 50 年代初，苏联根据巴甫洛夫的条件反射学说，结合按摩方法实行无痛分娩，主要是增强大脑皮层的功能，使皮层和皮层下中枢之间产生良好的调节，分娩在无痛感下进行。此法我国亦曾广泛应用，并取得一定效果。精神预防性分娩应首先从产前做好，成立孕妇学校，让孕妇及其丈夫听课。在孕期给以生动易理解的宣传教育，介绍妊娠和分娩的知识，让产妇了解分娩的机制，学会分娩时的助产动作，建立家庭式病房，由其丈夫及家属陪伴。

（3）陪伴分娩：导乐陪伴分娩在 20 世纪 70 年代由美国医师 M. 克劳斯（M. Klaus）首先倡导，其内容是由一个有经验的妇女帮助另一个妇女。导乐陪伴分娩者，是由有过生育经验，有分娩基本知识，并富有爱心、有乐于助人品德的助产士或受过培训的妇女，在产前、产时及产后陪伴产妇，尤其在分娩过程中持续地给产妇生理上、心理上、感情上的支持。导乐陪伴分娩可消除产妇疑虑和恐惧情绪，增强自信心，从而提高痛阈，减轻产痛。这是目前心理疗法分娩镇痛的重要方法。

2.水针分娩镇痛

水针分娩镇痛是一种简单、易行且符合自然分娩规律，对产妇和胎儿无不良影响的分娩镇痛方法。其可能的作用机制可能是以下几点。

（1）诱使体内释放内源性吗啡样物质，如 β-内啡肽。

（2）局部注射渗透性小且弥散慢的无菌用水，产生机械性强刺激及压迫作用，阻断了部分神经传导，促进体内 β-内啡肽水平的升高，从而产生镇痛作用。其操作方法是根据疼痛涉及的神经传导部位，在第五腰椎棘突划一中线，左右各旁开 2 cm，由此再各向下 2 cm 共 4 个点，皮内注射 0.5 mL 无菌注射用水，形成直径 1.5 cm 的皮丘。有研究显示，水针分娩镇痛法在临床应用中减轻腰痛的效果极其显著，显效率为 91.67 %，有效率为 8.33 %，总有效率达 100 %。对腹痛缓解不明显。对母婴安全，缩短产程，减少产后出血。

(二)药物分娩镇痛

1.全身给药与分娩镇痛

当产妇精神过度紧张，对分娩疼痛难以忍受，影响宫口扩张速度或血压较高，需要镇静、降压时，可给予适当的镇静药、镇痛药或麻醉药，以缓解产妇情绪紧张，减轻分娩疼痛。但大多数镇静药、镇痛药和麻醉药都具有中枢抑制作用，而且或多或少能通过子宫胎盘屏障进入胎儿血循环，抑制新生儿呼吸、循环中枢。因此，要严格掌握用药时机和用量，尤其强调个体化给药，以避免或减少不良反应的发生。

（1）麻醉性镇痛药与分娩镇痛。

哌替啶：适用于第一产程，用量 50～100 mg，肌内注射，10～20 分钟后出现镇痛作用，

1～1.5小时达高峰,2小时后消退。静脉注射时用量为每次 25～50 mg。有的产妇出现头晕、恶心、呕吐、烦躁不安等不良反应。连续用药不宜超过两次,最后一次应在估计分娩前 4 小时用药,以免发生新生儿呼吸抑制或窒息。约 50 %产妇可获止痛效果。产妇应用哌替啶可使胎儿对糖的利用和代谢下降,并改变胎儿的正常脑电图,使之呈现与窘迫胎儿相似的脑电图波形。母体应用哌替啶的剂量和给药至胎儿娩出的时间间隔,是导致新生儿抑制的药理学基础。肌内注射哌替啶时间间隔在 1 小时以内或 4 小时以上的新生儿和正常未用药的新生儿相比无显著性差别,而时间间隔为 2～3 小时的新生儿,出现呼吸抑制的概率明显增加。采用新生儿神经行为评分法进行评定发现,产妇即使肌内注射小剂量(25～50 mg)的哌替啶,也可影响新生儿的神经精神行为,并可持续 3 天;产妇静脉注射哌替啶 50 mg,90 秒后可达胎儿血液循环,6 分钟后胎儿和母体的血药浓度达到平衡。有研究发现,产妇静脉注射哌替啶 1 mg/kg,时间间隔在 1 小时内,对新生儿的呼吸和神经行为虽有一定影响,但无明显的临床意义,且产后48 小时可完全恢复。须指出的是,在母体的乳汁中可检测出阿片类及其代谢产物,应用同等镇痛效果的哌替啶,其代谢产物在对母体产生相当强的镇痛作用的同时,可在新生儿体内蓄积,产生明显的中枢兴奋作用,引起抽搐。因此,哌替啶应用于分娩镇痛时,应严格掌握用药时机、用量和给药方式。由于哌替啶存在以上缺点,目前已少用。倘由于应用不当出现新生儿呼吸抑制时,可用纳洛酮拮抗之。

芬太尼:用于分娩镇痛的常用剂量为 50～100 μg 肌内注射或 25～50 μg 静脉注射。静脉给药后 3～5 分钟达峰值效应,维持 30～60 分钟。剖宫产时,在取出胎儿之前的 15 分钟内以 1 μg/kg静脉注射,不会导致新生儿阿普加评分或神经行为评分,以及脐带血气分析的异常。因此,认为芬太尼可用于剖宫产时区域阻滞或全身麻醉。芬太尼用于分娩镇痛已进行许多研究,给予芬太尼 50～100 μg肌内注射后出现短暂的镇痛和中度的镇静效应,并且于给药即时可观察到胎心率有短暂的不同程度的减慢。但在对新生儿的检查中,未发现芬太尼有致胎儿宫内窘迫的不良影响。

丁啡喃和盐酸纳布啡:丁啡喃和盐酸纳布啡是两种阿片受体部分激动剂。在非妊娠妇女,丁啡喃的镇痛剂量(2 mg)和盐酸纳布啡(10 mg)产生的呼吸抑制与 10 mg 吗啡相等,大剂量吗啡可产生明显的呼吸抑制,而大剂量的丁啡喃和盐酸纳布啡则不然。然而,大剂量的丁啡喃和盐酸纳布啡可引起产妇眩晕、嗜睡,以及新生儿神经行为的不良影响。甚至在常用临床剂量下,这两种药物也能迅速转移到胎盘及产生胎儿室性心律失常。有限的研究显示,这些药物在产科应用中与其他阿片类药物比较,并无显著优点。

(2)镇静药或静脉麻醉药与分娩镇痛。

分娩早期(第一产程早期)为了提供产妇休息,可以使用安定类镇静药,可单纯应用或联合阿片类药物使用。短效或中效的巴比妥类药,如司可巴比妥(戊巴比妥、利眠灵),应用的主要问题是对胎儿的抑制作用延长,甚至使用较少量也会造成无临床表现而通过新生儿阿普加评分可发现的抑制,新生儿的注意力下降可持续 2～4 天。因此,镇静药只用于分娩早期,估计 12～24 小时不会完成分娩时行催眠状镇静。可应用的镇静药主要和静脉麻醉药主要有地西泮或咪达唑仑、依托咪酯。

地西泮或咪达唑仑:在分娩的很早期或剖宫产之前可用小剂量。对地西泮已进行广泛的研究,静脉注射后数分钟母体和胎儿的血药浓度接近相等。当母体在分娩全程总剂量不超过30 mg时,虽然新生儿具有代谢小剂量地西泮的能力,但是药物及其有效作用浓度仍可持续1周。超过此剂量可产生明显的抑制作用,主要表现为新生儿阿普加评分肌张力降低、嗜睡、反应迟钝、低血压、低体温和尿潴留。小剂量时,地西泮对胎儿和新生儿的心率可减慢,但咪达唑仑更常用于剖宫产。快速静脉注射可产生深度镇静、催眠。不能完全达到无痛,主要用于有先兆子痫或子痫及精神紧张的孕妇,可与镇痛药合用以提高效果。地西泮用量为0.2~0.3 mg/kg,咪达唑仑用量0.05~0.1 mg/kg肌内注射或静脉注射,需重复用药时应间隔4~6小时。

依托咪酯:因其血流动力学稳定而适用于硫喷妥钠禁忌的患者。常用的静脉诱导剂量为0.2~0.3 mg/kg,它可以迅速通过胎盘到达胎儿体内,但注药后5分钟脐静脉血与母体血药浓度比值(1:24)明显低于硫喷妥钠(1:1.3),且2小时后母体血药浓度近乎零,而12小时后母体仍存在一定量的硫喷妥钠,提示依托咪酯的代谢较硫喷妥钠快。值得指出的是,临床用量的依托咪酯可暂时抑制产妇11β-羟化酶,降低皮质醇的合成。这种影响也表现在新生儿身上,对非应激状态的新生儿这种抑制作用在产后2小时达顶峰后开始下降,而应激状态的新生儿产后皮质醇的水平更低,多同时伴有新生儿低血糖,这种对皮质醇的抑制作用6小时后消失。

(3)吸入麻醉药与分娩镇痛。

所有吸入麻醉药均可通过胎盘作用于胎儿,对胎儿的抑制程度与母体肺泡药物浓度、肺的通气量和心排血量等有关。浓度大,通气量大,血药浓度高,则作用持续时间长,对胎儿抑制重。临床一般应用亚麻醉浓度的吸入麻醉药,如0.25 %~0.8 %的氟烷、0.5 %的恩氟烷、0.5 %的异氟烷、3 %的地氟烷和1.5 %的七氟烷及1:1的氧气和氧化亚氮混合气体,可产生较为满意的镇痛效果。即使吸入时间长,也不会对胎儿产生明显的抑制。值得指出的是,除氧化亚氮外,其他吸入麻醉药极少用于分娩镇痛。甲氧氟烷过去曾用于缓解分娩疼痛。如今,吸入麻醉药用于分娩镇痛已受到限制,但仍可使用,如当阴道手术产时。这种情况下吸入麻醉药仅以低浓度面罩吸入,以预防产妇神志消失和保护气道反射。麻醉医师必须守候在产妇身旁,加强观察和给予鼓励。吸入麻醉的主要危险是意外的麻醉药过量导致保护性反射消失,呕吐或反流可能发生,导致吸入性肺炎、气道梗阻和窒息。氧化亚氮可用于分娩镇痛,常与50 %氧合用。为减少产房内氧化亚氮的污染,应备有专用的轻便(可携带的)设施。

氧化亚氮吸入:可用于第一产程和第二产程,尤其适用于第一产程,一般以50 %氧化亚氮和50 %氧混合气体,当宫口开大至3 cm后开始吸入。氧化亚氮钢筒上装有活瓣,随产妇呼吸而启闭,由产妇自行将面罩紧扣在口鼻部,在预计子宫收缩前20~30秒,经面罩深呼吸3~5次,当疼痛消失时去掉面罩待下次宫缩来临前再次吸入,如此反复直至进入第二产程。本法镇痛可靠、迅速;药物排除较快;对胎儿影响轻微;不影响子宫收缩和产程;对循环、呼吸无明显抑制;操作方便;产妇始终处于清醒状态,能主动配合完成分娩。但产妇对氧化亚氮的敏感性和耐受性个体差异较大,有些产妇镇痛效果不够理想。

恩氟烷和异氟烷:在第二产程时,将0.5 %恩氟烷和0.2 %~0.7 %异氟烷混于氧气中,产妇通过面罩吸入,可获满意镇痛效果,一般均由有经验的麻醉医师实施。挥发性麻醉药虽然镇痛可靠,但能迅速通过胎盘并减少子宫血流量和抑制宫缩,抑制影响胎儿和延长产程,故一般不用于分娩镇痛。

2.区域阻滞与分娩镇痛

(1)宫颈旁神经阻滞:适用于第一产程。在两侧阔韧带的基部有来自子宫神经丛和骨盆神经丛的丰富神经分布,经子宫两侧的阴道穹窿注射局部麻醉药可阻滞子宫下段和阴道上段的神经,从而消除子宫颈扩张时的疼痛。在分娩进入活跃期、子宫颈口开大 3～4 cm 时,产妇取膀胱截石位,术者以右手示、中指作引导,将 7 号长针刺入子宫颈 3 点、9 点处,深度 0.5 cm 左右,每点注射 1 ％利多卡因(或 2 ％氯普鲁卡因)10 mL。因阻滞后可能出现胎儿心率缓慢,持续时间可为数十分钟。宫颈旁神经阻滞禁用于胎儿宫内窒息、妊娠高血压综合征、糖尿病及过期妊娠等。

(2)阴部神经阻滞:阴部神经阻滞是经阴道分娩常用的镇痛与麻醉方法,适用于第二产程。该法是通过局部麻醉药阻滞阴部神经,减轻分娩过程中由于产道和盆底扩张所致的疼痛,并使阴道、会阴松弛,从而缩短第二产程。阴部神经阻滞可经阴道或会阴途径实施。经阴道途径阻滞时,产妇取膀胱截石位,左侧阻滞者以左手示、中指伸入阴道作引导,向下、向后摸到坐骨棘后,在左侧肛门与坐骨棘之间,局部麻醉后把 10 cm 长的 7 号针刺入至坐骨棘尖端,退出少许并转向坐骨棘尖端内侧 1 cm 处,穿入骶棘韧带时有突破感。抽吸无回血后注射 1 ％利多卡因 10 mL,拔针至皮下,向外侧坐骨结节外注入 10 mL,最后向阴道及会阴侧切口处注射10 mL,共 30 mL。经会阴途径阻滞时,一手示、中指伸入阴道,触及坐骨棘及骶棘韧带,用细长针自坐骨结节与肛门间的中点进针,向坐骨棘尖端内侧约 1 cm 处穿过骶棘韧带时有落空感,抽吸无回血后注射 1 ％利多卡因(或 2 ％氯普鲁卡因)10 mL。阴部神经阻滞时应选用毒性最低的局部麻醉药;每次注药之前须反复回抽无血方可注药,以免发生局部麻醉药中毒反应;穿刺准确定位,避免反复穿刺引起血肿、感染等;一旦发现局部麻醉药中毒早期症状(如头晕、耳鸣等)时,应立即停止给药,发生惊厥时,应注意保护产妇,防止意外损伤,同时吸氧及进行辅助呼吸,静脉注射地西泮 5～10 mg,维持血流动力学稳定。

3.椎管内给药与分娩镇痛

经椎管内给药是目前常用的分娩镇痛方法。其中,公认以硬膜外镇痛最为有效,镇痛效果理想,且不良反应较小。仅在药物选择和剂量不当时,出现诸如对宫缩的感觉消失、下腹部以下镇痛区域麻木、低血压、尿潴留、寒战、腹肌收缩无力以致影响宫缩等不良反应。其不良反应主要表现在:①抑制子宫收缩,减慢宫口扩张速度,使第一、第二产程延长,复合麻醉性镇痛药时可减少局部麻醉药的剂量,并明显减轻对产程和子宫收缩的影响;②硬膜外置管时间过早可致剖宫产率明显提高,宫口<3 cm 置管的产妇剖宫产率为 28 ％,>5 cm 为 11 ％,且产妇下床活动也不能改善过早置管对产程的影响;③硬膜外镇痛可影响子宫血流的重新分布,引起胎心率的加快或减慢。

施行椎管内阻滞前,应开放静脉输液,准备好复苏和治疗并发症的仪器、设备和药物,包括氧气、通气道、咽喉镜、气管内导管、吸引装置,硫喷妥钠或地西泮、麻黄碱、纳洛酮等。在麻醉或阻滞前必须对产妇进行评价,对产妇和胎儿情况充分了解。监测仪器必须到位,阻滞前至少静脉滴注平衡盐溶液 500 mL,以减少由于交感神经被阻滞所引起的低血压意外的发生。

许多研究推荐在局部麻醉药中加入肾上腺素以减少全身吸收,提供更长时间的麻醉作用,增强运动神经阻滞。一些研究报道提出,在产科患者硬膜外麻醉的局部麻醉药中加入肾上腺素是否减少前者的全身吸收是易变的。阴道分娩硬膜外麻醉时除非为了试验剂量,加入肾上腺素是不必要的,因为局部麻醉药用量很小且不足以阻滞运动神经,虽然被吸收的肾上腺素所致的全身作用可能引起短暂的子宫收缩力降低,但其实际意义仍不清楚。当需要使用更大量局部麻醉药及剖宫产手术时,许多人仍主张在局部麻醉药中加入 1:20 万的肾上腺素。

(1)腰部硬膜外阻滞镇痛。

单次或分次硬膜外腔给药镇痛:在第一产程末期,产妇宫口开大 3~4 cm(指经产妇,初产妇为 5~6 cm)时,行硬膜外穿刺置管后开始硬膜外注射局部麻醉药。也可在第一产程活跃期、宫口开大 2 cm 时进行穿刺和注药。一点穿刺者选择 L2~L3 或 L3~L4 椎间隙穿刺,向头侧置入硬膜外导管 3~4 cm;两点置管者,上点选择 L1~L2 穿刺,向头端置管 3~4 cm,下点在 L4~L5 穿刺,向尾端置管 3~4 cm。常用局部麻醉药为 0.125 %~0.25 %丁哌卡因、0.75 %~1 %利多卡因或 0.125 %~0.25 %罗哌卡因。试验剂量为 2~3 mL,观察 5 分钟,排除局部麻醉药误入血管或蛛网膜下腔阻滞及其他不良反应。首次注射局部麻醉药 6~8 mL(<10 mL),阻滞平面控制在 T10~L1;第二产程酌情再给药 10~12 mL,阻滞平面控制在 L2~S5。目的是减轻产道疼痛,使会阴松弛,并保持腹肌张力,使产妇能主动增加腹压。一点置管者,在第二产程追加局部麻醉药时应缓慢注射并注意控制容量,避免阻滞平面过高而影响产力。如采用两点穿刺置管者,必要时可用较高浓度局部麻醉药,如 1.5 %利多卡因或 0.25 %丁哌卡因 5~7 mL,经下管注入,以达会阴肌肉松弛,则效果更为满意。

连续硬膜外镇痛:硬脊膜外腔单次或间断给药镇痛法往往因为对麻醉药维持时间估计不足或个体差异的原因而不能及时追加麻醉,以致影响镇痛效果。研究及临床实践表明,采用低浓度局部麻醉药连续硬膜外滴注的方法可获得持续而稳定的麻醉平面。各种微量输液泵的应用为连续硬膜外滴注镇痛提供了有利条件。该方法的主要优点有:①避免了分次间断注药造成镇痛作用的波动,维持连续而稳定的镇痛效果,提高了患者满意度;②减少了由于分次追加局部麻醉药阻滞交感神经所引起的血压波动及低血压;③采用更低浓度局部麻醉药,减轻了对运动神经的阻滞,有利于产妇行动;④减轻了麻醉医师和护理的工作量;⑤减少感染和导管移位引起的高平面阻滞,母婴耐受良好。缺点在于:产程中镇痛需求发生变化时,难以及时调整给药量,导致连续给药镇痛超过实际需要,因此不良反应发生率相同,甚至大于按需给药法。

该方法的实施要点为:①先注入试验剂量局部麻醉药(1.5 %利多卡因 3 mL 加 1:20 万肾上腺素),排除局部麻醉药误入血管或蛛网膜下腔;②注入首次剂量。常用药为 0.125 %~0.25 %丁哌卡因、1 %利多卡因、0.125 %~0.25 %罗哌卡因、0.0625 %~0.125 %丁哌卡因加芬太尼 50 μg 或舒芬太尼 10 μg,用量 8~10 mL;③然后采用连续硬膜外滴注镇痛,常用药为 0.04 %~0.125 %丁哌卡因加芬太尼 1~2 $\mu g/mL$ 或舒芬太尼 0.1~0.3 $\mu g/mL$,也可单纯使用 0.125 %丁哌卡因,用量 8~15 mL/h;采用硬膜外镇痛者,背景剂量为 4~6 mL/h,自控剂量每次 3~4 mL,锁定时间 10~20 分钟,由于此方法所用局部麻醉药的浓度较低,部分产妇在第二产程可能出现会阴松弛不够满意或胀痛,可追加 0.25 %丁哌卡因 5~7 mL。研究表明,硬膜外镇痛的镇痛效果优于传统的连续滴注法。

硬膜外腔阿片类药加局部麻醉药分娩镇痛:在硬膜外分娩阻滞镇痛时局部麻醉药中加入

阿片类药物的方法越来越普遍。这两类药物的作用部位不同,局部麻醉药作用于神经轴突,而阿片类药物则作用于脊髓内的阿片受体,而且这两类药物可能有相互协同作用。局部麻醉药中加入阿片类药物可降低局部麻醉药的浓度并减少其用量,使运动神经阻滞减轻。阿片类中的芬太尼、舒芬太尼、吗啡、哌替啶、纳布啡等均可加入局部麻醉药混合注射。常用的组合配方有:①0.04 %～0.25 %丁哌卡因 6～10 mL 加芬太尼 50 μg 或舒芬太尼 10 μg 用于首次量注射,然后以 0.04 %～0.25 %丁哌卡因加芬太尼 1～2.5 μg/mL 或舒芬太尼 0.1～0.3 μg/mL,按 8～15 mL/h 速率连续给药,于第一产程末期停药,以足以保证第二产程镇痛需要,且运动阻滞比单纯滴注 0.125 %丁哌卡因轻,有利于产妇在第二产程作屏气用力配合,使产钳助产率降低;②0.0625 %丁哌卡因加芬太尼 2.5 μg/mL 或舒芬太尼 0.25 μg/mL,以 12 mL/h 连续硬膜外输注。舒芬太尼可能导致蓄积而引起母体和新生儿抑制,使用总量宜限制在 30 μg 以内;③0.125 %～0.25 %丁哌卡因加哌替啶 25 mg 单次注射,可增强低浓度丁哌卡因的镇痛效应;④0.25 %丁哌卡因加丁啡喃 1～2 mg 单次注射可加速起效和增强镇痛效果,但产妇可能嗜睡。事实上,按照不同的给药方法(如单次注射、连续输注、患者自控镇痛)和每个医师的临床经验,局部麻醉药和阿片类药物的组合方式还可有许多变化,但一个共同的原则是镇痛必须有效并足以保证产妇和胎儿的安全。

"可行走的"硬膜外镇痛:产妇进入产程后接受硬膜外镇痛时,不影响产妇的活动能力,即所谓"可行走的"硬膜外镇痛,是目前较为理想的分娩镇痛方法。关于产妇在产程中行走,临床报道其可能的优点包括:增强子宫收缩力;降低子宫收缩频率;提高子宫活性;减轻产痛;缩短第一产程;胎心率异常的发生率降低;有助于提高新生儿的阿普加评分;减少加强宫缩措施(如静脉滴注缩宫素)的运用;降低器械助产率;产妇满意,且有助于自主排尿。临床上也有研究认为,其对分娩过程无任何影响,但产妇在产程中行走无害已获肯定。要达到仅有镇痛作用而没有麻醉或运动阻滞,须减少每小时局部麻醉药的用量(毫克数)并适当增加麻醉性镇痛药。已报道的方法有三种:①将首次剂量的镇痛药注入蛛网膜下腔可将整个产程所需的镇痛药量减少一半,可采用单纯丁哌卡因,单纯阿片类药或两者联合应用;②利用局部麻醉药和阿片类药的协同作用,将两者联合应用可将丁哌卡因的需要量减少一半;③采用间断控制性加药或患者PCA 给药可将药物剂量减少 35 %。该法的优点在于镇痛期间可使应激反应明显控制,并且不影响产妇的运动功能,产妇仍可下床活动和自行排尿,保持压力和扩张冲动的敏感性,分娩产程和分娩方式均不受影响。在临床应用中,因罗哌卡因心脏毒性小,对母婴均较安全,其感觉与运动阻滞分离明显,低浓度下尤其显著,用于分娩镇痛可产生良好的镇痛效果而运动阻滞小,故较为常用;此外,α_2-肾上腺受体激动药可乐定,用于硬膜外镇痛效果良好,且不影响机体感觉与运动功能,不产生呼吸抑制,也不出现吗啡等阿片类药物引起的恶心、呕吐和瘙痒等不良反应。切莱诺(Celleno)等报道在 0.125 %丁哌卡因中加入 75 μg 可乐定和 100 μg 芬太尼,使镇痛时间延长到 177 分钟,但硬膜外给予可乐定易致产妇产生低血压和心动过缓,对胎心率有一定影响,且有剂量依赖性,应加以注意。

(2)骶管阻滞镇痛。

骶管阻滞术:如果注射的局部麻醉药容量恰当仅阻滞骶段神经,可使产妇的产道和盆底肌肉松弛,外阴和阴道痛觉消失,适用于第二产程,而对第一产程效果较差。对于已行抗凝治疗或有凝血障碍，穿刺部位有感染，骶裂孔畸形，低血容量、低血压和休克者不宜采用此法。

单次骶管阻滞：产妇在宫口开至 9～10 cm，胎头 S+1（坐骨棘以下 1 cm）；经产妇宫口开至 5～6 cm，胎头 S+1 时进行。产妇取侧卧位，于骶裂孔用 Touhy 针穿刺成功后给予试验剂量，无不良反应再注入≤1 ％利多卡因或≤0.25 ％丁哌卡因 15 mL。增加局部麻醉药用量为 20～30 mL 时，阻滞平面可达腰段脊神经甚至 T11～T10，但往往对第一产程镇痛不全，阻滞平面上升缓慢，且由于用药量大增加了不安全因素。此外，因骶段和下产道过早被阻滞，将减弱弗格森反射刺激子宫收缩的效应，盆腔肌张力缺乏，先露旋转受障碍，使胎头停滞于枕后位或横位，增加高位产钳率。

连续骶管阻滞：可经导管分次给药，局部麻醉药的维持量一般为 15 mL，可使阻滞范围扩大，因此获子宫收缩无痛的效果。但此法易损伤血管，促使局部麻醉药迅速吸收中毒或误入蛛网膜下腔，且麻醉平面不易控制。双管阻滞者，选择 L1～L2 间隙行硬膜外腔穿刺，并向头侧置管 2～3 cm，然后行骶管穿刺并置管。第一产程初产妇宫口开至 5～6 cm，经产妇宫口开至 3～4 cm 时，自腰部硬膜外导管注射试验剂量镇痛浓度的局部麻醉药（一般 2～3 mL），观察 5 分钟后无不良反应再注入 5 mL 镇痛浓度的局部麻醉药，如0.8 ％～1.0 ％利多卡因，或 0.125 ％～0.25 ％丁哌卡因，或 0.2 ％～0.25 ％罗哌卡因，注药后忌平卧。也常采用 0.0625 ％～0.125 ％丁哌卡因加芬太尼 1～2 μg/mL 或舒芬太尼 0.25～1.0 μg/mL，产程中同样剂量的局部麻醉药可重复注射。当先露部压迫盆腔组织和会阴，引起下肢和会阴疼痛时，则从骶部导管注入 5～7 mL 镇痛浓度的局部麻醉药，达到下肢和会阴部止痛。当完成俯屈和内旋转后，再经骶部导管注射 5～7 mL 高浓度的局部麻醉药，如 1.5 ％的利多卡因，或 0.375 ％～0.5 ％丁哌卡因，或 0.5 ％～0.075 ％罗哌卡因，以达到会阴肌肉的松弛和麻醉。

鉴于骶管穿刺置管并发症较多，易损伤血管，注射局部麻醉药量较大，故临床应用较少，多主张以双管连续硬膜外阻滞代替连续腰部硬膜外加骶管阻滞。

（3）蛛网膜下腔阻滞镇痛。

蛛网膜下腔阻滞又称脊麻或腰麻，用于镇痛又称"鞘内镇痛"。蛛网膜下腔阻滞分娩镇痛主要有以下几种方法。

鞍区阻滞：阻滞范围仅限于会阴部，故主要适用于第二产程镇痛。一般在第二产程，宫口完全开大之后进行。产妇取坐位穿刺，蛛网膜下腔注入小剂量局部麻醉药，常用重比重液丁哌卡因 5 mg 或利多卡因 15～20 mg。注射后保持坐位 5 分钟。

低位蛛网膜下腔阻滞：阻滞范围在 T10 以下，可消除子宫收缩痛。当宫口开大 4～5 cm、疼痛发作在间隔 3 分钟、持续 35～50 秒时应用本法。产妇取坐位或左侧卧位行腰穿，在宫缩减弱时注入重比重丁哌卡因 6～8 mg 或利多卡因 30～50 mg，注药后调整体位，控制阻滞平面上界在 T11～T10。单纯使用局部麻醉药蛛网膜下腔阻滞由于存在作用时间有限、阻滞平面不易精确控制以及术后头痛等缺点，近来已很少应用。鞘内注射阿片类药物分娩镇痛所引起的呼吸、循环抑制已引起注意。细导管连续腰麻镇痛因器材昂贵、来源缺乏，也不易推广。而蛛网膜下腔-硬膜外联合镇痛，被认为优于单纯蛛网膜下腔阻滞。

椎管内注入阿片类药物镇痛：蛛网膜下腔注入吗啡 0.5～2 mg，对第一产程可提供持续 6～8 小时的良好镇痛，对第二产程则往往无效。常在第一产程宫口开大 1～3 cm 时，于蛛网膜下腔注入吗啡 0.25 mg 加芬太尼 25 μg 混合液，第二产程改用连续硬膜外导管，仅用 0.0625 %～0.125 %丁哌卡因即可获得良好镇痛效果。哌替啶 10～20 mg 蛛网膜下腔注入可用于第一、第二产程，出现类局部麻醉药作用，须注意交感神经阻滞和低血压。

连续蛛网膜下腔给药镇痛：最近一项多中心研究的初步结果显示，在分娩镇痛中应用 28 号微导管进行连续蛛网膜下腔给药镇痛是安全的，并具有其优点。梅斯(Maes)等人研究发现单纯丁哌卡因难以产生长时间的镇痛效果，而加用芬太尼则可明显改善镇痛效果，延长镇痛作用时间。分次小剂量蛛网膜下腔注入阿片类镇痛药可获满意分娩镇痛效果，并可避免低血压和运动神经阻滞，减少全身不良反应。同时加入肾上腺素对镇痛效果和不良反应均无明显影响。

(4)蛛网膜下腔-硬膜外联合镇痛。

技术用于分娩镇痛正逐渐得到普及，此方法最大限度地阻滞了子宫和阴道的感觉神经，而对运动神经的阻滞则较轻微，可弥补单纯硬膜外镇痛对骶神经阻滞不完善或蛛网膜下腔阻滞过深的缺陷，镇痛作用起效快、效果好，不影响宫口扩张、胎头下降速度及第一、第三产程时间，虽延长第二产程时间，但不增加剖宫产率及产后出血，对新生儿呼吸也无明显影响。在产程早期蛛网膜下腔注射短效脂溶性阿片类镇痛药，如芬太尼 5～25 μg 或舒芬太尼 5～10 μg，可提供持续性运动及满意的第一产程镇痛效果，蛛网膜下腔-硬膜外联合镇痛可致第二产程延长，故此在第一产程后期或宫口开大 8 cm 时及时停止硬膜外用药并正确指导产妇运用腹压配合宫缩对缩短第二产程，减少剖宫产率甚为关键。该方法是在产妇宫口开至 2～3 cm 时，取 L2～L3 或 L3～L4 间隙行硬膜外腔穿刺，成功后将一长度长于硬膜外穿刺针的 25～29 号脊麻针经硬膜外穿刺针穿入蛛网膜下腔(或使用专用的腰麻-硬膜外联合阻滞套件进行穿刺)，回抽有脑脊液流出时注入芬太尼 2.5 μg 加丁哌卡因 2.5 mg 共 2 mL，退出脊麻针后，置入硬膜外导管，回抽及注射试验剂量，排除局部麻醉药注入血管或导管注入蛛网膜下腔后，接微量泵备用。经 1～2 小时待脊麻镇痛效果消失后，自硬膜外导管微量泵持续滴注 0.0625 %～0.125 %丁哌卡因与芬太尼 1～2 μg/mL 的混合液，滴速为 10 mL/h，总剂量不超过 40 mL，也可用患者 PCA 方法给药。阻滞平面控制在 T10～S4 之间，以保持正常的子宫收缩力。已有报道证实，使用 0.1 %罗哌卡因和 0.001 %芬太尼混合液用于蛛网膜下腔-硬膜外联合镇痛效果佳，安全性好，对运动神经阻滞轻于0.075 %丁哌卡因，能较好地控制麻醉平面和减少多余的麻醉药进入体内，在有人陪伴下可实现"可行走的"分娩镇痛。

4.分娩自控镇痛

(1)静脉自控镇痛。自控静脉镇痛选用的阿片类药物有：哌替啶、吗啡、芬太尼、纳布啡等；在产妇进入第一产程剧烈疼痛时开始自控静脉镇痛，宫口开全时停止；PCA 给药一般选择 LP 模式(即负荷剂量L＋PCA 量)或 CP 模式(即持续剂量 C＋PCA/单次追加量)。使用方法：①哌替啶负荷剂量 25～50 mg，单次追加量为 10～15 mg，锁定时间 5～10 分钟，限量每 4 小时 200 mg；②吗啡负荷剂量为3～5 mg，单次追加量为 1 mg，锁定时间 5～6 分钟，限量每4小时 20 mg；③芬太尼负荷剂量为 25～30 μg，单次追加量为 10～20 μg，锁定时间 5～12 分钟，限量每 4 小时 400 μg；④纳布啡负荷剂量为 2～4 mg，单次追加量为 1 mg，锁定时间6～10 分钟，限量每 4 小时 20 mg；根据临床需要可适当调节剂量。自控静脉镇痛操作简单，起效快、效果可靠,适用药物较多,但其用药针对性差,对母婴有一定影响,较易产生嗜睡、新生儿呼吸抑制等不良反应。目前临床上较少应用。

(2)硬膜外自控镇痛:硬膜外镇痛最大的优点是产妇处于主动地位,可根据自己的感受最大限度地调控用药量,是目前临床上应用最为广泛的分娩镇痛技术。方法是在产妇宫口开大3 cm后行硬膜外穿刺置管,单管法可选 L2~L3 间隙。局部麻醉药可选择 0.0625 %~0.125 %丁哌卡因、0.0825 %~0.2 %罗哌卡因或 1 %利多卡因;阿片类药物可选择芬太尼 2~10 μg/mL、吗啡0.05~0.1 mg/mL或舒芬太尼 1~2 μg/mL。硬膜外镇痛选用 LCP 模式(即负荷剂量+持续剂量+PCA 量)。硬膜外穿刺置管成功后,以 1 %利多卡因 3~5 mL 为试验剂量,连接 PCA 泵,开始硬膜外镇痛。负荷剂量一般为 3~5 mL,持续剂量为 6~12 mL/h(根据配伍药物浓度来调整),PCA 量为 3~5 mL,锁定时间 10~30 分钟,4 小时限量 40~50 mL。研究表明,硬膜外镇痛是一种安全有效的分娩镇痛方法,对宫缩和子宫血流无影响,不使分娩过程延长、停滞或导致产后出血,不抑制胎儿的呼吸和循环,因此对产程、剖宫产率和新生儿阿普加评分均无明显影响。应用硬膜外镇痛于分娩镇痛,应注意以下几点:①以局部麻醉药(丁哌卡因或罗哌卡因)配伍麻醉性镇痛药(芬太尼、舒芬太尼等),既满足镇痛要求,又减少麻醉药的用量,可消除对产程的影响;②施行镇痛后,宫颈变松、变薄,产妇肛门放松,易致误导产妇过早使用腹压,应及时观察产妇,必要时行阴道检查以确诊;③在活跃期的减速期,即宫口开至 9~10 cm 抬高床头40°,并停止注药,以恢复盆底肌张力,加强胎儿先露部对盆底压迫,刺激产妇产生便意感,主动使用腹压;④将分娩镇痛与导乐陪伴分娩相结合,专人指导产妇配合宫缩使用腹压;⑤必须选用合适的麻醉药,并按产妇的个体情况调整首剂与注药速度,以提高硬膜外镇痛分娩镇痛产妇的顺产率;⑥在产程中及时检查发现胎位异常并纠正,可降低产妇的手术产率,对宫缩乏力者在除外头盆不称后,应用缩宫素调整宫缩,有利于提高产妇的顺产率。总之,硬膜外镇痛使得产妇可以改善镇痛效果,提高舒适程度,并减少不良反应;缺点在于给药速度需要产妇理解和控制。

(3)蛛网膜下腔-硬膜外联合镇痛后硬膜外镇痛:蛛网膜下腔-硬膜外联合镇痛后硬膜外镇痛应用于分娩疼痛时,蛛网膜下腔给药能迅速达到镇痛作用,在产程早期镇痛效果确切,无运动阻滞,产妇可行走。蛛网膜下腔-硬膜外联合镇痛使用的局部麻醉药量少,药物在母婴体内的血药浓度也更低,具备了脊麻和硬膜外麻醉的共同优点。操作时一般选择 L3~L4 或 L2~L3 间隙,在宫口开大 2~3 cm 时运用针套针(25G/17W)方法进行穿刺置管;镇痛用药首选短效脂溶性镇痛药,如舒芬太尼 5~10 μg 或芬太尼 10~25 μg 加丁哌卡因 2.0~2.5 mg 或罗哌卡因2.5~3.0 mg。PCA 模式以持续剂量+单次剂量(即 CP 模式)更为合适,可有效降低产妇的应激反应和耗氧量,并能降低胎儿酸中毒的发生。摩根(Morgan)等采用蛛网膜下腔-硬膜外联合镇痛技术,先将 25 μg 芬太尼及 2.5 mg(1.5 mL)丁哌卡因注入 SAS,随后采用 0.0625 %丁哌卡因加芬太尼 2 μg/mL 以 6~10 mL/h 连续输注,结果 91 %的产妇满意,11 %的产妇分娩时仍有疼痛,60 %的产妇可坐立和行走,53 %的产妇直立活动的时间占整个产程的 25 %以上,皮肤瘙痒发生率为 25 %,其中 3 %需要纳洛酮对症治疗。蛛网膜下腔-硬膜外联合镇痛的安全程度与传统的硬膜外阻滞相同,但鞘内注射阿片类药用于分娩镇痛可能出现一些并发症和不良反应,如瘙痒、恶心、呕吐、低血压、尿潴留、子宫高张性和胎儿心动过缓、产妇呼吸抑制、硬脊膜穿破后头痛、硬膜外导管误入蛛网膜下腔、硬膜外用药向蛛网膜下腔扩散等。蛛网膜下腔-硬膜外联合镇痛至硬膜外镇痛期间活动需注意：①蛛网膜下腔-硬膜外联合镇痛后至少卧床 30 分钟，必须监测胎心率和血压；②活动前必须征得产房护士、产科医师和麻醉医师的同意，此时胎心率要正常；③麻醉医师须排除运动阻滞存在才能允许产妇行走活动（运动阻滞的评价包括患者在仰卧位时抬腿，站立及深度屈膝）；④产妇只能在病房内活动，胎心率和血压测定前产妇活动应少于 15 分钟；⑤活动产妇活动的一侧须有人陪伴扶持，另一侧有一静脉输液杆可扶持，无陪同情况下产妇禁止活动；⑥如产妇不愿活动，而只想离床，可帮助产妇坐在床边。

5.药物分娩镇痛的并发症

(1)低血压：分娩镇痛采用硬膜外、蛛网膜下腔阻滞或硬膜外-蛛网膜下腔联合麻醉时，如收缩压降至<90 mmHg，或比基础值降低 20 ％～30 ％，谓低血压。其发生机制是下胸腰段脊神经阻滞后，腹肌松弛，妊娠子宫压迫下腔静脉导致静脉回流障碍，心排血量突然减少。此外，交感神经阻滞后，外周血管扩张也是引起血压下降的原因之一。如低血压时间过长，可能导致胎盘血流灌注减少，胎儿低氧血症和酸血症，重者危及新生儿存活。因此，采用任何区域阻滞时，均应密切监测血压、心率、呼吸及产妇其他变化，同时行胎儿心率监测，开放静脉输液，避免阻滞平面过广，及时变换产妇体位。当出现低血压时，将产妇置于左侧卧位，必要时静脉注射麻黄碱 5～10 mg。

(2)头痛：采用硬膜外镇痛时，如穿破硬脊膜可引起头痛。至于脊麻后头痛由于采用 25～29 号细针穿刺技术，因脑脊液外漏而引起的头痛已大为减少。

(3)局部麻醉药中毒：多发生在区域阻滞过程中，尤其是骶管阻滞者。其主要原因是局部麻醉药误注入血管或因局部麻醉药用量大，经局部血管吸收迅速引起。

(4)全脊髓麻醉：穿刺过程因子宫收缩影响可误穿破硬脊膜或在施行"可行走的"硬膜外镇痛过程中导管穿破硬脊膜，如大量局部麻醉药持续输注进入蛛网膜下腔可发生全脊髓麻醉，甚至出现心跳、呼吸停止。但实际上由于硬膜外连续滴注或硬膜外镇痛分娩镇痛时所使用的局部麻醉药浓度很低，因此不容易在短时间内引起全脊髓麻醉。只要密切观察阻滞平面的变化，并监测血压、呼吸等生命体征，是能够及时发现和处理的。

(5)神经损伤：常常发生在硬膜外穿刺，尤其骶管穿刺过程当中。

(6)其他：如嗜睡、头晕、恶心、呕吐、皮肤瘙痒、呼吸抑制、尿潴留等也较常见。

参 考 文 献

[1] 李东白,张亚军. 临床麻醉实用手册[M]. 郑州:河南科学技术出版社,2018.

[2] 方向明,王英伟. 麻醉学[M]. 北京:中国医药科技出版社,2019.

[3] 刘庆,田径,尹淑华. 现代麻醉实用手册[M]. 昆明:云南科技出版社,2017.

[4] 邹小华,史静,谭立. 现代临床麻醉学[M]. 天津:天津科学技术出版社,2018.

[5] 叶铁虎,罗爱伦. 静脉麻醉药[M]. 上海:上海世界图书出版公司,2017.

[6] 李爱梅. 临床麻醉与复苏[M]. 2版. 长春:吉林科学技术出版社,2019.

[7] 王灏. 临床麻醉与疼痛治疗[M]. 昆明:云南科技出版社,2019.

[8] 孙增勤. 实用麻醉手册[M]. 郑州:河南科学技术出版社,2020.

[9] 孙小青,郭红丽,张力萍. 临床麻醉技术与应用[M]. 武汉:湖北科学技术出版社,2017.

[10] 张军. 临床麻醉与复苏[M]. 长春:吉林科学技术出版社,2017.

[11] 孙进武. 实用临床麻醉学[M]. 上海:上海交通大学出版社,2018.

[12] 吴桂生. 临床麻醉技术与应用[M]. 长春:吉林科学技术出版社,2019.

[13] 连庆泉,张马忠,胡智勇,等. 小儿麻醉手册[M]. 2版. 北京:世界图书出版公司,2017.

[14] 唐小平. 麻醉技术应用与临床[M]. 北京:科学技术文献出版社,2018.

[15] 杜晓宣,郑传东,李宏. 脊柱外科麻醉学[M]. 广州:广东科技出版社,2017.

[16] 王祥瑞,俞卫锋,杭燕南. 吸入麻醉药[M]. 上海:上海世界图书出版公司,2017.

[17] 王红雷,王振国,林洋. 临床麻醉学[M]. 长春:吉林科学技术出版社,2019.

[18] 熊利泽,邓小明. 麻醉学进展(2016)[M]. 北京:中华医学电子音像出版社,2017.

[19] 黄宇光,邓小明. 麻醉学进展(2019—2020)[M]. 北京:中华医学电子音像出版社,2019.

[20] 胡志向. 腹腔镜手术麻醉实践[M]. 青岛:中国海洋大学出版社,2017.

[21] 方华,刘雪,孙仁波. 临床麻醉基本知识与技术进展[M]. 上海:上海交通大学出版社,2017.

[22] 杨在启. 新编麻醉学[M]. 北京:科学技术文献出版社,2018.

[23] 赵英花,牛亮,董礼. 当代麻醉学[M]. 天津:科学技术翻译出版公司,2018.

[24] 齐英花,邹朝晖,顾爱红,等. 外科手术麻醉及高危患者麻醉[M]. 北京:科学技术文献出版社,2019.

[25] 郭凯. 麻醉学理论基础与进展[M]. 长春:吉林科学技术出版社,2019.

[26] 江伟,仓静. 骨科手术麻醉经典病例与超声解剖[M]. 上海:上海交通大学出版社,2017.

[27] 俞卫锋,缪长虹,董海龙等. 麻醉与围术期医学:上[M]. 上海:上海世界图书出版公司,2018.